现代临床护理
思维实践

董桂英　宋　静　么　璐　等◎主编

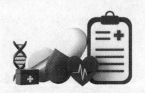

长江出版传媒　湖北科学技术出版社

图书在版编目（C I P）数据

现代临床护理思维实践 / 董桂英等主编. — 武汉：
湖北科学技术出版社，2023.5
ISBN 978-7-5706-2510-9

Ⅰ. ①现⋯ Ⅱ. ①董⋯ Ⅲ. ①护理学 Ⅳ. ①R47

中国国家版本馆CIP数据核字(2023)第063609号

责任编辑：许 可 高 然　　　　　　　　　　　封面设计：喻 杨

出版发行：湖北科学技术出版社　　　　　　　　电话：027-87679468

地　　址：武汉市雄楚大街268号　　　　　　　　邮编：430070
　　　　　（湖北出版文化城B座13-14层）

网　　址：http：//www.hbstp.com.cn

印　　刷：湖北星艺彩数字出版印刷技术有限公司　　邮编：430070

787×1092　　　　1/16　　　　　　　　　16.5印张　388千字
2023年5月第1版　　　　　　　　　　　　2023年5月第1次印刷
　　　　　　　　　　　　　　　　　　　　　　定价：88.00元

本书如有印装质量问题　可找本社市场部更换

《现代临床护理思维实践》
编委会

前　言

　　护理工作在我国医疗卫生事业的发展中发挥着重要作用,且随着社会经济的发展、医学技术的进步,以及人民群众对健康和卫生保健需求的日益增长,人们对护理学科的地位有了更新的认识。现代临床医学的发展对护理人员的知识结构和临床技能提出了更高要求。为适应医学科学理论和临床研究迅速发展的形势,护理教育也进行了相应的改革。为了满足各专科护师的要求,我们编写了本书

　　本书是各编者结合长期护理实践经验倾力编写而成的,主要从临床护理的实际出发,内容涵盖临床多个学科,兼顾科学性、指导性、可操作性,充分吸收总结了近几年的护理新理论、新知识和新技术,紧密联系医院实际,重点介绍了常见急危重症、神经系统、呼吸系统、循环系统、消化系统、泌尿系统等常见疾病的护理,全书知识新颖,时代感强,科学实用,可以帮助临床护理人员培养良好的思维判断能力,使护理工作更加有条理。

　　在编写的过程中,由于编者较多,写作方式和文笔风格不一,再加上时间和篇幅有限,书中难免有疏漏和不足之处,望广大读者提出宝贵意见和建议,以便再版时修订,谢谢。

编　者

目　　录

第一章　常见急危重症的护理

第一节　心搏骤停

心搏骤停(CA)是指由于多种原因引起心脏泵血功能突然停止。一旦发生,将立即导致脑和其他脏器血液供给中断,组织严重缺氧和代谢障碍。对心搏骤停者立即采取恢复有效循环、呼吸和大脑功能的一系列抢救措施,称为心肺脑复苏(CPCR)。

一、准确、及时判断

实施心肺复苏前必须准确、及时地判断患者有无突发意识丧失,有无自主呼吸,有无大动脉(颈动脉或股动脉)搏动消失。

二、紧急处理措施

(一)人工循环

立即进行胸外心脏按压,按压部位在胸骨中下 1/3 交界处,按压频率为至少 100 次/分,按压深度成人至少为 5 厘米,婴儿和儿童至少为胸部前后径的 1/3(婴儿大约为 4 厘米,儿童大约为 5 厘米),并让一人通知医生,如为目击者立即拳击心前区 1~2 次,再行胸外心脏按压。

(二)畅通气道、人工呼吸

畅通气道是实施人工呼吸的首要条件。面罩球囊控制呼吸,连接氧气 8~10 升/分,如有条件者立即气管插管,进行加压给氧,无条件时应行口对口人工呼吸,每次吹气量为 400~600 毫升。

(三)迅速建立 2 条静脉通道

一般首选上腔静脉系统给药,如肘静脉、锁骨下静脉、颈外静脉或颈内静脉,以便药物尽快起效。

(四)心电监护

观察抢救效果,必要时除颤起搏。

(五)脑复苏

头部置冰帽,体表大血管处,如颈、腹股沟、腋下置冰袋;同时应用脑复苏药物,如冬眠药物、脱水药及能量合剂。

(六)纠正酸中毒

可选用碳酸氢钠注射液。

三、病情观察

(一)观察患者的通气效果

保持呼吸道通畅,吸氧(流量为 5~6 升/分),必要时行气管插管和使用人工呼吸机。使用呼吸机通气的患者每小时吸痰 1 次,每次吸痰时间不超过 15 秒,同时定时进行血气分析,根据结果调节呼吸机参数。

（二）观察循环复苏效果

观察有无窦性心律,心搏的频率、节律,心律失常的类型以及心脏对复苏药物的反应;观察血压的变化,随时调整升压药,在保持血容量的基础上,使血压维持在正常高水平,以保证心、脑、肾组织的血供;密切观察瞳孔的大小及对光反射、角膜反射、吞咽反射和肢体活动等;密切观察皮肤的色泽、温度。

（三）观察重要脏器的功能

留置导尿管,观察尿量、颜色、性状,定时监测尿素氮、肌酐等,保护肾功能。

（四）复苏有效指证

面色、口唇由发绀转为红润;自主呼吸恢复;能触及大动脉搏动,肱动脉收缩压≥8千帕;瞳孔由大变小;有眼球活动或睫毛反射、瞳孔对光反射出现。

（五）复苏终止指证

（1）脑死亡对任何刺激无反应;自主呼吸停止;脑干反射全部消失（瞳孔对光反射、角膜反射、吞咽反射、睫毛反射）;脑电活动消失。

（2）心脏停搏至开始心肺复苏的时间超过30分钟,又坚持心肺复苏30分钟以上,无任何反应,心电图示波屏上呈一条直线。

四、一般护理

（1）预防感染,严格遵守各项无菌操作,做好口腔护理、皮肤护理、眼部护理等。

（2）准确记录24小时出入液量,维持电解质酸碱平衡,防止并发症发生。

（3）备好各种抢救仪器及药品,防止再次发生心搏骤停。

第二节　休克

一、心源性休克

凡是能严重地影响心脏排血功能,使心排血量急剧降低的原因,都可引起心源性休克。例如,大范围心肌梗死、弥漫性心肌炎、急性心脏压塞、肺动脉栓塞、严重心律失常以及各种严重心脏病晚期,以心肌梗死最为常见。其主要特点:①由于心泵衰竭,心排血量急剧减少,血压降低。②交感神经兴奋和儿茶酚胺增多,小动脉、微动脉收缩,外周阻力增加,致使心脏后负荷加重。③交感神经兴奋,静脉收缩,回心血量增加,致中心静脉压（CVP）和心室舒张期末容量和压力升高。④较早地出现较为严重的肺淤血和肺水肿,这些变化又进一步加重心脏的负担和缺氧,促使心泵衰竭。

（一）绝对卧床休息

根据病情给予休克体位。如发生心搏骤停,则按心搏骤停抢救。

（二）严密观察病情

注意神志的变化,有无皮肤湿冷、花斑、发绀、心前区疼痛等。血压、脉搏及呼吸每15～30

分钟测量 1 次,测量脉搏时间为 30 秒,当脉搏不规则时连续测 1 分钟,注意心律、心率、CVP 的变化及每小时尿量,做好记录,及时告知医生。

(三)给予氧气吸入

流量 2~4 升/分,必要时监测血气分析。

(四)建立静脉通道

按医嘱应用血管活性药物,注意调节药物浓度、滴速,使收缩压维持在 12~13.3 千帕水平,注意输液通畅,防止药物外渗。

(五)注意保暖

避免受凉,保暖以加盖棉被为宜,不宜使用热水袋,以防烫伤。按时翻身,做好口腔及皮肤护理,预防压疮。

(六)关心体贴患者

做好健康教育及心理护理。

二、失血性休克

失血性休克属于低血容量性休克,多见于急性的、速度较快的失血。失血性休克使机体有效循环急剧减少,而引起全身组织血液灌注不足,使多器官功能受到损害,导致组织缺血缺氧、代谢障碍和神经功能紊乱等。其病情凶险、变化快,极易导致患者死亡。

(一)立即建立 1~2 条静脉输液通道

保证输血、输液通畅。

(二)抽血做交叉配血试验

准备输血并按医嘱准备平衡液、碳酸氢钠等。

(三)妥善安排输注液体的先后顺序

在尚未配好新鲜血时输注平衡液,1 小时内输液 1500~2000 毫升,晶体与胶体比例为 (2.5~3):1。必要时采取加压输液方法,大量快速输液时注意监测 CVP,防止急性左心衰竭发生。

(四)配合病因治疗的护理

创伤引起大出血和(或)有手术适应证的内脏出血者,应尽快争取手术止血,做好术前准备的护理。食管静脉破裂大出血者,应尽快使用三腔双囊管压迫止血。

(五)病情观察

(1)监测血压、脉搏、呼吸,每 15~30 分钟 1 次并记录,注意体温变化,同时应观察神志、皮肤色泽和肢体温度,记录尿量,监测 CVP。

(2)根据尿量、CVP、血压、心率、皮肤弹性判断患者的休克程度。若 CVP 低、血压低、心率快、皮肤弹性差、尿量少则提示血容量不足,应给予补液、输血;若 CVP 高、血压低、心率快、尿量少,提示心功能不全,应给予强心、利尿。若心率快、尿量少、CVP 及血压波动正常可用冲击实验。方法:成人快速输注 300 毫升液体,若尿量增多、CVP 不变可考虑为血容量不足;若尿量不见增多、CVP 升高 0.196 千帕可考虑为心功能不全。

(六)采取平卧位

以利脑部血液供应;或将上身和下肢适当抬高 10°~30°,以利呼吸和下肢静脉回流,保持患者安静,减少搬动。

(七)保持呼吸道通畅

吸氧流量 6～8 升/分,必要时床边紧急气管插管或气管切开,给予呼吸机辅助通气。

(八)输注血管活性药物的注意事项

(1)滴速必须均匀,避免血压急骤上升或下降,如无医嘱不可中断,每 15～30 分钟测血压、脉搏和呼吸各 1 次,详细记录。

(2)血管扩张药物必须在补充血容量充足的前提下应用,否则可导致血压急剧下降。

(3)患者在四肢厥冷、脉微细和尿量少的情况下,不能使用血管收缩药来提高血压,以防止引起急性肾衰竭。

(4)血管收缩药和血管扩张药可按医嘱合用,以调节血管张力并有强心作用。

(九)防止继发感染

严格执行无菌操作。保持皮肤清洁干燥,定时翻身,防止压疮发生。定时叩背、吸痰,防止肺部感染。更换各引流袋及尿袋,每日擦洗会阴 2 次。

(十)密切观察

急性肾衰竭、呼吸窘迫综合征、酸中毒等并发症,施行相应护理。

(十一)营养补充

不能进食者,给予鼻饲含高蛋白、高维生素的流质饮食,供给足够热量,提高机体抵抗力,但要警惕消化道出血。

三、感染性休克

感染性休克是由于感染导致有效循环容量不足、组织器官微循环灌注急剧减少的急性循环功能衰竭综合征。感染性休克的患者多具有全身炎症反应综合征(SIRS):①体温>38℃或<36℃。②心率>90 次/分。③呼吸急促>20 次/分或过度通气,动脉血二氧化碳分压<4.3 千帕。④白细胞计数>$12×10^9$/升或<$4×10^9$/升,或未成熟白细胞>10%。

(一)严密观察患者的神志、生命体征

感染性休克患者表现为过度兴奋、躁动、嗜睡、定向力异常及异常的欣快,要注意患者的意识和对人、时间、地点的定向力。每 15～30 分钟测量脉搏、血压、呼吸各 1 次,观察呼吸频率、节律和用力程度、胸廓运动的对称性,并做好记录,发现异常及时通知医生处理。

(二)改善微循环

迅速建立 2 条静脉通道,给予扩容、纠酸、抗休克等治疗。输液滴数宜先快后慢,用量宜先多后少,尽快改善微循环,逆转休克状态。

(三)保持呼吸道通畅

使用呼吸机通气者,每 30～60 分钟吸痰 1 次。

(四)认真记录 24 小时尿量

尿量能正确反映肾脏微循环血液灌流情况,若尿量持续<30 毫升/小时,提示有休克;如无尿>12 小时,血压正常,提示可能发生急性肾衰竭。出现异常及时通知医生对症处理。

(五)加强皮肤护理

保持皮肤清洁、干燥,每 2 小时翻身 1 次,预防褥疮;每日口腔护理、会阴冲洗 2 次,防止

感染。

（六）加强营养

给予高蛋白、高热量、高维生素饮食，增强患者的抵抗力。

（七）做好心理护理

消除患者的恐惧心理，使其积极配合治疗、护理。

四、过敏性休克

特异性过敏原作用于致敏个体而产生的 IgE 介导的严重的以急性周围循环灌注不足及呼吸功能障碍为主的全身性速发变态反应所致的休克称为过敏性休克。人体对某些药物或化学物质、生物制品等的过敏反应，致敏原和抗体作用于致敏细胞，释放出血管活性物质可引起外周血管扩张、毛细血管床扩大、血浆渗出，血容量相对不足，加之过敏常致喉头水肿、支气管痉挛等使胸内压力增高，致使回心血量减少，心排血量降低。

（1）立即停药，就地抢救，患者取平卧位。

（2）立即皮下注射 0.1% 盐酸肾上腺素 0.5～1 毫升，小儿酌减。

（3）根据医嘱给予地塞米松 5～10 毫克加入 50% 葡萄糖溶液 40 毫升静脉注射；氢化可的松 100～200 毫克加入 10% 葡萄糖液 250 毫升静脉滴注。

（4）氧气吸入 4～6 升/分，保暖。

（5）保持呼吸道通畅，有喉头水肿呼吸抑制时，遵医嘱给予呼吸兴奋药，必要时可做气管插管或气管切开。

（6）肌内注射抗组胺类药物：异丙嗪（异丙嗪）、苯海拉明等。

（7）密切观察病情，及时测量生命体征并采取相应的措施。

（8）心搏骤停时，按心肺复苏抢救程序进行抢救。

第三节　水、电解质及酸碱失衡护理常规

一、高钾血症

高钾血症是指血清钾浓度＞5.5 毫摩尔/升的一种病理生理状态，此时的体内钾总量可增多（钾过多）。

（一）一般护理

（1）绝对卧床休息，保持环境安静，限制探视。

（2）正确留取血、尿标本，及时送检。

（二）病情观察

（1）持续动态心电监测，每 1～2 小时测量生命体征变化。

（2）持续给氧 2～4 升/分，保持呼吸道通畅，若昏迷患者将头侧向一边，防止因呕吐误吸导致窒息。

（3）准确记录 24 小时出入液量，注意观察病情及患者主诉。

（4）严密监测血清钾浓度、肾功能、尿渗透压等。

（5）需紧急血液透析患者迅速建立血液透析的血管通路,密切观察生命体征的变化。

（三）对症护理

（1）对心血管系统的影响:熟练掌握心电图知识,如发现异常,应立即抽静脉血做血钾测定,如结果显示为高血钾,应立即通知医生进行处理。

（2）对肾功能良好者,应鼓励患者大量饮水,帮助钾从尿中排出。

（四）健康指导

嘱患者严格控制饮食,禁食或少食含钾高的蔬菜、水果,如香蕉、甜橙、马铃薯、大枣、香菇、紫菜。

（五）心理护理

解除患者的紧张、恐惧、焦虑等消极情绪,给患者及其家属讲解高钾血症发生的原因,提供详细的预防处理措施。

二、低钾血症

低钾血症是指血清钾浓度<3.5 毫摩尔/升的一种病理生理状态。造成低钾血症的主要原因是机体总钾量丢失,称为钾缺乏。

（一）一般护理

（1）保持环境安静、整洁,限制探视,减少干扰。

（2）症状明显者应绝对卧床休息,因低钾时心肌内膜处于轻度极化状态,下床活动易导致心律失常,有发生心搏骤停的危险。

（3）鼓励患者进食高钾食物,如橘子、香蕉、豆类、干果类、香菇、海带,避免进食大量清水、高糖及油腻食物,并注意饮食卫生,防止食物不洁引起腹泻而加重病情。

（4）加强基础护理,预防并发症。

（二）病情观察

（1）严密观察患者生命体征,每1~2 小时测量 1 次,进行动态心电监测。

（2）持续氧气吸入 3~4 升/分,保持呼吸道通畅。

（3）监测 24 小时出入液量,准确记录每小时尿量,为进一步补钾提供依据。

（4）密切监测血电解质、肾功能及尿渗透压。

（三）对症护理

（1）对循环系统的影响:应准确识别心电图变化,动态监测血钾指标,早期发现后通知医生及时处理,以免延误病情。

（2）对神经—肌肉系统的影响:严密观察患者神志及全身状况,一旦发现患者存在呼吸肌麻痹、呼吸困难、窒息及神志方面的改变后要及时处理,防止病情进一步恶化。

（四）用药护理

补钾过程中注意监测肾功能和尿量,尿量为 30~40 毫升/小时以上时,补钾较安全。补钾途径有口服补钾、鼻饲补钾、静脉补钾。为减少口服补钾的胃肠道反应,宜将 10%氯化钾稀释于果汁或牛奶中服用。静脉补钾速度以每小时 20~40 毫摩尔/升为宜,浓度以 1.5~3.0 克/升为宜。

（五）心理护理

当患者出现紧张、情绪激动时，应向其讲明疾病原因及转归预后，根据具体情况选择适宜方式分散其注意力，使之保持良好的心态配合治疗及护理。

三、代谢性酸中毒

代谢性酸中毒是最常见的一种酸碱平衡紊乱，是指以碳酸氢根血浓度下降为原发改变而引起的一系列病理生理过程。引起代谢性酸中毒主要由机体产酸过多、排酸障碍和碱性物质损失过多等原因所致。

（一）一般护理

(1)保持环境安静，减少不必要的刺激。

(2)患者取平卧位，注意保暖。

(3)给予患者易消化、富于营养的食物，少量多餐，如糖尿病患者应根据标准体重、身高、活动强度及营养状况计算每日所需热量，合理调配饮食。

(4)加强口腔及皮肤的护理，防治并发症。

（二）病情观察

(1)每1～2小时测量生命体征，尤其是呼吸及神志的变化，并详细记录。

(2)根据医嘱严密监测血气分析及血电解质的变化，为疾病的进一步诊治提供依据。

(3)保持呼吸道通畅，持续氧气吸入，头偏向一侧，防止因呕吐而导致误吸。

(4)严密监测出入液量，并记录每小时尿量。

(5)及时送检各种血、尿标本。

（三）对症处理

(1)对呼吸及神经系统的影响：密切观察患者的呼吸改变及神志方面的变化，及时处理，防止疾病进一步恶化。

(2)对其他脏器功能的影响：心力衰竭时要严格限制补液量和补液速度，消化系统不良的患者不可采用口服补碱，可选择静脉用药，防止胃肠道症状进一步加重。

(3)纠正水、电解质和酸碱失衡：轻度患者只需补液纠正缺水，就可纠正酸中毒。严重的代谢性酸中毒可输注等渗的碳酸氢钠或乳酸钠，以补充碱的不足，使用碳酸氢钠等碱性药物时，应使用单独通道，速度不宜过快，以免引起反应性碱中毒，加重缺氧，甚至引起脑水肿。一旦酸中毒纠正后应遵医嘱使用钙剂，以免发生手足抽搐。

（四）健康指导

代谢性酸中毒常常是由原发病引起的，如糖尿病、严重脱水、循环衰竭，病因治疗尤为重要，我们首先帮助患者树立战胜疾病的信心，避免精神创伤及过度疲劳，帮助其掌握有关疾病治疗的知识。

四、代谢性碱中毒

代谢性碱中毒是指原发的血浆碳酸氢根浓度升高而引起的一系列病理生理过程。临床常见的原因包括大量丢失胃液、严重低血钾或低血氯、库欣综合征等致肾脏丢失氢离子以及输注过多碱性物质等。

（一）一般护理

（1）保持病室安静、整洁，指导患者卧床休息。

（2）给予患者营养丰富易消化的饮食，如不能进食者可由鼻饲管注入，保证营养的供给充分。

（3）加强口腔及皮肤的护理，预防并发症。

（二）病情观察

（1）严密监测血气分析和电解质变化，正确采集血标本，及时送检。

（2）保持呼吸道通畅：鼓励患者做深呼吸，头偏向一侧，有利于呼吸道分泌物的排出，防止窒息。

（3）密切注意 24 小时出入液量，并记录每小时尿量。

（4）重点观察患者呼吸、心率、尿量、肌张力、神经精神状态。

（三）纠正酸碱、水、电解质紊乱

对以低氯为主的代谢性碱中毒可静脉滴注生理盐水和氯化钾，同时补充精氨酸。静脉滴注精氨酸时，速度不宜过快，否则会引起沿静脉行走处疼痛，局部发红，并引起面部潮红、流涎、呕吐等不良反应。对顽固性低钾应考虑低镁的可能。

（四）心理护理

消除患者恐惧心理，使他们处于接受治疗的最佳身心状态。

第四节　多器官功能障碍综合征

多器官功能障碍综合征（MODS）指机体在遭受急性严重感染、严重创伤、大面积烧伤等突然打击后，同时或先后出现 2 个或 2 个以上器官功能障碍，以至于在无干预治疗的情况下不能维持内环境稳定的综合征。

一、一般护理

（1）将患者安置在抢救病室，实行 24 小时专人护理。

（2）应严格执行各项无菌操作规程，对患者的分泌物及排泄物进行必要的消毒处理，以免发生继发性感染。

（3）饮食护理：患者处于高分解代谢状态，应保证患者足够的能量摄入，从而增强患者抵抗疾病的能力。

（4）加强基础护理，预防各种并发症。

二、病情观察

（一）严密监测

神志及瞳孔变化，每 2 小时观察 1 次。

（二）CVP

监测 CVP 是反映血容量的一个重要指标，CVP 小于 0.49 千帕为低压，应补充血容量；

CVP 大于 1.47 千帕时输液应慎重,并密切注意心功能改变。

(三)肺动脉漂浮导管监测

了解心功能的各项参数并进行动态分析。

(1)密切观察各连接处是否紧密、固定稳妥,防止管道脱开出血。

(2)测压期间严防导管堵塞或肺动脉血栓形成,注意心内压力图形的改变,保持心导管通畅。

(3)观察置管肢体末梢循环情况,皮肤温度、色泽及微血管充盈情况,若有异常应及时报告医生处理。

(四)密切监测心率、血压、血氧饱和度变化

每 30~60 分钟监测 1 次。

(五)严密观察出入液量

患有肾功能障碍时,患者的饮食及进水量、输注的液体量、呕吐物及大小便均应正确记录,严格控制入量,并注意观察尿液的颜色、比重,注意有无血尿。

三、对症护理

(一)呼吸功能障碍

患者应卧床休息,烦躁者应予四肢保护性约束,慎用镇静安定药,禁用吗啡类药物;对呼吸骤停者,应立即行人工呼吸或气管插管辅助呼吸,清醒患者应鼓励排痰或体位引流,同时配合胸背叩击促进排痰。

(二)心功能障碍

患者应绝对卧床,根据病情可取半卧位或坐位,两腿下垂可减少回心血量,连续心电监护,必要时行血流动力学监测。监测血电解质,尤其是血钾,以防高血钾引起心律失常或心脏停搏,做好心肺脑复苏的准备。

(三)肾功能障碍

观察尿液颜色及比重,出现少尿或无尿时应及时通知医生处理。留置导尿管者,应用1/5000呋喃西林液冲洗膀胱,防止逆行感染,需透析治疗者应做好透析护理。

(四)肝功能障碍

限制蛋白摄入量,保持大便通畅,观察患者意识改变及黄疸情况,以判断病情的变化,避免使用损害肝脏的药物,定时监测血氨等变化,以防肝昏迷发生。

(五)脑功能障碍

昏迷者应加床栏防止坠床,取下义齿,如意识障碍加重、两侧瞳孔不等大、呼吸浅慢或暂停,提示发生脑疝时,应及时行脱水治疗,并酌情用冰帽以保护脑细胞。

(六)胃肠功能障碍

待患者肠鸣音恢复后进流质或无渣、无刺激性半流质饮食,出现食物反流或腹泻时应暂时禁食并留取标本化验,注意观察有无头晕、心悸、冷汗、脉率加快及血压下降等急性消化道大出血征象。

(七)凝血功能障碍

少量鼻出血时可行填塞鼻腔止血,牙龈出血时可用过氧化氢漱口。

四、心理护理

患者因病情危重,常有复杂的心理反应,应及时了解患者的心理状态,及时做好心理护理,以消除顾虑,树立战胜疾病的信心。

第五节　弥散性血管内凝血

弥散性血管内凝血(DIC)是一种发生在许多疾病基础上,由致病因素激活凝血及纤溶系统,导致全身微血栓形成,凝血因子大量消耗并继发纤溶亢进,引起全身出血及微循环衰竭的临床综合征。

一、一般护理

(1)绝对卧床休息,保持病室环境安静、清洁。

(2)置患者于休克体位,分别抬高头、足30°,以利回心血量及呼吸功能的改善。

(3)给予高营养、高蛋白质、高维生素的易消化半流质或流质饮食。有消化道出血者应酌情进冷流质饮食或暂时禁食,避免粗硬食物刺激胃黏膜,昏迷者给予鼻饲。

(4)正确采集血标本,协助实验室检查以判断病情变化和治疗效果。

(5)加强危重患者基础护理,特别是口腔及皮肤护理,防止并发症。

二、病情观察

(1)严密观察患者血压、脉搏、呼吸及意识变化,每小时1次。

(2)密切观察皮肤及甲床色泽、温度,每2小时1次。

(3)观察有无DIC的出血表现,特别是皮肤黏膜、口腔、鼻腔、消化道、呼吸道、泌尿道、阴道等部位的出血以及出血而不凝的现象。应详细记录出血量。

(4)监测血小板、凝血酶原时间、3P试验等,若有异常,及时报告医生。

(5)准确记录24小时出入液量,尤其是记录每小时尿量的变化。

三、对症护理

(一)肝素疗法的护理

(1)滴注肝素的剂量,应根据实验室结果和患者的临床情况而定。肝肾衰竭的患者应改变剂量。

(2)严密监测凝血、凝血酶原时间,每小时1次。

(二)出血的预防和护理

(1)保持皮肤清洁,避免搔抓、碰撞。

(2)尽量减少创伤性检查和治疗。

(3)静脉注射时,止血带不宜扎得过紧,力争一针见血,操作后用干棉球压迫穿刺部位5分钟。尽量避免肌内注射。

(4)保持鼻腔湿润,防止鼻出血。

(三)微循环衰竭的护理

(1)保持呼吸道通畅,持续吸氧,以改善缺氧症状。

(2)密切注意皮肤、甲床等处的微循环变化,观察尿量、尿色变化,若有明显少尿或无尿和(或)意识障碍、抽搐,应警惕存在肾栓塞和(或)脑栓塞,及时通知医生。

(3)按医嘱给药,纠正酸中毒,维持水、电解质平衡,维持血压。

(4)做好各项基础护理,预防并发症。

(5)严密观察病情变化,若有重要脏器功能衰竭时应做好相关护理,详细记录。

四、健康指导

根据病因或原发性疾病做相关指导,促进患者早期康复。

第六节 呼吸困难

呼吸困难是指患者主观上感觉"空气不足"或"呼吸费力",客观上表现为呼吸运动费力,严重时可出现张口呼吸、鼻翼扇动、端坐呼吸,甚至发绀、辅助呼吸肌参与呼吸运动,并且可伴有呼吸频率、深度、节律的改变。呼吸困难是急诊科的常见急症之一,常见于呼吸系统和循环系统疾病,如肺栓塞、哮喘、气胸、急性呼吸窘迫综合征、慢性阻塞性肺疾病急性发作、心力衰竭等,其他系统疾病亦可累及呼吸功能而引起呼吸困难。

一、病因与发病机制

不同原因引起呼吸困难的发病机制各异,但均可导致肺的通气和(或)换气功能障碍,引起呼吸困难。

(一)急性肺栓塞(APE)

是各种栓子阻塞肺动脉系统引起的以肺循环和呼吸功能障碍为主要表现的一组疾病或临床综合征的总称,包括肺血栓栓塞(PTE)、脂肪栓塞、羊水栓塞、空气栓塞。临床上以PTE最为常见,通常有时所指的APE即指PTE。其发病机制为肺血管栓塞后,由于血栓机械性堵塞肺动脉,引发神经、体液因素参与的肺血管痉挛和气道阻力增加,从而引起通气/血流比例失调、肺不张和肺梗死,导致呼吸功能改变。

(二)支气管哮喘

简称哮喘,是由多种细胞和细胞组分参与的气道慢性炎症性疾病。哮喘的发病机制非常复杂,气道炎症、气道反应性增高和神经调节等因素及其相互作用被认为与哮喘的发病密切相关。其中,气道炎症是哮喘发病的本质,而气道高反应是哮喘的重要特征。常因接触变应原、刺激物或呼吸道感染诱发。

(三)急性呼吸窘迫综合征(ARDS)

是由各种肺内、肺外因素导致的急性弥漫性肺损伤和进而发展的急性呼吸衰竭。发病机制主要为肺毛细血管内皮细胞和肺泡上皮细胞损伤,造成肺毛细血管通透性增高、肺水肿及透明膜形成,引起肺容积减少、肺顺应性降低、严重的通气/血流比例失调,导致呼吸功能障碍。

(四)慢性阻塞性肺疾病(COPD)

是一组以气流受限为特征的肺部疾病,气流受限呈进行性发展,与气道和肺组织对有害气体或有害颗粒的异常慢性炎症反应有关,与慢性支气管炎和肺气肿密切相关。发病机制主要为各级支气管壁均有炎性细胞浸润,基底部肉芽组织和机化纤维组织增生导致管腔狭窄。

(五)气胸

胸膜腔是不含有空气的密闭潜在性腔隙,一旦胸膜腔内有气体聚集,即称为气胸。气胸可分为自发性气胸和创伤性气胸。自发性气胸常指无创伤及医源性损伤而自行发生的气胸。根据脏胸膜破裂口的情况可将气胸分为闭合性气胸、开放性气胸、张力性气胸。气胸发生后,胸膜腔内压力增高,肺失去膨胀能力,通气功能严重受损,引起严重呼吸困难。

二、病情评估与判断

(一)健康史

1.询问健康史

询问既往咳、痰、喘等类似发作史与既往疾病,如咳、痰、喘症状与季节有关,可能为肺源性呼吸困难。既往有心脏病史,呼吸困难发作与活动有关,可能是心源性呼吸困难。

2.起病缓急和时间

(1)突然发作的呼吸困难多见于自发性气胸、肺水肿、支气管哮喘、急性心肌梗死和肺栓塞等。

(2)夜间阵发性呼吸困难以急性左心衰所致心源性肺水肿为最常见,COPD患者夜间可因痰液聚积而引起咳喘,被迫端坐体位。

(3)ARDS患者多在原发病起病后7日内,约半数者在24小时内出现呼吸加快,随后呼吸困难呈进行性加重或窘迫。

3.诱发因素

(1)有过敏原(如鱼、虾、花粉、乳胶、霉菌、动物皮屑等)、运动、冷刺激(吸入冷空气和食用冰激凌)、吸烟、上呼吸道感染等诱因而出现的呼吸困难常提示哮喘或COPD急性发作。

(2)有深静脉血栓的高危因素,如骨折、创伤、长期卧床、外科手术、恶性肿瘤等,排除其他原因的呼吸困难可考虑肺栓塞。

(3)在严重感染、创伤、休克和误吸等直接或间接肺损伤后12～48小时内出现呼吸困难可考虑ARDS。

(4)有过度用力或屏气用力史而突然出现的呼吸困难可考虑自发性气胸。

(二)临床表现

1.呼吸型态的改变

(1)呼吸频率:呼吸频率增快常见于呼吸系统疾病、心血管疾病、贫血、发热等;呼吸频率减慢多见于急性镇静催眠药中毒、CO中毒等。

(2)呼吸深度:呼吸加深见于糖尿病及尿毒症酸中毒,呼吸中枢受刺激,出现深而慢的呼吸,移为酸中毒深大呼吸或库斯莫尔(Kussmaul)呼吸。呼吸变浅见于肺气肿、呼吸肌麻痹及镇静剂过量等。呼吸浅快,常见于癔症发作。

(3)呼吸节律:常见的呼吸节律异常可表现为Cheyne-Stokes呼吸(潮式呼吸)或Biot呼

吸(间停呼吸),是呼吸中枢兴奋性降低的表现,反映病情严重。Cheyne-Stokes 呼吸见于中枢神经系统疾病和脑部血液循环障碍,如脑动脉硬化、心力衰竭、颅内压增高以及糖尿病昏迷和尿毒症等。Biot 呼吸偶见于脑膜炎、中暑、颅脑外伤等。

2.主要症状

与伴随症状引起呼吸困难的原发病不同,其主要症状与伴随症状也各异。当患者有不能解释的呼吸困难、胸痛、咳嗽,同时存在深静脉血栓的高危因素,应高度怀疑急性肺栓塞的可能。

既往曾诊断哮喘或有类似症状反复发作,突然出现喘息、胸闷、伴有哮鸣的呼气性呼吸困难可考虑支气管哮喘急性发作。急性起病,呼吸困难和(或)呼吸窘迫,顽固性低氧血症,常规给氧方法不能缓解,出现非心源性肺水肿可考虑为 ARDS。呼吸困难伴有突发一侧胸痛(每次呼吸时都会伴随疼痛),呈针刺样或刀割样疼痛,有时向患侧肩部放射常提示气胸。

3.体征

可通过观察患者的胸廓外形及呼吸肌活动情况、有无"三凹征"和颈静脉充盈,叩诊胸廓和听诊呼吸音等评估呼吸困难患者的体征。肺栓塞患者可有颈静脉充盈,肺部可闻及局部湿性啰音及哮鸣音,肺动脉瓣区第二心音亢进或分裂,严重时血压下降甚至休克。支气管哮喘急性发作时胸部呈过度充气状态,吸气性三凹征,双肺可闻及广泛的呼气相哮鸣音,但非常严重的哮喘发作可无哮鸣音(静寂胸)。呼吸浅快、桶状胸、叩诊呈过清音,辅助呼吸肌参与呼吸运动甚至出现胸腹矛盾运动常见于 COPD。患侧胸廓饱满、叩诊呈鼓音、听诊呼吸音减弱或消失应考虑气胸。

(三)辅助检查

1.血氧饱和度监测

了解患者缺氧情况。

2.动脉血气分析

呼吸困难最常用的检查,了解氧分压、二氧化碳分压的高低以及 pH 值等,从而判断是否存在呼吸衰竭、呼吸衰竭的类型以及是否有酸中毒、酸中毒的类型等情况。

3.胸部 X 线或 CT 检查

了解肺部病变程度和范围,明确是否存在感染、占位性病变、气胸等情况。

4.心电图初步

了解心脏情况,除心肌梗死和心律失常外,对诊断肺栓塞有参考意义。

5.血常

了解是否存在感染、贫血以及严重程度。

6.特殊检查

如病情允许可做下列检查:①肺动脉造影:确诊或排除肺血栓栓塞症。②肺功能检查:可进一步明确呼吸困难类型。

(四)病情严重程度评估与判断

可以通过评估患者的心率、血压、血氧饱和度、意识以及患者的呼吸型态、异常呼吸音、体位、讲话方式、皮肤颜色等,初步判断患者呼吸困难的严重程度。

1.讲话方式

患者一口气不间断地说出话语的长度是反映呼吸困难严重程度的一个指标。能说完整的语句表示轻度或无呼吸困难,说短语为中度呼吸困难,仅能说单词常为重度呼吸困难。

2.体位

体位也可以提示呼吸困难的程度。可平卧为没有或轻度呼吸困难,可平卧但愿取端坐位常为中度呼吸困难,无法平卧可能为严重呼吸困难。

3.气胸威胁生命的征象

气胸的患者如出现下列中任何一项,即为威胁生命的征象:张力性气胸、急剧的呼吸困难、低血压、心动过速、气管移位。

4.急性肺血栓栓塞症

病情危险程度①低危 PTE(非大面积):血流动力学稳定,无右心室功能不全和心肌损伤,临床病死率<1%;②中危 PTE(次大面积):血流动力学稳定,但出现右心室功能不全及(或)心肌损伤,临床病死率 3%~5%;③高危 PTE(大面积):以休克和低血压为主要表现,即体循环动脉收缩压<90mmHg,或较基础值下降幅度≥40mmHg,持续 15 分钟以上,临床病死率>15%。

5.ARDS 的诊断标准

根据 ARDS 柏林定义,满足以下 4 项条件方可诊断 ARDS:①明确诱因下 1 周内出现的急性或进展性呼吸困难。②胸部 X 线/CT 显示双肺浸润影,不能完全用胸腔积液、肺叶不张和/肺不张/结节解释。③呼吸衰竭不能完全用心衰或液体超负荷来解释;如无危险因素,需用超声心动图等客观检查来评价心源性肺水肿。④低氧血症:根据 PaO_2/FiO_2 确立 ARDS 诊断,并将其分为轻度、中度、重度。轻度:$200 < PaO_2/FiO_2 \leq 300$,且 PEEP 或 CPAP$\geq$0.49kPa;中度:$100 < PaO_2/FiO_2 \leq 200$,且 PEEP 或 CPAP$\geq$0.49kPa;重度:$PaO2/FiO_2 \leq 100$,且 PEEP$\geq$0.49kPa。需要注意的是如果所在地海拔>1000m,PaO_2/FiO_2 值需用公式校正,校正后 $PaO_2/FiO_2 = PaO_2/FiO_2 \times$(当地大气压值/760)。

三、救治与护理

(一)救治原则

呼吸困难的救治原则是保持呼吸道通畅,纠正缺氧和(或)二氧化碳潴留,纠正酸碱平衡失调,为基础疾病及诱发因素的治疗争取时间,最终改善呼吸困难取决于病因治疗。

(二)护理措施

1.即刻护理措施

任何原因引起的呼吸困难均应以抢救生命为首要原则。①保持呼吸道通畅。②氧疗:鼻导管、面罩或鼻罩给氧。COPD 伴有 CO_2 潴留和肺栓塞合并通气功能障碍时应先低流量给氧。哮喘急性发作时,可先经鼻导管给氧,如果缺氧严重,应经面罩或鼻罩给氧。ARDS 患者一般高浓度给氧,尽快提高氧分压。③建立静脉通路,保证及时给药。④心电监护:监测心率、心律、血压、呼吸和血氧饱和度。⑤准确留取血标本:采血查动脉血气、D-二聚体、血常规等。⑥取舒适体位:嘱患者安静,取半坐卧位或端坐卧位,昏迷或休克患者取平卧位,头偏向一侧。⑦备好急救物品:如患者呼吸困难严重,随时做好气管插管或气管切开、机械通气的准备与配合工作,备好吸引器等抢救物品和抢救药品。⑧做好隔离措施:对可疑呼吸道传染性疾病,应注意做好隔离与防护,防止交叉感染。

2.用药护理

遵医嘱及时准确给予各种药物。

(1)控制感染:呼吸困难伴有呼吸道和肺部感染时,遵医嘱应用抗生素,注意观察有无药物过敏反应。

(2)解痉、平喘:①β_2受体激动药(如沙丁胺醇、特布他林和非诺特罗):β_2受体激动药可舒张支气管平滑肌,是控制哮喘急性发作的首选药物。哮喘急性发作时因气道阻塞影响口服吸入法治疗的效果,可经皮下或静脉途径紧急给药。应用时注意观察患者有无头痛、头晕、心悸、手指颤抖等不良反应。②茶碱类:具有舒张支气管平滑肌作用,及强心、利尿、扩张冠状动脉、兴奋呼吸中枢和呼吸肌作用。静脉滴注时浓度不宜过高,注射速度不宜超过 0.25mg/(kg·min),以免引起心动过速、心律失常、血压下降,甚至突然死亡等中毒反应。③糖皮质激素:糖皮质激素是控制哮喘发作最有效的药物,可分为吸入、口服和静脉用药,重度或严重哮喘发作时应及早遵医嘱应用激素。④肾上腺素:支气管哮喘发作紧急状态下时,可遵医嘱给予 0.1%肾上腺素 0.3~0.5mL 皮下注射,以迅速解除支气管痉挛。

(3)维持呼吸:呼吸兴奋剂可应用于CO_2潴留并有呼吸中枢抑制的患者,如不能改善缺氧状态,应做好人工机械通气的准备。应用呼吸兴奋剂时,应保持呼吸道通畅,适当提高吸氧浓度,静脉滴注时速度不宜过快,注意观察呼吸频率、节律、神志变化,监测动脉血气。

(4)维持血压:肺栓塞、气胸的患者,往往会有血流动力学的改变,出现心率加快、血压下降甚至休克,应遵医嘱及时给予多巴胺或多巴酚丁胺等血管活性药物治疗心力衰竭、休克,维持体循环和肺循环稳定。

(5)止痛:剧烈胸痛影响呼吸功能时,遵医嘱应用止痛药物。

(6)纠正酸中毒:严重缺氧可引起代谢性酸中毒,遵医嘱静脉滴注 5%碳酸氢钠。

3.病情观察

(1)监测生命体征和呼吸功能:注意监测心率、心律、血压的变化,有无血流动力学障碍。观察呼吸频率、深度和节律改变,注意监测血氧饱和度和动脉血气情况。

(2)观察氧疗效果:氧疗过程中,应注意观察氧疗效果。如吸氧后呼吸困难缓解、发绀减轻、心率减慢,表示氧疗有效;如意识障碍加深或呼吸过度表浅、缓慢,可能为CO_2潴留加重。应定期按医嘱复查动脉血气,根据动脉血气分析结果和患者的临床表现,及时遵医嘱调整氧流量或呼吸机参数设置,保证氧疗效果。

4.肺栓塞的护理

如果呼吸困难是由于肺栓塞引起,除上述护理外,还应给予如下护理。

(1)镇静:绝对卧床休息,保持安静,防止活动致使其他静脉血栓脱落。

(2)胸痛护理:观察胸痛的部位、诱发因素、疼痛严重程度,必要时遵医嘱给予止痛药物。

(3)溶栓治疗的护理:①保证静脉通路畅通。②用药护理:溶栓和抗凝治疗的主要药物不良反应为出血。应密切观察患者有无出血倾向,如牙龈、皮肤黏膜、穿刺部位等。观察患者有无头痛、呕吐、神志改变等脑出血症状。动、静脉穿刺时,要尽量选用小号针头,穿刺后要充分压迫止血,放松压迫后要观察是否继续出现皮下渗血。③溶栓后护理:按医嘱抽血查凝血时间、动脉血气、描记心电图,以判断溶栓效果及病情变化。

(4)其他处理:做好外科手术和介入治疗的准备。

5.支气管哮喘急性发作的护理

如果呼吸困难是由于哮喘急性发作所引起,应尽快配合采取措施缓解气道阻塞,纠正低氧血症,恢复肺功能,预防哮喘进一步恶化或再次发作,防治并发症。遵医嘱给予 β_2 受体激动药、氨茶碱、抗胆碱药、糖皮质激素等,解除支气管痉挛。维持水、电解质与酸碱平衡,注意补充液体,纠正因哮喘持续发作时张口呼吸、出汗、进食少等原因引起的脱水,避免痰液黏稠导致气道堵塞。部分患者可因反复应用 β_2 受体激动药和大量出汗而出现低钾、低钠等电解质紊乱,应及时按医嘱予以纠正。并发呼吸衰竭者,遵医嘱给予鼻(面)罩等无创伤性辅助通气。若无效,做好有创机械通气治疗的准备与配合,对黏液痰栓阻塞气道的患者必要时可行支气管肺泡灌洗术。

6.ARDS 的护理

(1)氧疗护理:确定给氧浓度的原则是在保证 PaO_2 迅速提高到 60mmHg 或 SpO_2 达 90% 以上的前提下,尽量降低给氧浓度。ARDS 患者轻者可用面罩给氧,多数患者需使用机械通气。

保护性机械通气是治疗 ARDS 的主要方法,其中最重要的是应用 PEEP 和小潮气量治疗。采用小潮气量,旨在控制吸气平台压,防止肺泡过度扩张。应用 PEEP 时应注意:①对血容量不足的患者,应补充足够的血容量以代偿回心血量的不足,但又不能过量,以免加重肺水肿。②PEEP 一般从低水平开始应用,逐渐增加至合适水平,使 PaO_2 维持在 $>60mmHg$ 而 $FiO_2<0.6$。③使用 PEEP 时,应注意观察避免气压伤的发生。④有条件者采用密闭式吸痰方法,尽量避免中断 PEEP。

(2)控制液体量:注意控制 ARDS 患者液体摄入量,出入量宜维持负平衡(-500mL 左右)。

(3)积极配合治疗原发病:如按医嘱控制感染、固定骨折、纠正休克等。

(4)营养支持:由于 ARDS 时机体常处于高代谢状态,应按医嘱补充足够的营养,应提倡全胃肠营养。

(5)防治并发症:注意观察感染等并发症,如发热、咳嗽、咯黄绿色痰液等,应根据医嘱留取各种痰液标本。

7.慢性阻塞性肺疾病急性发作的护理

在控制性氧疗、抗感染、祛痰、止咳、松弛支气管平滑肌等治疗措施的基础之上,协助患者咳嗽、咳痰,必要时给予吸痰,保持呼吸道通畅。

8.气胸的护理

积极配合给予排除胸腔气体,闭合漏口,促进患肺复张,减轻呼吸困难,改善缺氧症状等急救措施。

(1)胸腔穿刺抽气:张力性气胸患者如病情危重,应做好配合紧急穿刺排气的准备。在患侧锁骨中线第 2 或第 3 肋间用 16~18 号粗针头刺入排气,每次抽气不宜超过 1000mL。

(2)胸腔闭式引流:目的是排出气体,促使肺膨胀。患者在胸腔闭式引流时,护理上应注意：

①连接好胸腔闭式引流装置。②搬动患者时，应夹闭引流管，并妥善固定。③更换引流装置时需夹闭引流管，注意无菌操作。④引流过程中注意观察引流是否通畅，穿刺口有无渗血。渗血多时，及时报告医生，随时给予更换敷料等处理。⑤鼓励患者咳嗽、深呼吸，促进胸腔内气体的排出。

(3)手术准备：若胸腔引流管内持续不断逸出大量气体，呼吸困难未改善，提示可能有肺和支气管的严重损伤，应做好手术探查修补裂口的准备。

(4)并发症的护理：①复张后肺水肿处理：复张后肺水肿多发生于抽气过多或过快时，表现为胸闷、咳嗽、呼吸困难无缓解，严重者可有大量白色泡沫痰或泡沫血痰。处理包括停止抽气，患者取半卧位、吸氧、应用利尿药等。②皮下气肿和纵隔气肿：皮下气肿一般不需要特殊处理往往能自行吸收，但需注意预防感染。吸入高浓度氧可促进皮下气肿的吸收消散。纵隔气肿张力过高，必要时需做锁骨上窝切开或穿刺排气处理。

9.心理护理

呼吸困难患者因为突然发病，几乎都存在恐惧心理，应关注患者的神情变化，给予恰当的病情告知、安慰与心理支持，使其尽可能消除恐惧，保持情绪平稳，有良好的遵医行为。

10.转运护理

急诊处理后需手术或住院的患者，应做好转运的准备工作。根据病情，准备氧气、监护仪、简易呼吸器、除颤仪等必要的转运抢救设施，安排相应的工作人员护送至手术室或病房，保证转运途中安全。

第七节 窒息

窒息是指气流进入肺脏受阻或吸入气体缺氧导致的衰竭或呼吸停止状态。一旦发生窒息，可迅速危及生命，应立即采取相应措施，查明原因，积极进行抢救。本部分主要讨论气道阻塞引起的窒息。

一、病因与发病机制

引起窒息的原因各异，但其发病机制都是由于机体的通气受限或吸入气体缺氧导致肺的通气与换气功能障碍，引起全身组织与器官缺氧、二氧化碳潴留进而导致组织细胞代谢障碍、酸碱失衡、功能紊乱甚至衰竭而死亡。根据病因可分为：①气道阻塞性窒息：分泌物或异物部分或完全堵塞气道致通气障碍所引起的窒息。②中毒性窒息：如 CO 中毒，大量的 CO 经呼吸道进入血液，与血红蛋白结合形成碳氧血红蛋白，阻碍氧与血红蛋白的结合及解离，引起组织缺氧造成的窒息。③病理性窒息：包括肺炎与淹溺等所致的呼吸面积的丧失，以及脑循环障碍引起的中枢性呼吸停止，主要表现为 CO_2 和其他酸性代谢产物蓄积引起的刺激症状与缺氧导致的中枢神经麻痹症状交织在一起。

二、病情评估与判断

1.气道阻塞的原因判断

通过健康史、血气分析、胸部平片、纤维支气管镜检查,可分别判断不同原因引起的窒息。

2.临床表现

气道阻塞的患者常呈吸气性呼吸困难,出现"四凹征"(胸骨上窝、锁骨上窝、肋间隙及剑突下软组织)。根据气道是否被完全阻塞可分为:

(1)气道不完全阻塞:患者张口瞪目,有咳嗽、喘气或咳嗽微弱无力,呼吸困难,烦躁不安。皮肤、甲床和口腔黏膜、面色青紫。

(2)气道完全阻塞:患者面色灰暗青紫,不能说话及呼吸,很快意识丧失,呼吸停止。如不紧急解除窒息,将迅速导致死亡。

3.气道阻塞引起窒息的严重程度分级

Ⅰ度:安静时无呼吸困难,当活动时出现轻度的呼吸困难,可有轻度的吸气性喉喘鸣及胸廓周围软组织凹陷。

Ⅱ度:安静时有轻度呼吸困难.吸气性喉喘鸣及胸廓周围软组织凹陷,活动时加重,但不影响睡眠和进食,无烦躁不安等缺氧症状,脉搏尚正常。

Ⅲ度:呼吸困难明显,喉喘鸣声较响亮,吸气性胸廓周围软组织凹陷显著,并出现缺氧症状,如烦躁不安、不易入睡、不愿进食、脉搏加快等。

Ⅳ度:呼吸极度困难。患者坐立不安、手足乱动、出冷汗、面色苍白或发绀、心律不齐、脉搏细速、昏迷、大小便失禁等。若不及时抢救,则可因窒息导致呼吸心跳停止而死亡。

三、救治与护理

(一)救治原则

当窒息发生时,保持呼吸道通畅是关键,其次是采取病因治疗。对于气道不完全阻塞的患者,应查明原因,采取病因治疗和对症治疗,尽早解除气道阻塞。对于气道完全阻塞的患者,应立即解除窒息,或做好气管插管、气管切开或紧急情况下环甲膜穿刺的准备。

(二)护理措施

1.即刻护理措施

(1)迅速解除窒息因素,保持呼吸道通畅。

(2)给予高流量吸氧,使血氧饱和度恢复 94% 以上,必要时建立或重新建立人工气道,给予人工呼吸支持或机械通气。

(3)建立静脉通路,遵医嘱给予药物治疗。

(4)监测生命体征:给予心电、血压、呼吸、血氧饱和度监护,遵医嘱采动脉血做血气分析。

(5)备好急救物品:如吸引器、呼吸机、气管插管、喉镜等开放气道用物。

2.根据窒息的严重程度,配合给予相应的救治与护理

(1)Ⅰ度:查明病因并进行针对性治疗,如由炎症引起,按医嘱应用抗生素及糖皮质激素控制炎症。若由分泌物或异物所致,尽快清除分泌物或取出异物。

(2)Ⅱ度:针对病因治疗,多可解除喉阻塞。

(3)Ⅲ度:严密观察呼吸变化,按医嘱同时进行对症治疗及病因治疗。经保守治疗未见好

转、窒息时间较长、全身情况较差者,应及早做好配合气管插管或气管切开的准备。

(4)Ⅳ度:需立即行气管插管、气管切开或环甲膜穿刺术,应及时做好吸痰、吸氧及其相关准备与配合工作。

应注意的是:气管阻塞或气道异物引起的窒息,如条件允许,即使Ⅲ度、Ⅳ度呼吸困难,也可把握好时机,有效清理呼吸道或将异物取出后即可缓解呼吸困难,而不必首先行气管插管或气管切开术。

3.气道异物的护理

气道异物有危及生命的可能,应尽早配合取出异物,以保持呼吸道通畅,防止窒息及其他并发症的发生。可使用 Heimlich 手法排除异物,或经内镜(直接喉镜、支气管镜、纤维支气管镜)取出异物。如确实难以取出的异物,应做好开胸手术、气管切开的准备。对有明显气道阻塞的患者,紧急情况下可用粗针或剪刀行环甲膜穿刺或切开术,以开放气道。

4.喉阻塞的护理

喉阻塞患者的护理重点是保持呼吸道通畅。对舌后坠及喉阻塞者,可使用口咽通气管开放气道。如为气管狭窄、下呼吸道梗阻所致的窒息,应立即做好施行气管插管或气管切开术的准备,必要时准备配合给予机械辅助通气。

5.大咯血窒息时的紧急处理

如为肺部疾病所致大咯血,有窒息前兆症状时,应立即将患者取头低足高45°的俯卧位,头偏向一侧,轻拍背部以利引流;及时吸出口腔内的血块,畅通呼吸道;在解除气道阻塞后按医嘱给予吸氧等措施,改善缺氧。

6.严密观察病情变化

随时注意患者呼吸、咳嗽及全身情况,如患者窒息后呼吸急促、口唇发绀、烦躁不安等症状仍不能改善或逐渐加重,应准备继续进行抢救。

7.术前护理

必要时,做好经纤维支气管镜或喉镜取异物的术前准备工作。

8.心理护理

嘱患者安静休息,避免剧烈活动,对精神紧张的患者,做好患者的解释和安慰工作。

第八节 急性胸痛

胸痛是指胸前区的不适感,包括胸部闷痛、刺痛、烧灼、紧缩或压榨感等,有时可放射至面颊、下颌部、咽颈部、肩部、后背部、上肢或上腹部,表现为酸胀、麻木或沉重感等,常伴有精神紧张、焦虑、恐惧感,是急诊科常见的症状之一。胸痛的病因复杂各异,且危险性存在较大的差别。急性胸痛是一些致命性疾病的主要临床表现,如急性冠状动脉综合征、主动脉夹层、急性肺栓塞等。目前,"胸痛中心"是一种新型的医疗模式,通过院内多学科及院内外急救医疗服务体系信息共享和流程优化,使急性胸痛患者得到了快速诊断和及时治疗,病死率降低,临床预后得到改善。

一、病因与发病机制

胸痛的病因涵盖各个系统,有多种分类方法,其中,从急诊处理和临床实用角度,可将胸痛分为致命性胸痛和非致命性胸痛两大类。致命性胸痛又可分为心源性胸痛和非心源性胸痛,其中急性冠脉综合征、主动脉夹层和急性肺栓塞属于致命性胸痛。

急性冠脉综合征(ACS)是以冠状动脉粥样硬化斑块破溃,继发完全或不完全闭塞性血栓形成病理基础的一组临床综合征,包括不稳定型心绞痛(UA)、非 ST 段抬高型心肌梗死(NSTEMI)和 ST 段抬高型心肌梗死(STEMI);前两者又称非 ST 段抬高型急性冠脉综合征(NSTE－ACS)。其中,斑块破溃若形成微栓子或不完全血栓,可诱发 UA 或 NSTEMI;若形成完全性血栓,可诱发 STEMI。这些综合征均可导致心搏骤停和死亡,因此早期识别和快速反应至关重要。

主动脉夹层(AD)是指主动脉内的血液经内膜撕裂口流入囊样变性的主动脉中层,形成夹层血肿,并随血流压力的驱动,沿主动脉壁纵轴延伸剥离导致的严重心血管急症。由于机械压迫、刺激和损伤导致突发撕裂样的胸部疼痛。约有半数主动脉夹层由高血压引起,其他病因包括遗传性血管病变如马方综合征、血管炎性疾病如 Takayasu 动脉炎、医源性因素如导管介入诊疗术、主动脉粥样硬化斑块内膜破溃以及健康女性妊娠晚期等。

急性肺栓塞引起的胸痛与低氧血症、冠状动脉灌注减少、肺动脉高压时的机械扩张和波及壁胸膜有关。

由于心、肺、大血管以及食管的传入神经进入同一个胸背神经节,通过这些内脏神经纤维,不同脏器疼痛会产生类似的胸痛表现。此外,内脏病变除产生局部疼痛外,尚可产生牵涉痛,其发生机制是由于内脏器官的痛觉纤维与由来自皮肤的感觉纤维在脊髓后角终止于同一神经元上,通过脊髓丘脑束传入大脑,大脑皮质把来自内脏的痛觉误感觉为相应体表的痛觉。

二、病情评估与判断

1.评估与判断流程

急诊接诊急性胸痛患者时,首要任务是迅速评估患者生命体征,简要收集临床病史,判断是否有危及生命的表现,如生命体征异常、面色苍白、出汗、发绀、呼吸困难等,以决定是否需要立即对患者实施抢救;然后详细询问病史中疼痛及放射的部位、性质、持续时间、影响因素、伴发症状等,配合体格检查和辅助检查,进行综合分析与判断。需要强调的是,急诊护士面对每一例胸痛患者,均需优先排查致命性胸痛。

2.临床表现

(1)起病:ACS 多在 10 分钟内胸痛发展到高峰,而主动脉夹层是突然起病,发病时疼痛最严重。

(2)部位及放射:心绞痛或心肌梗死的疼痛常位于胸骨后或心前区,向左肩和左臂内侧放射,也可向左颈或面颊部放射而被误诊为牙痛。主动脉夹层随夹层血肿的扩展,疼痛可随近心端向远心端蔓延,升主动脉夹层疼痛可向前胸、颈、喉放射,降主动脉夹层疼痛可向肩胛间、背、腹、腰或下肢放射。急性肺栓塞、气胸常呈剧烈的患侧胸痛。

(3)性质:疼痛的性质多种多样,程度可呈剧烈、轻微或隐痛。典型的心绞痛和心肌梗死呈压榨样痛并伴有压迫窒息感,而非典型疼痛表现为"胀痛"或"消化不良"等非特异性不适。主动脉夹层为骤然发生的前后移行性撕裂样剧痛。急性肺栓塞有胸膜炎性胸痛或心绞痛样疼痛。

(4)持续时间及影响因素:心绞痛一般持续2~10分钟,休息或含服硝酸甘油后3~5分钟内缓解,诱因包括劳累、运动、饱餐、寒冷、情绪激动等。不稳定型心绞痛还可在患者活动耐量下降,或静息状态下发作,胸痛持续时间延长,程度加重,发作频率增加。心肌梗死的胸痛持续时间常大于30分钟,硝酸甘油无法有效缓解。呼吸时加重的胸痛多见于肺、心包或肌肉骨骼疾患。与进食关系密切的胸痛多见丁食管疾病。

(5)伴发症状:胸痛伴有血流动力学异常,如大汗、颈静脉怒张、血压下降或休克时,多见于致命性胸痛。胸痛伴有严重呼吸困难、发绀、烦躁不安提示呼吸系统疾病的可能性较大。恶心、呕吐可为心源性或消化系统疾病所致胸痛患者的伴发症状。

3.体格检查 ACS

患者可无特异性临床体征,部分表现为面色苍白、皮肤湿冷、发绀、颈静脉怒张、低血压、心脏杂音、肺部啰音等。主动脉夹层累及主动脉根部,可闻及主动脉瓣杂音;夹层破入心包引起心脏压塞可出现贝氏三联征,即颈静脉怒张、脉压减小、心音低钝遥远;夹层压迫锁骨下动脉可造成脉搏短绌、双侧收缩压和(或)脉搏不对称。急性肺栓塞患者最常见体征是呼吸频率增快,可伴有口唇发绀;血压下降、休克提示大面积肺栓塞;单侧或双侧不对称性下肢肿胀、腓肠肌压痛提示患者合并深静脉血栓形成。

4.辅助检查

(1)心电图:心电图是早期快速识别 ACS 的重要工具,标准12或18导联心电图有助于识别心肌缺血部位、范围和程度。①STEMI 患者典型心电图:至少两个相邻导联 J 点后新出现 ST 段弓背向上抬高,伴或不伴病理性 Q 波、R 波减低;新发的完全左束支传导阻滞;超急性期 T 波改变。②NSTE-ACS 患者典型心电图:同基线心电图比较,至少2个相邻导联 ST 段压低≥ 0.1mV 或者 T 波改变,并呈动态变化。少数 UA 患者可无心电图异常表现。上述心电图变化可随心绞痛缓解而完全或部分消失,如果其变化持续12小时以上,提示 NSTEMI。③急性肺栓塞患者典型心电图:$S_I Q_{III} T_{III}$征,即Ⅰ导联 S 波加深,Ⅲ导联出现 Q 波及 T 波倒置。

(2)实验室检查:心肌肌钙蛋白 I/T(cTnI/T)是诊断心肌梗死的特异性高、敏感性好的生物性标志物,高敏肌钙蛋白(hs-cTn)是检测 cTnI/T 的高敏感方法。如不能检测 cTn,肌酸激酶同工酶(CK-MB)检测可作为替代。

多数急性肺栓塞患者血气分析 $PaO_2 < 80$mmHg 伴 $PaCO_2$ 下降。血浆 D-二聚体升高,因其敏感性高而特异性差,若其含量低于 $500 \mu g/L$,有重要的排除价值。

(3)超声心动图:可定位主动脉夹层内膜裂口,显示真、假腔的状态及并发心包积液和主动脉瓣关闭不全的改变等。

(4)CT 血管成像:是主动脉夹层和急性肺栓塞的临床首选影像学检查。

(5)肺动脉造影术:是在 CT 检查难以确诊或排除急性肺栓塞诊断时,或者患者需要血流动力学监测时应用。

5.ACS 的危险分层

对于 ACS 患者的预后判断和治疗策略选择具有重要价值。

STEMI 高危特征包括:广泛 ST 段抬高、新发左束支传导阻滞、既往心肌梗死病史、Killip 分级＞Ⅱ级、下壁心肌梗死伴左室射血分数≤35％或收缩压＜100mmHg 或心率＞100 次/分或前壁导联 ST 段下移≥0.2mV 或右室导联 V4RST 段抬高≥0.1mV、前壁心肌梗死且至少 2 个导联 ST 段抬高≥0.2mV。

三、救治与护理

(一)救治原则

急性胸痛的处理原则是首先迅速识别致命性胸痛,给予积极救治,然后针对病因进行治疗。

1.ACS 的救治原则

(1)院前急救:①首先识别并确认缺血性胸痛,获取 12 导联心电图,如果 ST 段抬高,将患者送往能进行心血管再灌注治疗的医院,有条件应提前与医院沟通。②监测生命体征和血氧饱和度,如果血氧饱和度＜94％,给予吸氧。③如果发生心搏骤停,立即进行 CPR 和除颤。④对症治疗,如舌下含服或喷雾硝酸甘油,必要时给予吗啡止痛。⑤建立静脉通路。⑥如果考虑给予院前溶栓治疗,应排除禁忌证。

(2)急诊科救治:①救治目标:识别并分诊患者,缓解缺血性胸部不适;预防和治疗 ACS 的急性致命并发症(如室颤、无脉性室速、心源性休克、急性心力衰竭等)。②危险分层:根据评估结果,可将患者划分为 STEMI、高危 NSTE－ACS 以及中低危 NSTE－ACS,分别采取不同的救治措施。③早期再灌注治疗:如果 STEMI 患者症状出现时间＜12 小时,应直接行经皮冠状动脉介入治疗(PCI),目标时间是从接诊到球囊扩张时间＜90 分钟。如果采用静脉溶栓治疗,目标时间是从接诊到进针时间＜30 分钟。

2.急性主动脉夹层的救治原则

积极给予镇静与镇痛治疗,给予控制血压、负性心率与负性心肌收缩力的药物,必要时介入或外科手术治疗。

3.急性肺栓塞的救治原则

在呼吸循环支持治疗的基础上,以抗凝治疗为主;对于伴有明显呼吸困难、胸痛、低氧血症的大面积肺栓塞病例,采取溶栓、外科手术取栓或介入导管碎栓治疗。

(二)护理措施

1.即刻护理措施

急性胸痛在没有明确病因前应给予:①安静卧床休息。②连接心电、血压、呼吸和血氧饱和度监测仪,注意电极位置应避开除颤区域和心电图胸导联位置。③当有低氧血症时,给予鼻导管或面罩吸氧,使血氧饱和度≥94％。④描记 12 或 18 导联心电图,动态关注 ST 段变化。⑤建立静脉通路,保持给药途径畅通。⑥按所在部门救治流程采取动脉、静脉血标本,监测血常规、血气分析、心肌损伤标志物、电解质、凝血试验、肝肾功能、D－二聚体等。⑦对 ACS 的急性致命并发症,如室颤、无脉性室速等,准备好急救药物和抢救设备。⑧对于 NSTE－ACS 极高危缺血患者,做好紧急行冠状动脉造影(＜2 小时)的准备。⑨如果病情允许,协助患者按医嘱接受 X 线胸片、CT、磁共振成像(MRI)等影像学检查。

2.胸痛护理

观察胸痛的部位、性质、严重程度、有无放射、持续时间、伴随症状、缓解和加重因素。注意疼痛程度的变化,胸痛时表情有无面色苍白、大汗和血流动力学障碍。及时向医生报告患者疼痛变化。根据医嘱使用镇痛药,及时评估止痛的效果。

3.ACS 的护理

如胸痛的病因为 ACS,护理如下。

(1)按医嘱应用药物:明确用药剂量、途径、适应证、禁忌证以及简单药物原理。

1)阿司匹林:对于疑似 STEMI 患者,若无阿司匹林过敏史和近期胃肠道出血,应遵医嘱立即让其嚼服阿司匹林 150～300mg,保证药物吸收效果。

2)硝酸酯类药物:包括硝酸甘油和硝酸异山梨酯。对于阿司匹林无法缓解的胸痛患者,若血流动力学稳定(收缩压高于 90mmHg 或低于基线值 30mmHg 以内且心率为 50～100 次/分),每 3～5 分钟让其舌下含服 1 片硝酸甘油,含服时确保舌下黏膜湿润,尽可能取坐位,以免加重低血压反应。若胸痛仍未缓解,及时报告医生,准备给予静脉滴注硝酸甘油,注意定期调整滴注速度,监测血流动力学和临床反应,使血压正常患者平均动脉压下降 10%,高血压患者平均动脉压下降 20%～30%。部分患者用药后可能出现面色潮红、头部胀痛、头晕、心动过速、心悸等不适,应告知患者是由于药物所产生的血管扩张作用所致,并注意密切观察。特别需要注意的是,对于心室前负荷不足的患者应慎用或不用硝酸甘油,这些情况包括:下壁心梗和右室心梗、低血压、心动过缓、心动过速、过去 24～48 小时服用过磷酸二酯酶抑制剂。

3)吗啡:对于经硝酸酯类药物治疗胸痛未缓解的患者,应及时报告医生,准备给予吗啡治疗。吗啡有扩张血管作用,可能有前负荷依赖或 UA/NSTEMI 患者应慎用吗啡,因吗啡可能与其死亡率增高有关。

4)β-受体阻滞药:排除低血压、心动过缓、心力衰竭的 ACS 患者按医嘱给予 β-受体阻滞药,降低过快心率和高血压,减轻心肌耗氧。

5)氯吡格雷:具有血小板抑制剂作用,起效快、使用安全。高危 ACS 保守治疗患者或延迟性 PCI 患者在早期辅助治疗中按医嘱给予氯吡格雷可改善预后,尤其适合对阿司匹林过敏的 ACS 高危人群。

(2)再灌注心肌的治疗与护理:起病 3～6 小时最多在 12 小时内,做好使闭塞的冠状动脉再通的准备,使心肌得到再灌注,减小心肌坏死的范围。

1)直接 PCI 治疗的适应证:STEMI 患者,包括:①发病 12 小时内或伴有新出现左束支传导阻滞,或伴严重急性心力衰竭或心源性休克(不受发病时间限制);②发病 12 至 24 小时具有临床或心电图进行性缺血证据。

2)溶栓后 PCI 治疗的适应证:所有在院前溶栓的患者应及时转运到能进行 PCI 治疗的医院。①溶栓成功后 3 至 24 小时,或溶栓后出现心源性休克或急性严重心力衰竭时,应行冠状动脉造影并对梗死相关血管行血运重建;②溶栓治疗失败患者;③溶栓成功后若出现再发缺血、血流动力学不稳定以及危及生命的室性心律失常或有再次闭塞证据的患者。

3)PCI 术前护理:协助医生向患者及家属介绍 PCI 目的、方法。按医嘱抽取血常规、凝血试验、心肌损伤标志物、肝肾功能等化验,做好手术区域的备皮,备好便携式给氧设施及必要的抢救药品与物品,尽快护送患者到介入导管室。

4)溶栓治疗的护理:如果因各种原因不能进行 PCI 而采用溶栓治疗,应:①评估溶栓治疗的适应证和禁忌证。②按医嘱准确给药,如尿激酶(UK)、链激酶(SK)和重组组织型纤维蛋白溶酶原激活剂(rt-PA)。③监测血压的改变。④按医嘱随时做心电图,及时了解再灌注心律失常和 ST 段的改变。⑤溶栓治疗最严重的并发症是颅内出血,应密切观察患者是否发生严重头痛、视觉障碍、意识障碍等。动、静脉穿刺后要注意延长按压局部时间至不出血为止。⑥按医嘱及时抽取和送检血液标本,及时了解.化验和特殊检查结果。⑦注意观察有无药物不良反应,如寒战、发热等过敏反应。

(3)并发症的监测与处理

1)心律失常的监测与处理:注意观察监护仪及心电图的心率(律),及时识别各种心律失常,并迅速配合医生给予及时处理。

2)心源性休克的监测与处理:密切观察患者的呼吸、血压、心率及皮肤颜色、温度及潮湿度等表现。如果患者出现心率持续增快,血压有下降趋势(<90mmHg),血氧饱和度低于 94%,皮肤颜色苍白或发绀,四肢湿冷,表情淡漠等症状,应高度警惕发生心源性休克的可能,应及时通知医生,配合给予必要的处理。

心源性休克的处理:①补充血容量:估计有血容量不足,按医嘱补充液体,注意按输液计划调节滴速,观察有无呼吸困难、颈静脉充盈、恶心、呕吐、心前区疼痛加重等表现。②及时按医嘱给予药物:如血压低于 90mmHg 及时给予血管活性药物(如多巴胺)等药物静脉滴注。用药时注意观察血压和输液部位的皮肤,根据医嘱和血压具体情况调节输液速度。需要时,按医嘱采取措施纠正酸中毒及电解质紊乱,保护肾功能。③密切观察病情变化:注意观察药物作用与不良反应,密切观察心率(律)、血压、血氧饱和度、尿量和患者状况,准确记录出入水量,及时向医生报告病情变化情况。

3)急性左心衰竭的监测与处理:如患者出现不能平卧、呼吸困难、咳嗽、发绀、烦躁等心力衰竭症状时,立即准备按医嘱采取紧急措施:①体位:将患者置于坐位或半坐位。②保持呼吸道通畅,给予高流量面罩吸氧。③遵医嘱给予各种抢救药物:如静脉注射吗啡,镇静,减轻恐惧感,同时亦可降低心率,减轻心脏负荷;应用氨茶碱,解除支气管痉挛,缓解呼吸困难;给予洋地黄制剂,增加心肌收缩力和心排血量;应用硝酸甘油、硝普钠等血管扩张剂静脉滴注,扩张周围血管,减少静脉回心血量;给予呋塞米静脉注射,利尿,减少循环血量。在给药过程中,注意按药物用法给药,血管活性药物一般应用微量泵注入控制输液速度,防止低血压。但对于肺和(或)体循环淤血者,注意严格控制静脉输液速度,监测液体出入量。④密切观察病情变化,协助完善相关检查:进行心电、血压、血氧饱和度监测,密切观察药物作用及其病情变化。描记 12 导联心电图,留取动脉血气、脑钠肽、血常规、血糖、电解质和心肌损伤标志物等各种血标本;协助患者接受 X 线胸片、超声检查。

(4)心理护理:ACS 患者突然发病、症状重,加之处于医院的特殊环境,告知的手术风险及医疗费用等因素均会引起紧张、恐惧、焦虑、烦躁,甚至绝望等负性情绪。因此,应重视对患者的心理护理,注意关心体贴患者。抢救过程中适时安慰和鼓励患者,有针对性地告知相关抢救措施,减轻患者的恐惧感,取得患者及家属的配合,积极配合救治,增强对治疗的信心。

(5)健康指导:在救治 ACS 患者的同时,结合患者病情和不同特点对患者和家属实施健康教育和康复指导,强化预防意识,已有 ACS 病史应预防再次梗死和其他心血管不良事件称之为二级预防。

1)改变生活方式:①合理膳食:宜摄入低热量、低脂、低胆固醇、低盐饮食,多食蔬菜、水果和粗纤维食物如芹菜、糙米等,避免暴饮暴食。②适当运动:保持适当的体力活动,以有氧运动为主,注意运动的强度和时间,以不致发生疼痛症状为度。③控制体重:在饮食治疗的基础上,结合运动和行为治疗等控制体重。④戒烟戒酒。

2)避免诱发因素:调整日常生活与工作量,不可过于劳累,避免情绪激动,减轻精神压力,保证充足睡眠。

3)正确应用药物:告知患者用药目的、作用及注意事项,指导患者正确应用抗血小板聚集、抗缺血、抗心律失常、降压降脂降糖等药物,积极治疗冠心病、高血压、高血脂、糖尿病等基础慢性疾病。

4)病情自我监测:向患者讲解疾病的知识,包括 ACS 发生的简单过程、诱因、监护意义。教会自测脉率,以及早发现心律失常。告知患者及家属心绞痛发作时的缓解方法,如心绞痛发作比以往频繁、程度加重,疼痛时间延长,应警惕心肌梗死的发生,及时就医。

4.主动脉夹层的护理

如胸痛的病因是主动脉夹层,护理如下。

(1)按医嘱给予药物治疗:①降压治疗:降压可以减轻或缓解患者胸痛,防止主动脉破裂,争取手术机会。一般静脉持续应用微量泵给药扩血管药物,如硝普钠,同时配合应用 β 受体阻滞药或钙离子拮抗剂,将收缩压控制在相应安全水平。用药过程中要密切监测血压变化,避免血压出现骤降或骤高,根据血压变化调节药物剂量,使血压维持在相对稳定和安全的水平。②镇痛治疗:如果患者胸痛剧烈,应及时报告医生,遵医嘱给予吗啡等治疗,观察并记录胸痛缓解情况,密切监测有无心动过缓、低血压和呼吸抑制等不良反应。

(2)密切观察病情变化:严密监测四肢血压和心率(律)的变化,观察胸痛缓解或加重情况;关注辅助检查结果,了解病情严重程度与发展趋势;出现任何异常情况,及时向医生报告。主动脉夹层极易发生夹层破裂而危及生命,应随时做好抢救的准备。

(3)做好介入治疗、手术或转运的准备:按医嘱为患者做好接受介入治疗或住院接受外科手术治疗的准备,按部门要求为转运过程中可能发生的病情变化做好充分的准备。

5.急性肺栓塞的护理

如胸痛病因是急性肺栓塞,其护理参见"呼吸困难"。

第九节　严重心律失常

心律失常是指心脏冲动的频率、节律、起源部位、传导速度或激动次序的异常。心律失常按其发生原理,可分为冲动形成异常和冲动传导异常,按照心律失常发生时心率的快慢,可将其分为快速性心律失常与缓慢性心律失常两大类。快速性心律失常是指心率>100次/分,缓慢性心律失常是指心率<60次/分;可导致临床症状的快速性心律失常通常心率≥150次/分,缓慢性心律失常通常心率≤50次/分。心室率过快或过慢,均可使心脏有效射血功能不全,血流动力学不稳定而导致生命危险。可以迅速导致晕厥、心绞痛、心力衰竭、休克甚至心搏骤停的心律失常称之为严重心律失常或危险性心律失常。严重心律失常是临床常遇到的一种急危重症,如果不能及时识别和处理,患者可在短期内死亡。如快速性心律失常中的心室颤动(VF)、室性心动过速(VT)、尖端扭转型室性心动过速(TdP)、心房颤动(AF)、室上性心动过速(SVT)等;还有缓慢性心律失常中的二度Ⅱ型房室传导阻滞和三度房室传导阻滞。

本节主要针对急诊常见的严重心律失常进行讨论。

一、病因与发病机制

严重心律失常有许多潜在的病因,可由下列病理状况引起:①器质性心脏病变:急性冠脉综合征、心肌病、先天性心脏病、病态窦房结综合征等;②药物中毒:洋地黄、奎尼丁、胺碘酮等;③电解质紊乱:低血钾、高血钾、低血镁等;④长QT综合征等。

心律失常的发生机制包括冲动形成的异常和(或)冲动传导的异常。窦房结、结间束、冠状窦口附近、房室结的远端和希氏束-浦肯野系统等处的心肌细胞均具有自律性。自主神经系统兴奋性改变或内在的病变,均可导致不适当的冲动发放。此外,原来无自律性的心肌细胞,如心房、心室肌细胞,亦可在病理状态下出现异常自律性。冲动传导异常可以产生折返,折返是快速性心律失常的最常见发病机制。

二、病情评估与判断

(一)评估程序

1.初步评估

评估任何严重心律失常患者的第一步是确定是否存在脉搏。如果没有脉搏,立即进行心肺复苏。如果存在脉搏,判断患者血流动力学状态是稳定还是不稳定,血流动力学不稳定的心律失常往往需要立即处理。

2.进一步评估

快速性心律失常患者血流动力学稳定时,评估心电图,确定QRS波是宽还是窄,是规则还是不规则。规则的窄QRS波(<0.12秒)心动过速常为室上性心动过速。规则的宽QRS波(>0.12秒)心动过速可能为室性心动过速。快速心房颤动可表现为不规则的窄QRS心动过速。伴随差异性传导的心房颤动、预激综合征伴心房颤动、尖端扭转型室速等亦可表现为不规则的宽QRS心动过速。

(二)健康史评估

询问患者是否曾经患有心律失常、器质性心脏病、心悸、电解质紊乱等病史。病史采集通常能帮助判断:①心律失常的存在及其类型;②心律失常的诱发因素,如烟、酒、咖啡、运动及精神刺激等;③心律失常发作的频繁程度、起止方式;④心律失常对药物和非药物方法的反应。

(三)临床表现

评估患者有无心悸、头晕、乏力、胸闷等症状。如果患者出现晕厥、持续胸痛、低血压(90mmHg以下)或其他休克征象则为血流动力学不稳定状态,这种状态是指可能有重要器官受损或有发生心搏骤停的危险。

(四)辅助检查

1.心电图检查

(1)室上性心动过速:①频率大多在 160～250 次/分,节律规则。②P 波形态异常,P－R＞0.12 秒者为房性,P 波呈逆行性(Ⅱ、Ⅲ、aVF 导联倒置,aVR 导联直立)或 P－R＜0.12 秒者为房室交界性,多数情况下 P 波与 T 波融合,无法辨认。③QRS 波群形态和时限正常,若伴有预激综合征、室内差异性传导或束支传导阻滞时,QRS 波群可宽大畸形。

(2)心房颤动:P 波消失,代之以形态、间隔及振幅均绝对不规则的 f 波,频率 350～600 次/分;R－R 间期绝对不等,心室率通常在 100～160 次/分之间;QRS 波群形态一般正常,当心室率过快时,发生室内差异性传导时,QRS 波群可增宽变形。

(3)室性心动过速:心电图表现为 3 个或 3 个以上的室性期前收缩连续出现;宽大畸形 QRS 波群,时限超过 0.12 秒;ST－T 波方向与 QRS 波主波方向相反;心室率通常为 100～250 次/分;心律规则,亦可略不规则,常呈现房室分离。根据发作时 QRS 波群形态,又可分为单形性室速和多形性室速。

(4)尖端扭转型室性心动过速:心电图表现 QRS 波群的振幅与波峰围绕等电位线上下扭转,呈周期性改变,频率 200～250 次/分,QT 间期通常超过 0.5 秒,u 波显著。

(5)心室颤动:心电图表现为 P 波、QRS 波、T 波均消失,呈形态、振幅各异的不规则心电波形,频率约为 250～500 次/分。

(6)二度Ⅱ型房室传导阻滞:心电图表现为 P－R 间期恒定,间断或周期性出现 P 波后 QRS 波脱落,下传搏动的 PR 间期大多正常;阻滞位于希氏束－浦肯野系统,QRS 波群增宽,形态异常。

(7)三度房室传导阻滞:心电图特征为:①P－P 间期和 R－R 间期有各自的规律性,P 波与 QRS 波群无传导关系。②P 波频率较 QRS 波群频率为快。③心室起搏点位于希氏束及其近邻,QRS 波群正常,为交界逸搏心律,心室率约 40～60 次/分;若位于室内传导系统的远端,则 QRS 波群增宽,为室性逸搏心律,心室率可低至 40 次/分以下,心室律常不稳定。

2.动态心电图检查

连续记录患者 24 小时的心电图,目的是:①了解心悸与晕厥等症状的发生是否与心律失常有关;②明确心律失常发作与日常活动的关系及昼夜分布特征;③协助评价抗心律失常药物的疗效等。

3.心脏超声检查

可以协助诊断有无器质性心脏病,如心肌病、先天性心脏病、急性心肌梗死等。

4.实验室检查

有助于明确心律失常的病因,判断是否有低血钾、高血钾、低血镁等离子紊乱,检查心肌生化标志物,协助急性心肌梗死的诊断。

(五)病情严重程度评估与判断

心律失常的严重程度主要取决于心律失常类型、心率快慢、持续时间、有无血流动力学变化及潜在心脏疾病。如阵发性室上性心动过速严重程度取决于心率快速程度与持续时间。心房颤动(简称房颤)病情的轻重取决于心室率的快慢,如快速房颤(心室率超过120次/分),患者出现心悸、胸闷等现象,则需要处理。心室率超过150次/分,患者可发生心绞痛与充血性心力衰竭。心室率超过180次/分,可能引起心室颤动。室性心动过速病情严重程度因发作时心率、持续时间、有无血流动力学变化而不同。非持续性室性心动过速(发作时间小于30秒,可自行终止)的症状和病情较轻微。持续性室性心动过速(发作时间超过30秒,需药物或电复律终止)常伴有明显血流动力学障碍与心肌缺血的症状。尖端扭转型室性心动过速是多形性室性心动过速的一个特殊类型,可进展为心室颤动和猝死。心室颤动是心室静止前的心电图征象,临床表现为意识丧失、抽搐、呼吸停止甚至死亡。三度房室传导阻滞的症状取决于心率的快慢与伴随的基础病变,心室率过低(<40次/分)时,患者将有发生晕厥的危险。

三、救治与护理

(一)救治原则

尽快终止心律失常,改善血流动力学状态,积极治疗原发病。根据心律失常的种类以及血流动力学状态可给予气道、呼吸和循环支持,必要时进行药物治疗、起搏、电复律等处理。

(二)护理措施

1.即刻护理措施

(1)立即协助患者采取舒适、安静卧位休息。

(2)保持气道通畅,存在低氧血症时,给予氧气吸入,保证血氧饱和度≥94%。

(3)立即描记12导联心电图,协助心律失常的诊断。

(4)对严重心律失常的患者,按医嘱给予心电监护,注意电极位置应避开电复律的电极板放置区域和心电图胸导联位置。

(5)除颤器置于患者床旁,呈完好备用状态。

2.快速性心律失常的处理

(1)血流动力学稳定的快速性心律失常:对于血流动力学稳定的心动过速患者,立即描记与评估12导联心电图,确定QRS波群时限,判断QRS波是窄还是宽。

1)规则的窄QRS波心动过速:多为室上性心动过速,如血流动力学稳定,可先尝试刺激患者迷走神经的方法。如按摩颈动脉窦(患者取仰卧位,先行右侧按摩,每次5~10秒,注意不要双侧同时按摩),采取Valsalva动作(即深吸气后屏气再用力做呼气动作),刺激恶心反射或咽反射,压迫眼球,冷水面部浸浴等方法。如无效,遵医嘱给予药物治疗。腺苷可终止约90%的折返性心律失常,但对于合并心绞痛、支气管哮喘、室性心律失常、年龄大于60岁者应该慎用或禁用。亦可遵医嘱给予普罗帕酮、维拉帕米、胺碘酮等药物治疗。或遵医嘱协助患者办理住院手续,准备接受经食管心房调搏复律和导管射频消融术等其他治疗。

2)不规则的窄QRS波心动过速:很可能为房颤。主要是处理心律失常及预防发生血栓栓塞。对于阵发性心房颤动伴快速心室率,最初的治疗目标是减慢心室率,可遵医嘱给予静脉注射β受体阻滞药、钙通道阻滞药或地高辛。将房颤转复为窦性心律的方法包括药物转复、电转复及导管消融治疗。ⅠA(奎尼丁、普鲁卡因胺)、ⅠC(普罗帕酮)或Ⅲ类(胺碘酮)抗心律失常药物均可能转复房颤。目前常用胺碘酮,因其致心律失常发生率最低。奎尼丁可诱发致命性室性心律失常,目前已很少使用;ⅠC类药亦可窒息性心律失常,严重器质性心脏病患者不宜使用。药物复律无效时,可改用电复律。导管消融被列为房颤的二线治疗,不推荐作为首选治疗方法。遵医嘱给予肝素或华法林进行抗凝治疗,预防血栓栓塞。

3)规则的宽 QRS 心动过速:多为室性心动过速,在做好专科医生会诊准备的同时,可遵医嘱给予静脉注射抗心律失常药物或同步电复律,首选药物为胺碘酮,也可以使用普鲁卡因胺、利多卡因等。对于血流动力学尚稳定但持续时间超过 24 小时或药物治疗无效的 VT 也可选择电复律。

4)不规则的宽 QRS 心动过速:做好专科医生会诊的准备。如出现尖端扭转型室速,应立即遵医嘱给予硫酸镁,并做好随时进行心肺复苏的准备。

(2)血流动力学不稳定的快速性心律失常:如快速性心律失常患者伴有晕厥、持续的胸部不适或疼痛、低血压或其他休克征象,应立即准备进行同步电复律。对于规则的窄波,通常给予初始能量为 50～100J 的双相波同步电复律;对于不规则的窄波,通常给予初始能量为 120～200J 的双相波同步电复律;对于规则的宽波,通常给予初始能量为 100J 的双相波同步电复律,如果首次电击无效,可采用逐级提高模式增加电击能量。如果可能,对清醒的患者,按医嘱给予镇静剂,但不要延误对血流动力学不稳定患者进行电复律。房颤给予紧急复律治疗可选用静脉肝素或皮下注射低分子肝素抗凝。

(3)心室颤动:立即进行心肺复苏,尽早实施非同步直流电除颤,首次单相波除颤能量为360J,双相波除颤能量选择 120～200J,除颤之后立即继续 5 个周期(约 2 分钟)的 CPR,CPR后再次分析心律,必要时再次除颤。遵医嘱给予肾上腺素和抗心律失常药。

3.缓慢性心律失常的处理

对于心动过缓患者,在气道开放良好和呼吸顺畅的前提下,如果出现血流动力学不稳定的表现,应遵医嘱给予静脉注射阿托品 0.5mg,必要时重复使用,最大剂量不超过 3mg。如果患者对阿托品没有反应,应做好专科会诊和起搏治疗的准备,等待起搏治疗期间,如果患者出现低血压,可遵医嘱静脉输注肾上腺素、多巴胺或异丙肾上腺素等药物。

4.病情观察

注意了解引发心律失常的原因、发作时的症状、持续的时间及患者发作时的心理状态。当患者主诉头晕、乏力时,应注意观察患者是否伴有血流动力学不稳定。当患者出现胸痛、胸闷甚至心绞痛发作时,说明冠状动脉灌注减少。如果出现了呼吸困难,说明患者可能出现了心力衰竭。如果患者出现头痛、恶心、肢体活动及语言障碍、下肢疼痛,应高度警惕患者发生了血栓栓塞事件。应对患者的主诉给予高度的重视,为尽快救治患者提供最佳的时机。

5.用药护理

遵医嘱及时、正确使用抗心律失常药物。应用抗心律失常药物时,应注意获取基线生命体征数据,观察药物的疗效和不良反应。

6.持续心电、血压监护

给予心电、血压监护,严密监测心率、心律和血压的变化。如出现以下变化,应及时与医生联系,随时做好急救处理的准备。

(1)心率:低于 50 次/分或大于 150 次/分。

(2)心律:①频发室性期前收缩(每分钟 5 次以上),或室性期前收缩呈二二联律;②连续出现2个以上多源性室性期前收缩,或反复发作的短阵室速;③室性期前收缩落在前一搏动的T波之上(RonT现象);④室颤;⑤不同程度的房室传导阻滞。

(3)低血压:收缩压低于90mmHg,脉压小于20mmHg。

(4)阿-斯综合征:患者突然意识丧失、昏迷或抽搐、心音消失、血压测不到、呼吸停止或发绀、瞳孔散大。

7.电复律治疗与护理

对血流动力学不稳定的异位性快速心律失常或心室颤动,应配合医生紧急进行直流电复律或除颤。电复律后应严密监测心率、心律的变化,如有异常及时配合医生处理。

8.介入治疗准备

及时按医嘱做好心脏起搏、导管射频消融治疗的准备工作。

9.健康宣教

(1)病因预防:注意劳逸结合、生活规律,保证充足的休息和睡眠,避免过多摄入浓咖啡、浓茶等。

(2)用药:遵医嘱服用抗心律失常药物,不能擅自增减药物,如有异常及时就诊。

(3)自我监测病情:学会测量脉搏的方法,了解心律失常的相关症状进行自我监测。

(4)定期复查心电图,及早发现病情变化并及时就诊。

第二章 呼吸系统疾病的护理

第一节 急性上呼吸道感染

急性上呼吸道感染(AURI),俗称"感冒",是小儿最常见的疾病。它主要侵犯鼻、鼻咽和咽部,导致急性鼻咽炎、急性咽炎、急性扁桃体炎等,常统称"上呼吸道感染"。由于年龄大小、体质强弱及病变部位的不同,病情的缓急、轻重程度也不同。婴幼儿及体弱儿童易有严重并发症。

一、疾病知识

(一)病因及发病机制

急性上呼吸道感染绝大部分是由病毒引起的,少数可由细菌和支原体感染引起。常见的病毒有鼻病毒、呼吸道合胞病毒、腺病毒、流感病毒、副流感病毒、冠状病毒、柯萨奇病毒、埃可病毒等。现已证实急性上呼吸道炎症绝大多数为各种呼吸道病毒感染所引起;细菌感染大多继发于病毒感染之后,以溶血性链球菌最为多见,其次为肺炎球菌、流感嗜血杆菌、革兰阴性细菌。

急性上呼吸道感染,全年都可发生,冬春较多。在幼儿期发病最多,5岁以下小儿人均每年发生4~6次;学龄儿童逐渐减少。致病病毒的传播一般通过飞沫传染及直接接触,偶尔通过肠道,可以流行或散发。传染期在轻症只限于最初几天,重症则较长,继发细菌感染后则更延长。人体对上述病毒的免疫力一般较短,仅1~2个月或稍长,但也有长达数年者。

由于小儿呼吸道解剖生理特点,呼吸道局部免疫功能低下、营养不良、佝偻病等因素的影响易造成病原体的侵入;加上气候季节的变化及环境因素如居室拥挤、通风不良、空气污浊、阳光不足等可使机体抵抗力降低而发病。

主要是喉以上部位黏膜的急性炎症、充血、水肿、单核细胞浸润,腺体及杯状细胞分泌增多,分泌物先为清水样,后变为黏液性。若继发细菌感染,有中性粒细胞浸润,则分泌物为脓性。上皮细胞受到损害后即行剥脱,直到痊愈时重新增生。

(二)临床表现

1.症状

(1)年长儿:局部症状明显,以鼻咽部卡他症状为主要表现。初期有咽干、咽痒或烧灼感,发病同时或数小时后,可有喷嚏、鼻塞、流清水样鼻涕,2~3日后变稠。可伴咽痛,有时由于耳咽管炎使听力减退,也可出现流泪、味觉迟钝、呼吸不畅、声嘶、少量咳嗽等。一般无发热及全身症状,或仅有低热、不适、轻度畏寒和头痛。如无并发症,一般经5~7日痊愈。

(2)婴幼儿:全身症状重,局部症状轻。常骤然起病,高热、流涕、频咳、精神萎靡,常伴有呕吐、腹泻。

2.体征

可见鼻腔黏膜充血、水肿、有分泌物,咽部轻度充血。流感病毒和腺病毒感染时咽部明显充血和水肿。颌下淋巴结肿大且触痛。腺病毒咽炎可伴有眼结膜炎。细菌性咽—扁桃体炎检查可见咽部明显充血,扁桃体肿大、充血,表面有黄色点状渗出物,颌下淋巴结肿大、压痛,肺部无异常体征。

3.特殊类型的上呼吸道感染

(1)疱疹性咽峡炎:常由柯萨奇病毒 A 引起,表现为明显咽痛、发热,病程约 1 周。检查可见咽充血,软腭、腭垂,咽及扁桃体表面有灰白色疱疹,有浅表溃疡,周围有红晕。多于夏季发作。

(2)咽结膜热:主要由腺病毒等引起。临床表现有发热、咽痛、畏光、流泪,咽及结合膜明显充血。病程 4～6 日,常发生于夏季,游泳中传播。

(三)诊断与检查

1.诊断

根据病史、流行情况、鼻咽部发炎的症状和体征,结合周围血象和胸部 X 线检查可做出临床诊断。进行细菌培养和病毒分离,或病毒血清学检查、免疫荧光法、酶联免疫吸附检测法、血凝抑制试验等,可确定病因诊断。

2.辅助检查

(1)血象:病毒性感染见外周白细胞计数正常或偏低,淋巴细胞比例升高。细菌感染有白细胞计数与中性粒细胞增多和核左移现象。

(2)病原学检查:视需要可用免疫荧光法、酶联免疫吸附检测法、血清学诊断法及病毒分离和鉴定,以判断病毒的类型,区别病毒和细菌感染。细菌培养判断细菌类型和药敏试验。

(3)X 线检查:鼻窦及胸部 X 线检查以排除鼻窦炎、下呼吸道感染及呼吸道异物。

(4)心电图:有胸闷、心慌、乏力、面色苍白、腹痛及心脏听诊异常者,进行心电图检查,以除外心肌炎及其他心脏疾病。

(四)治疗

以充分休息,解表,清热,预防并发症为主,并应重视一般护理及支持疗法。

(1)药物疗法:可分去因疗法及支持疗法。去因疗法中对病毒感染多采用中药治疗。有人从初乳中提取分泌性 IgA 滴鼻,每日 0.3～0.5mg/kg,分 6～8 次,2～3 天,结果认为满意。细菌性感染则用青霉素或其他抗生素。大多数急性上呼吸道感染为病毒感染,抗生素非但无效,还可引起机体菌群失调,有利于病毒繁殖,必须避免滥用。当合并细菌感染时,如 β 溶血性链球菌 A 组所引起的咽炎或扁桃体炎,青霉素有效,如 2～3 天后无效,应考虑其他病原体感染。高热时,先用冷毛巾湿敷前额或整个头部,每 10 分钟更换一次,往往可控制高热惊厥。此外,可用一般退热药如适量阿司匹林或用乙酰氨基酚,根据病情可 4～6 小时重复一次,但忌用过大剂量以免体温骤降、多汗,甚至发生虚脱。对轻症咳嗽小儿,尤其是小婴儿,不宜给大量止咳的中西药品。

(2)对症治疗:适当降温,现在认为发热本身是一种防御反应,细菌、病毒在发热环境中容易被消灭,但过高温度对神经及循环系统不利,有高热惊厥历史的小儿体温在 38.5℃ 左右就需吃退热药,高热而从未抽过风者超过 39℃ 再吃退热药退至 38.5℃ 左右。一般婴幼儿可用"阿苯""泰诺""百服宁""诺静"等口服或安乃近滴鼻。年长儿可服水溶阿司匹林(巴米尔)、apc 等或肌肉注射柴胡;亦可给物理降温,用酒精或烧酒加一半热水擦浴,冷湿敷、冰袋等。要注意 3 个月以下的小婴儿不给退热药以免虚脱,此年龄不发生高热惊厥。

(3)针对病原治疗:一般说病毒感染发热几天后可自愈,但越是病毒感染表现往往较重,而且可能在病毒感染基础上又加上细菌感染,所以常规治疗都用药,如抗病毒的有威乐星、威利宁口服或利巴韦林静点。疑有细菌感染者必须给抗生素,临床常用的有阿莫西林、先锋Ⅳ号、希刻劳、安美汀、希舒美等十糖浆供婴幼儿。年长儿除上述药为片剂及胶囊外还有交沙、罗红霉素等。

(4)局部治疗:如有鼻炎,为了使呼吸道通畅,保证休息,应在进食及睡前滴鼻药,每日 4~6 次,每次每鼻孔 2~3 滴。婴儿忌用油剂滴鼻,恐吸入下呼吸道而致类脂性肺炎。年长儿患咽、喉炎或扁桃体炎时,可用淡盐水或复方硼酸溶液(朵贝氏溶液)漱口。

(5)并发症的治疗:婴幼儿由于耳咽管短,上感后最容易并发中耳炎、颌下及颈淋巴结炎、支气管炎、肺炎,严重者可并发肾盂肾炎及败血症。如发生上述并发症,治疗时要彻底,以免留有后患(慢性病灶)。

(6)预后:全身症状如精神、食欲等,常较热度及白细胞更为重要。如饮食精神如常者预后多良好;精神萎靡、多睡或烦躁不安、面色苍白者,应加警惕。

二、护理

(一)一般护理

如保持病房内环境卫生,定时开窗,保证通风,维持适宜的温度和湿度;叮嘱患者多进行卧床休息,进行必要的隔离,减少细菌传染及传播。保证病房环境整洁、安静;提醒患者遵医嘱用药,并使患者保持乐观情绪;根据气温变化提醒患者添加衣物等。

(二)症状护理

对于鼻塞、通气不畅的患者。及时清除鼻腔分泌物,采用麻黄碱进行滴鼻,减少鼻塞;对于高烧患者,采用药物退热与物理退热相结合的方法进行退热,特别是对于儿童患者,避免高烧引起其他并发症状;对于咽部不适的患者,加强咽部护理,给予雾化吸入治疗后采用润喉含片治疗。尽量在一定时间内集中完成护理。减少对患者的打扰,保证其足够的休息时间。

(三)心理护理

患者虽然年龄小,但是由于病痛的折磨,心理也会变得非常敏感和脆弱,因此护理人员一定要加强对患者的心理指导,通过讲故事、玩游戏等方式能够转移患者的注意力,分散其因为病痛带来的难过,从而能够很好地改善患者的身体状况和病情状况,对比两组患者的护理疗效。

(四)饮食指导

患者需要经常喝水,饮食以清淡为主,可服用一些粥类食物等,少食多餐,保证其获得足够的能量。指导患者多进食高热量、高蛋白、易消化、富含维生素的易消化食物,禁食油腻、刺激性食物。

(五)发热护理

多数急性上呼吸道感染患者会表现出高烧的症状,需要保证其绝对静卧休息,采用头部冷敷、温水擦浴等方法进行物理降温,若效果仍不理想,需遵医嘱给予降温药物治疗;有些患者额头及腋窝等处温度较高,但手脚冰凉,特别是符合此症状的儿童患者,容易并发高热惊厥.需要引起重视;在降温过程中,应随时观察患者体温,降温速度不易过快,注意观察激惹及惊厥现象;对于出现体温骤降、面色苍白、大汗淋漓以及四肢厥冷的患者,应及时报告医生进行处理;对于婴幼儿,体温尽量维持在38℃以下,以避免惊厥的发生。

(六)并发症护理

注意观察患者皮疹、口腔黏膜、神经系统症状表现,辨别咳嗽的性质,及早发现猩红热及麻疹等急性传染性疾病;出汗较多的患者会出现一定程度的皮肤瘙痒症状,因此需要及时更换床单及衣物,保证干燥整洁,避免皮肤感染;对婴幼儿做好安全防护,指导患儿家属对其进行合理喂养并及时预防接种,修剪患儿指甲以防止因抓破皮肤而导致感染。

(七)健康教育

向患者讲解急性上呼吸道感染的发病机制、影响因素、临床表现和主要的治疗方法,使患者了解其病因、预防措施及自我护理方法;解答患者疑问,消除其焦虑、紧张心理,树立治愈疾病的自信心,从而使患者主动配合治疗,促进康复。

第二节　急性支气管炎

急性支气管炎是由细菌、病毒的感染、物理化学刺激或过敏引起的支气管黏膜急性炎症。常于寒冷季节或气候突变之时诱发。常在病毒感染的基础上继发细菌感染。临床上以咳嗽、咳痰为主要症状。先为干咳或少量黏液性痰,后可转化为黏液脓性,痰量增多,咳嗽加剧,偶可痰中带血,支气管痉挛时可有不同程度的气促,伴胸骨后发紧感。体检两肺呼吸音增粗,部位不固定的散在的干、湿啰音,咳痰后可减少或消失,低热或不发热,白细胞计数和中性粒细胞可不增高或轻度增高,胸部X线检查大多正常或肺纹理增粗。咳嗽和咳痰可延续2～3周才消失。

一、疾病知识

(一)病因及发病机制

1.感染

引起本病的病毒有腺病毒、流感病毒、呼吸道合胞病毒、副流感病毒;细菌有流感嗜血杆菌、肺炎链球菌、链球菌、葡萄球菌等。病毒和细菌可以直接感染气管－支气管,也可先侵犯上呼吸道,继而引起本病。近年来由支原体和衣原体引起者逐渐增多。

2.物理、化学刺激

吸入冷空气、粉尘、刺激性气体或烟雾(如二氧化硫、二氧化氮、氨气、氯气、臭氧等)等可以引起气管－支气管黏膜的急性炎症。

3.变态反应

引起气管和支气管变态反应的常见变应原包括花粉、有机粉尘、细菌蛋白质、真菌孢子以及在肺内移行的钩虫、蛔虫的幼虫。

(二)临床表现

1.上呼吸道感染症状

起病往往先有鼻塞、喷嚏、咽痛、声嘶等上呼吸道感染症状。

2.全身症状

大多轻微,仅有轻度畏寒、发热、头痛及全身酸痛等,婴幼儿可有发热、呕吐和腹泻等症状。发热和全身不适可在 3～5 日消退。

3.咳嗽

开始不重,呈刺激性,痰少。1～2 日后咳嗽加剧,痰由黏液转为黏液脓性。咳剧时可伴恶心、呕吐或胸腹肌痛。当伴发支气管痉挛时,可有哮鸣和气急。咳嗽有时延至数周方愈。

4.体征

两肺呼吸音粗,有不固定的散在干湿啰音,咳嗽后消失。

(三)诊断与检查

1.诊断

根据呼吸道症状和体征,结合辅助检查一般可诊断。

2.辅助检查

(1)血象:病毒感染者外周血淋巴细胞可增加,细菌感染时白细胞总数和中性粒细胞比例增高。

(2)X 线胸片:无异常或仅有肺纹理增深。

(四)治疗

1.一般处理

有全身症状应适当休息,注意保暖,多饮水。

2.控制感染

病原大多为病毒,一般不用抗生素,对婴幼儿有发热、痰黄、白细胞增多,或考虑有细菌感染时可适当选用抗生素如青霉素类或头孢菌素类药物。

3.对症处理

(1)化痰止咳。刺激性咳嗽可用急支糖浆口服,痰稠者可用 10% 氯化铵,每次 0.1～0.2mL/kg,每日 3 次。

(2)止喘。对有喘息者,可用氨茶碱,每次 2～4mg/kg,每 6～8 小时 1 次。或用茶碱缓释片,每次 2～4mg/kg,12 小时 1 次。或用 β2 受体兴奋剂如美普清每次 1.25μg/kg,12 小时 1 次。严重时可用泼尼松口服,每日 1mg/kg,用 1～3 日。或用普米克令舒(布地奈德)加喘乐宁和溴化异丙托品气泵吸入。

二、护理

(一)一般护理

保持室内环境安静,舒适,空气新鲜。保持病室温度 22℃～24℃,相对湿度 55%～65%,

可减少对支气管黏膜的刺激。给予营养丰富、易消化的饮食。对于哺乳期的患儿,要尽量采取母乳喂养,提高患儿的免疫力。此外,不可进食太快和太饱,以免引起呛咳或呕吐而影响呼吸。要保持口腔卫生,以增加舒适感,增进食欲。婴幼儿可在进食后喂适量开水,以清洁口腔。年长儿在晨起、餐后、睡前漱口。

(二)心理护理

患儿家长尤其是低龄父母由于经验不足,面对疾病容易心慌意乱甚至恐惧,一定程度上影响了医嘱的依从性,对治疗效果不利。护理人员要经常与患儿及家长交流,并对家长讲解急性支气管炎的相关知识,使其积极配合治疗。由于年龄以及体质等因素,患儿有时不能很好地表达自己的感受并且对疼痛的忍受程度较低,很容易哭闹不止以及烦躁。对患儿的哭闹程度、情绪以及心理状态等进行评估,与患儿沟通,使患儿有亲切感,并根据患儿的性格以及喜好讲故事,利用玩具、游戏、图画书以及视频等吸引患儿的注意力,减缓疼痛感以及烦躁感。

(三)饮食护理

饮食护理。由于疾病可能会导致患儿出现食欲缺乏情况,因此饮食要以清淡、高蛋白易消化的半流质食物,尽量少量多餐,不要使患儿吃得太饱,否则会对其呼吸通常造成影响。

(四)发热的护理

患儿要卧床休息,保持室内安静,温度、湿度均适中,通风良好。衣被不可过厚,以免影响机体散热。为保持皮肤清洁,避免汗腺阻塞,用温热水擦浴,并及时更换被汗液浸湿的衣被。加强口腔护理。观察体温变化,当体温超过38.5℃时,给予物理降温,按医嘱给予退热剂、嘱多饮水,每4小时测体温一次,并准确记录。如为超高热或有高热惊厥史者须1~2小时测量一次。退热处置1小时后复测体温,并随时注意有无新的症状或体征出现,以防惊厥发生或体温骤降。如有虚脱表现,应予保暖,饮热水,严重者给予静脉补液。对于体温低于38.5℃且年龄小于6个月的儿童,暂不给予退热药处理。若有高热惊厥史者则要及早给予处置。

(五)呼吸道通畅的护理

保持呼吸道通畅,及时清除呼吸道分泌物,改善缺氧状况。用手轻拍患儿背部,促使痰液排出。对不能配合的患儿,操作者左手从腰间环抱患儿,取头低足高位;能够配合的患儿取坐位或侧卧位。操作者右手固定呈空心隆起状,利用腕部的力量,有节奏地由下到上、由外到内稍用力叩击患儿背部,频率及力量以使患儿能接受及痰液顺利排出为宜,在叩击患儿背部同时鼓励患儿咳痰。教会家长为患儿间断喂水。婴幼儿咳嗽反射弱或不会咳痰,痰液常滞留在咽喉部,喉部常有痰鸣音。家长要少量多次予患儿喂水,每次5~10mL,通过患儿吞咽动作清除咽喉部的痰液,减少患儿咳嗽频率,同时也能清洁口腔,补充体液。若呼吸道分泌物较多而排出不畅时,可进行体位引流,使呼吸道分泌物借助重力排出。必要时给予吸痰,选用软的吸痰管,动作要轻柔,以防损伤呼吸道黏膜,且吸痰不能过频和过慢(过频可刺激黏液产生增多,过慢可妨碍呼吸使缺氧加重)。吸痰不宜在哺乳后1小时内进行,以免引起呕吐。吸痰时患儿多因刺激而咳嗽、烦躁,吸痰后宜立即吸氧。对痰液黏稠不宜咳出者,可按医嘱给予超声雾化吸入或蒸汽吸入,以稀释痰液利于咳出。

（六）出院指导

1.生活指导

加强营养,增强体质。适当开展户外活动,进行体格锻炼,增强机体对气温变化的适应能力。根据气温变化增减衣物,避免受凉或过热。在呼吸道疾病流行期间避免去人多拥挤的公共场所,以免交叉感染。积极预防营养不良、佝偻病、贫血和各种传染病,按时预防接种增强机体免疫力。

2.药物指导

口服退热药后要多饮水,以免大量出汗引起虚脱。服止咳糖浆后半小时不宜饮水。多种药物同时服用时,糖浆最后服。使用青霉素、头孢类抗生素时,注意观察药物的疗效及不良反应。在患病的早期,对于痰多的患儿,不主张用止咳药,以免影响排痰。痰稠且咳嗽严重者可服用祛痰药。

3.健康教育

责任护士宣教,包括对该疾病的发病机制、临床症状、危险因素以及预防措施进行讲解;指导家属对患儿的用药以及拍痰等;指导家属合理、科学地加强患儿身体素质锻炼,提高自身免疫力;指导家属关注天气的变化,适当调整饮食以及增减衣物,预防小儿支气管炎的发生。

第三节　小儿支气管肺炎

支气管肺炎是小儿时期各型肺炎中最常见的一种,尤好发于婴幼儿。病原体多为细菌和病毒,发达国家中支气管肺炎病原以病毒为主,发展中国家则以细菌为主。也可由支原体、衣原体和霉菌等病原体引起。细菌以肺炎链球菌最为多见,金黄色葡萄球菌、溶血性链球菌、流感嗜血杆菌、肺炎克雷白杆菌等亦较常见。病毒以呼吸道合胞病毒(RSV)、腺病毒(ADV)、流感病毒和副流感病毒为多见。本病常在病毒感染的基础上继发细菌感染,即"混合性感染"。小儿除因居住拥挤、通风不良、空气混浊易患本病外,营养不良、维生素缺乏、先天性心脏病等也使肺炎发病率增高,且病情更趋严重。

支气管肺炎是婴儿时期主要死亡原因,就全球而言,肺炎占5岁以下小儿死亡总数的1/4～1/3。小儿肺炎是发展中国家5岁以下儿童死亡的主要原因。

一、疾病知识

（一）病因及发病机制

婴幼儿时期容易发生肺炎是由于呼吸系统生理解剖上的特点,如气管、支气管管腔狭窄,黏液分泌少,纤毛运动差,肺弹力组织发育差,血管丰富,易于充血,间质发育旺盛,肺泡数少,肺含气量少,易被黏液所阻塞等。在此年龄阶段免疫学上也有弱点,防御功能尚未充分发育,容易发生传染病、腹泻和营养不良、贫血、佝偻病等疾患。这些内在因素不但使婴幼儿容易发生肺炎,并且比较严重。1岁以下婴儿免疫力差,故肺炎易于扩散、融合并延及两肺。年龄较大及体质较强的小儿,机体反应性逐渐成熟,局限感染能力增强,肺炎往往出现较大的病灶,如局限于一叶,则为大叶肺炎。

支气管肺炎的病理形态为一般性和间质性两大类。

肺炎时,由于气体交换面积减少和病原微生物的作用,可发生不同程度的缺氧和感染中毒症状。中毒症状如高热、嗜睡、昏迷、惊厥以及循环衰竭和呼吸衰竭,可由毒素、缺氧及代谢异常(如代谢性酸中毒、稀释性低钠血症)引起。

缺氧是由呼吸功能障碍引起,包括外呼吸及内呼吸功能障碍两方面。

1.外呼吸功能障碍

可由下列因素引起。

(1)毛细支气管壁因充血、水肿而增厚,管腔变小甚至堵塞。由于气道阻力与管腔半径的4次方成反比,因而造成了呼吸功能的严重障碍。同时,由于气流排出受阻,可引起肺气肿。如小支气管完全堵塞,则可致肺不张。

(2)肺泡内有炎症渗出物。

(3)由于炎症使肺泡表面活性物质生成减少,可致微型肺不张。

(4)肺泡膜增厚,由肺泡透明膜形成和肺泡壁炎症细胞浸润及水肿所致。

由于以上变化,可使肺泡通气量下降,通气/血流比率失调及弥散功能障碍,结果导致低氧血症,甚至出现二氧化碳潴留。

2.内呼吸功能障碍

当细胞缺氧时,胞浆内酶系统受到损害,不能维持正常功能,导致组织对氧的摄取和利用不全,以及电解质酸碱失衡,可引起多系统功能障碍。危重患者可发生心力衰竭和呼吸衰竭、微循环障碍,甚至并发弥漫性血管内凝血。

(二)临床表现

(1)一般症状:起病急骤,可有发热、拒食、呕吐及烦躁和精神萎靡等症状。在发病前可先有轻度上呼吸道感染数日,早期体温在 38～39℃ 之间,亦可高达 40℃,多为弛张热或不规则热。体弱婴儿大都起病迟缓,发热不明显或体温低于正常。

(2)呼吸系统症状:咳嗽较频,早期呈刺激性干咳,极期咳嗽反略减轻,恢复期转为湿咳。剧烈咳嗽常引起呕吐。呼吸急促,呼吸频率每分钟可达 40～80 次。重症病儿可出现口周、鼻唇沟、指趾端发绀,鼻翼扇动及三凹征。肺部体征早期呼吸音粗糙或减弱,以后可听到细湿啰音,叩诊一般正常,当病灶融合扩大,累及部分或整个肺叶时,可出现相应的实变体征。如发现一侧肺有叩诊浊音及(或)呼吸音减弱,应考虑胸腔积液或脓胸。

(3)循环系统症状:轻者心率稍增快,重症者可出现不同程度的心功能不全及心肌炎。合并心力衰竭者可参考以下诊断标准:①心率突然增快,超过 180 次/分。②呼吸突然加快,超过 60 次/分。③突然极度烦躁不安,明显发绀,面色苍灰,指(趾)甲微循环再充盈时间延长。④肝脏迅速增大。⑤心音低钝,或有奔马律,颈静脉怒张。⑥尿少或无尿,颜面、眼睑或下肢水肿。若出现前五项者即可诊断为心力衰竭。若并发心肌炎者,则表现为面色苍白、心动过速、心音低钝、心律不齐,心电图表现为 ST 段下移和 T 波低平、双向和倒置。重症病儿可发生播散性血管内凝血,表现为血压下降,四肢凉,皮肤、黏膜出血等。

(4)神经系统症状:轻度缺氧表现为嗜睡、烦躁不安,或两者交替出现。重症者可出现抽搐、昏迷或反复惊厥等中毒性脑病的表现。

(5)消化系统症状:可出现食欲不振、呕吐、腹泻、腹胀等。重症肺炎常发生中毒性肠麻痹,出现明显腹胀,以致膈肌升高进一步加重呼吸困难。胃肠道出血可吐出咖啡样物,出现便血或柏油样便。

(三)诊断与检查

1.诊断

根据发热、咳嗽、气促或呼吸困难,肺部有中、细湿啰音,可做出诊断。对体征不明显的病例做 X 线检查,有助于确诊。对已诊断为肺炎的病例,应结合临床表现及有关实验室检查结果,力求做出病因诊断,以便指导治疗和估计预后。

2.辅助检查

(1)血象:外周血白细胞总数及中性粒细胞增多,提示细菌感染。病毒性肺炎白细胞总数及中性粒细胞均正常或降低。

(2)C 反应蛋白:正常低于 8mg/L,如增高可考虑细菌感染。

(3)病原学检查:①细菌培养:取血液、痰液、气管吸出液、胸腔穿刺液、肺穿刺液、肺活检组织等进行细菌培养,明确病原菌。②病毒学检查:可通过采取鼻咽部分泌物、咽拭子、气管吸取物涂片或快速培养后,使用病毒特异抗体以免疫荧光技术,酶联免疫吸附试验及 PCR 方法进行快速诊断。有条件者可进行病毒分离及双份血清抗体测定。③其他病原体检测。肺炎支原体、沙眼衣原体、真菌等均可通过特殊分离培养获得相应的病原,也可以测定相应的血清抗体。

(4)血气分析:了解缺氧程度、酸碱紊乱情况,判断呼吸衰竭的类型,有助于诊断治疗及判断预后。

(5)X 线检查:早期肺纹理增粗,以后呈小片絮状影。斑片影可融合成片,甚至波及节段,可伴肺不张或肺气肿。并发脓胸时,患侧肋膈角变钝,并发脓气胸时,患侧可见液气面。

(四)治疗

1.一般治疗

保持室内空气清新,室温以 18～20℃为宜,相对湿度 50%～60%。保持呼吸道通畅,及时清除上呼吸道分泌物,变换体位,以利痰液排出。加强营养,饮食富含蛋白质和维生素,少量多餐,重症不能进食者,可给予静脉营养。条件许可不同病原体患儿宜分室居住,以免交叉感染。

2.病原治疗

按不同病原体选择药物。

(1)抗生素:经肺穿刺研究资料证明,绝大多数重症肺炎是由细菌感染引起,或在病毒感染的基础上合并细菌感染,故需用抗生素治疗。使用原则:①根据病原菌选用敏感药物。②早期治疗。③联合用药。④选用渗入下呼吸道浓度高的药物。⑤中量、足疗程。重症宜经静脉途径给药。

(2)抗病毒治疗:目前尚无理想的抗病毒药物,用于临床的有:①利巴韦林:每日 10mg/kg,肌内注射或静脉滴注,亦可超声雾化吸入,但对呼吸道合胞病毒、腺病毒有效。②干扰素:人 α 干扰素治疗病毒性肺炎有效,雾化吸入较肌内注射疗效更佳。早期使用基因工程干扰治疗病毒性肺炎疗效更佳,疗程 3～5 天。

3.对症治疗

(1)氧疗:有呼吸困难、喘憋、口唇发绀、面色苍灰应立即给氧。鼻前庭给氧流量为 0.5～1L/min,氧浓度不超过 40%。氧气应湿化,以免损伤气道上皮细胞的纤毛。缺氧明显可用面罩或头罩给氧,氧流量 2～4L/min,氧浓度 50%～60%,若出现呼吸衰竭,则应使用人工呼吸机。

(2)保持呼吸道通畅:使用祛痰剂、雾化吸入。

(3)支气管解痉剂:喘憋严重者可选用,保证液体摄入量,有利痰液排出。

(4)治疗心力衰竭:除镇静、给氧外,要增强心肌收缩力;减慢心率,增加心搏出量;减轻体内水钠潴留,以减轻心脏负荷。

(5)腹胀的治疗:伴低钾血症者及时补钾。如系中毒性肠麻痹,应禁食,胃肠减压,皮下注射新期的明,亦可联用酚妥拉明及间羟胺。

(6)感染性休克、脑水肿、呼吸衰竭的治疗。

(7)纠正水、电解质与酸碱平衡。

4.糖皮质激素的应用

适用于中毒症状明显,严重喘憋,胸膜有渗出伴脑水肿、中毒性脑病、感染性休克、呼吸衰竭时。常用地塞米松,每日 2～3 次,每次 2～5mg,疗程 3～5 日。

5.并存症和并发症的治疗

对并存佝偻病、营养不良者,应给予相应治疗。并发脓胸、脓气胸应及时抽脓、排气,必要时胸腔闭式引流。

6.其他

胸部理疗有促进炎症消散的作用;胸腺素为细胞免疫调节剂,并能增强抗生素作用;维生素 C、维生素 E 等氧自由基清除剂能清除氧自由基,有利于疾病康复。

二、护理

(一)基础护理

1.环境

病室清洁安静,空气新鲜。室温 18～20℃;相对湿度 50%～60%,以防呼吸道分泌物变干不易咳出,病室每日上、下午各通风一次,紫外线消毒一次,避免对流风,防止患者着凉。

2.体位

保证患儿安静休息,尽量避免哭闹,以免减少氧消耗,体位采取头高位或半卧位,经常翻身拍背更换体位,减少肺部瘀血,促进炎症吸收,恢复期抱起活动,增加肺通气,促进分泌物排出。

3.饮食

根据患儿具体的情况指导饮食,建议给予高蛋白、高热量、高维生素、易消化的清淡流质或半流质食物,少量多餐,避免一次性吃的过饱影响呼吸。同时要鼓励患儿多吃水果,使呼吸道黏膜保持湿润状态。重症肺炎进食困难者,按医嘱静脉补充营养物质。

(二)密切观察

(1)病初一般采用静脉给药,注射动作要轻,穿刺准确、熟练,注意保护浅静脉血管,以利于治疗;

（2）静脉推注药物时要缓慢，稀释浓度要适宜，否则会因刺激疼痛而加重病情；

（3）限制入量，控制液体滴速，以免加重心肺负担；

（4）高热时除药物降温外，常用物理降温，因小儿体温调节中枢发育不完善，体温容易受外界环境的影响，在护理中常采用头部置冰袋及降低室温等方法，但降温幅度不可过大，避免骤然降温而发生危险；

（5）严密观察神志及生命体征的变化，及早发现和处理并发症。

（三）心理护理

支气管肺炎患儿由于年龄较小，所以治疗依从性比较低。患病之后容易出现咳嗽、气促、发热等难受而易哭闹，加之医院环境等因素，会使患儿因以往治疗经验而对护士产生恐惧心理，抗拒护理。护士应态度和蔼、语气温和；将白大褂换成粉色、蓝色或黄色等小儿喜欢的颜色的衣物。根据患儿的性别、年龄准备不同的玩具，如小男孩可准备小汽车、溜溜球、变形金刚等，而小女孩可准备洋娃娃、奇趣蛋等玩具，赢取患儿好感及信任。在静脉穿刺、雾化吸入等操作时，通过与患儿谈论其感兴趣的话题或通过讲笑话、讲故事给予玩具等转移患儿注意力。

（四）发热护理

支气管肺炎患儿多伴有发热现象，因此护理人员应该在患儿出汗后及时更换衣服，随时关注患儿的体温变化情况。对于伴有高热的患儿，4h测量1次体温，松解患儿襁褓或衣物以利于散热。对于体温≥38.5℃的患儿，首选物理降温，包括头部冰敷、枕冰袋，并在颈部、腹股沟等部位放置冰袋等；如仍不能退热，采用纱垫擦蘸取30%～50%乙醇，在患儿腋下、颈部、腹股沟等大动脉流经处擦拭，每次20min，每天2次或3次。对于物理降温仍不能退热的患儿，可遵医嘱给予泰诺或美林混悬液口服。

（五）疼痛护理

患儿常因惧怕疼痛而在静脉穿刺时大哭、抗拒护理。在穿刺前将新鲜土豆洗净切成3mm～5mm的薄片，置入冰箱中冷藏。在找准穿刺部位后，先将土豆薄片敷于穿刺局部，5min后再行穿刺，此时也可通过患儿对土豆片的好奇心分散其注意力。输液完成后须适量芦荟膏外敷于穿刺部位以消肿止痛，涂抹芦荟膏后轻轻按摩2min，使药物均匀浸润于穿刺部位。

（六）呼吸系统护理

保持呼吸道通畅。稀释痰液，以利咳出，鼓励患儿多饮水。

（1）使患儿头颈部抬高15°～30°，呈头高脚低侧卧位，及时清除呼吸道分泌物，以防分泌物吸入造成窒息。

（2）患儿无力咳出痰液，分泌物增多可使呼吸困难加重，此时要尽快吸痰，一次尽量吸净。但吸痰时间不宜过长，以免气分压下降。吸痰时要严格无菌操作，吸痰管应使用一次性的，容器应专人专用，定期更换。动作要轻柔而快速，以免损伤黏膜。

（3）排痰护理：雾化吸入治疗后痰液较稀，此时应指导患儿进行有效咳嗽，促进痰液咳出。对于2岁以上患儿，鼓励患儿抱枕，先缓慢吸气，同时上身向前倾，此时护士为其叩背，嘱患儿按节奏连续咳3声，将痰液排出，随着咳嗽动作的发生，护士用双手按压患儿胸壁，减轻胸壁震动所产生的疼痛。对于2岁以下未懂得有效咳嗽的患儿采用振动排痰机进行排痰，体重＜10kg的患儿将振动频率设为10CPS～15CPS，体重≥10kg的患儿振动频率设为16CPS～

20CPS,每次振动 5min～10min。

(4)呼吸功能锻炼:患儿多伴有气促、呼吸困难等症状,可适当进行呼吸功能锻炼。对于自制力较好的患儿采用示教法指导其进行腹式呼吸锻炼、缩唇呼吸锻炼,每次 5min,每天 2 次或 3 次。对于自制力较差或注意力不集中的患儿,指导其进行吹气球练习,以集中注意力。给患儿发放大小、厚薄相同的气球,容量为 500mL,指导其先深吸气,然后含住气嘴将气球吹大,鼓励其尽力将肺内气体吹入气球,每次练习 2min,每天 2 次或 3 次。

(七)吸氧及雾化治疗的护理

(1)吸氧护理:根据缺氧程度决定吸氧流量,一般轻度缺氧,氧流量为 0.5～1L/min;中度缺氧,氧流量是 2～4L/min;重度缺氧,氧流量为 5L/min 左右。给氧时注意随时检查鼻导管是否达到深度(鼻尖至耳垂长度的 2/3),及时保持导管通畅。

(2)雾化治疗的护理:根据患儿年龄选择适宜雾化吸入治疗器材,4 岁以下患儿采用面罩吸入,4 岁以上患儿采用口含器吸入。在配制药物时根据患儿体温调整药物温度,避免对患儿呼吸道产生刺激,加重咳嗽。在治疗前指导家长保持患儿正确体位,4 岁以下患儿靠在家长左臂弯处,并适当固定,由护士手拿面罩治疗;4 岁以上患儿可取坐位治疗。

(八)预防心衰的发生

心力衰竭是婴幼儿肺炎最常见的并发症,若患儿突然出现烦躁不安,呼吸超过 60 次/min,心率 160 次/min,心音低钝呈奔马律,发绀加重,肝脏在短时间内迅速肿大或出现颜面四肢水肿即已发生心力衰竭。应立即报告医生,积极抢救,按医嘱快速使用洋地黄并严格掌握其用量,密切观察洋地黄的作用与毒性反应,若患儿脉搏＜90 次/min 应停用并报告医生。除此之外还应适当限制入量,以减轻心脏负担。

(九)健康教育

向患儿家属讲解有关疾病的知识,指导合理喂养。增强体质,开展户外活动,进行体育锻炼,增强抵抗力。易患呼吸道感染疾病的患儿在寒冷的季节或气温骤变时应注意保暖,及时增减衣物,避免着凉,预防感冒,并定期做健康检查。

第四节　肺炎

肺炎是指终末气道、肺泡腔及肺间质等在内的肺实质炎症,病因以感染最常见,可由病原微生物、理化因素等引起,尽管新的强效抗生素不断投入应用,但其发病率和病死率仍很高,其原因可能与下述因素有关:病原体变迁、易感人群结构改变、医院获得性肺炎发病率增加、病原学诊断困难、不合理应用抗生素引起细菌耐药性增高等。老年人或机体免疫功能低下者(如应用免疫制剂、肿瘤、糖尿病、尿毒症、艾滋病、久病体衰、大型手术、器官移植)等并发肺炎时,治疗尤为困难,病死率高。

一、病因与分类

(一)病因

正常的呼吸道免疫防御机制(支气管内黏液－纤毛运载系统、肺泡巨噬细胞等细胞防御的完整性等)使气管隆凸以下的呼吸道保持无菌。是否发生肺炎取决于两个因素:病原体和宿主因素。如果病原体数量多,毒力强和宿主呼吸道局部和全身免疫防御系统损害,即可发生肺炎。

(二)分类

1.按病因分类

病因学分类对于肺炎的治疗有决定性意义。

(1)细菌性肺炎:最为常见,约占肺炎的80%。最常见的病原菌是肺炎链球菌,其次为金黄色葡萄球菌、肺炎杆菌等。

(2)病毒性肺炎:如冠状病毒、流感病毒、麻疹病毒、腺病毒等感染,

(3)非典型病原体所致肺炎:如支原体、衣原体、军团菌等感染。

(4)真菌性肺炎:如白色念珠菌、曲菌、放线菌等。

(5)其他病原体所致肺炎:如弓形虫、原虫、寄生虫、立克次体等。

(6)理化因素所致的肺炎:如放射性损伤引起的放射性肺炎,重者可发展为肺广泛纤维化。吸入刺激性气体、液体等化学物质,亦可引起化学性肺炎。

2.按感染来源分类

(1)社区获得性肺炎(CAP):也称院外肺炎,是指在医院外罹患的感染性肺实质炎症,包括有明确潜伏期的病原体感染而在入院后平均潜伏期内发病的肺炎。传播途径为吸入飞沫、空气或血源传播:

(2)医院获得性肺炎(HAP):简称医院内肺炎,是指患者在入院时即不存在、也不处于潜伏期,而是在住院48小时后发生的感染,也包括出院后48小时内发生的肺炎。医院获得性肺炎日益受到重视,占全院院内感染的第3位。多继发于各种原发疾病的危重患者。其中以呼吸机相关肺炎最为多见,治疗和预防较困难。

3.按解剖分类

(1)大叶性(肺泡性)肺炎:病原体先在肺泡引起炎症,经肺泡间孔向其他肺泡扩散,致使病变累及单个、多个肺叶或整个肺段,又称肺泡性肺炎。主要表现为肺实质炎症,通常不累及支气管,致病菌多为肺炎链球菌。

(2)小叶性(支气管性)肺炎:病原体经支气管入侵,引起细支气管、终末细支气管及肺泡的炎症,多继发于其他疾病,如支气管炎、支气管扩张、上呼吸道病毒感染,以及长期卧床的危重患者。其病原体有肺炎球菌、葡萄球菌、流感病毒及肺炎支原体等。

(3)间质性肺炎:以肺间质为主的炎症,可由细菌或病毒引起,累及支气管壁、支气管周围组织及肺泡壁。由于病变在肺间质,呼吸道症状较轻,异常体征较少。

二、临床表现

(一)细菌性肺炎

起病多急骤,高热(体温可在数小时内高达39～40℃),呈稽留热,寒战或畏寒,全身肌肉

酸痛,可有患侧胸部疼痛,咳嗽或深呼吸时加剧痰少,有时带血或呈铁锈色,偶有恶心、呕吐、腹泻或腹痛。

(二)病毒性肺炎

各种病毒感染起始症状各异,而临床表现一般较轻,起病缓慢,有头痛、乏力、发热、咳嗽,并咳少量黏痰或血痰。

(三)肺炎支原体肺炎

多数感染者仅累及上呼吸道潜伏期2~3周,潜伏期后可表现畏寒、发热,伴有乏力、头痛、咽痛、咳嗽、食欲减退、肌肉酸痛、全身不适及耳痛等症状。少数有关节痛和关节炎症状。

(四)肺炎衣原体肺炎

青少年常有声音嘶哑、干咳伴发热、咽痛等症状,可持续数周之久,成年人肺炎多较重,老年人往往必须住院和给予呼吸支持治疗。持续性咳嗽是本病的主要特点。

三、诊断要点

(一)肺炎的诊断

1.症状与体征

一般急性起病,典型表现为突然畏寒、发热,或先有短暂"上呼吸道感染"史,咳嗽、咳痰或伴胸闷、胸痛。胸部病变区叩诊呈浊音或实音,听诊有肺泡呼吸音减弱,或管样呼吸音,可闻及湿啰音。

2.胸部X线

以肺泡浸润为主。呈肺叶、段分布的炎性浸润影,或呈片状或条索状影,密度不均匀,沿支气管分布。

3.实验室检查

(1)细菌性肺炎可见血白细胞计数和中性粒细胞增高,年老体弱、酗酒、免疫功能低下者白细胞计数可不增高,但中性粒细胞比例仍高。

(2)病原学检查:痰涂片革兰染色有助于初步诊断,但易受咽喉部寄植菌的污染,因此为避免上呼吸道污染,应在漱口后取深部咳出的痰液送检,或经纤支镜取标本检查,结合细菌培养,诊断敏感性较高。必要时做血液、胸腔积液细菌培养,以明确诊断。

(二)评估严重程度

如果肺炎诊断成立,评估病情的严重程度对于决定在门诊还是入院治疗至关重要。肺炎的严重性取决于三个主要因素:局部炎症程度、肺部炎症的播散和全身炎症反应程度。此外,患者有以下危险因素会增加肺炎的严重程度和死亡危险。

1.病史

年龄>65岁;存在基础疾病或相关因素,如COPD、糖尿病、慢性心脏病、肾衰竭、慢性肝病、神志异常、长期酗酒或营养不良。

2.体征

呼吸频率>30次/分;脉搏≥120次/分;血压<90/60mmHg;体温≥40℃或≤35℃;意识障碍;存在肺外感染病灶如脑膜炎,甚至败血症等。

3.实验室和影像学

血白细胞计数 $>20\times10^9/L$ 或 $<4\times10^9/L$；$PaO_2<60mmHg$、$PaCO_2>50mmHg$；血红蛋白 $<90g/L$；感染中毒症或弥散性血管内凝血的证据，如血培养阳性、代谢性酸中毒、凝血酶原时间和部分及活动的凝血活酶时间延长、血小板减少；胸片病变累及一个肺叶以上、出现空洞、病灶迅速扩散或出现胸腔积液。

4.美国感染疾病学会/美国胸科学会2007年发表了成人CAP处理共识指南

其中重症肺炎标准如下：

(1)主要标准。

1)需要有创机械通气。

2)感染性休克需要血管收缩剂治疗。

(2)次要标准。

1)呼吸频率 >30 次/分。

2)氧合指数(PaO2/FiO2) <250。

3)多肺叶浸润。

4)意识障碍/定向障碍。

5)尿素氮氮(BUN $>20mg/dl$)。

6)白细胞减少(WBC $<4.0\times109/L$)。

7)血小板减少(血小板 $<10.0\times109/L$)。

8)低体温(T $<36℃$)。

9)低血压,需要强力的液体复苏。符合一项主要标准或三项次要标准以上者可诊断为重症肺炎。

四、治疗要点

抗感染治疗是肺炎治疗的最主要环节。抗生素治疗后48~72小时应对病情进行评价,治疗有效表现为体温下降、症状改善、白细胞逐渐降低或恢复正常,而X线胸片病灶吸收较迟。

五、护理

(一)护理评估

评估患者的生命体征,特别是体温的变化。评估患者的临床表现,如有无呼吸困难,是否发绀,有无精神神经症状,痰液的色、质、量等。此外,应评估患者的心理—社会状况,有无焦虑或恐惧等负面情绪,同时了解患者及其家属对治疗的信心和对疾病的认知程度。

(二)护理措施

1.体温过高的护理

(1)休息与生活护理:发热患者应卧床休息,以减少耗氧量,缓解头痛、肌肉酸痛等症状。病房安静、环境适宜,室温为18~20℃,湿度50%~60%。做好口腔护理,鼓励患者经常漱口,口唇疱疹者局部涂抗病毒软膏,防止继发感染。

(2)饮食与补充水分:给予能提供足够热量、蛋白质和维生素的流质或半流质,以补充高热引起的营养物质消耗。鼓励患者多饮水,1~2L/d。轻症者无须静脉补液,失水明显者可遵医嘱静脉补液,保持血钠 $<145mmol/L$,尿比重 <1.020,补充因发热而丢失较多的水和盐,加快

毒素排泄和热量散发,尤其是食欲差或不能进食者。心脏病或老年人应注意补液速度,避免过快导致急性肺水肿。

(3)降温护理:高热时可采用酒精擦浴、冰袋、冰帽等措施物理降温,以逐渐降温为宜,防止虚脱。儿童要预防惊厥。患者出汗时,及时协助擦汗、更换衣服,避免受凉。

(4)病情观察:监测并记录生命体征,以便观察热型,协助医生明确诊断。重症肺炎不一定有高热,重点观察儿童、老年人、久病体弱者的病情变化。

(5)用药护理:遵医嘱使用抗生素,观察疗效和不良反应

2.清理呼吸道无效的护理

(1)环境:为患者提供安静、整洁、舒适的环境,保持室内空气新鲜,注意通风。

(2)饮食护理:鼓励饮水,足够的水分可保证呼吸道黏膜的湿润和病变黏膜的修复,利于痰液稀释和排出。

(3)病情观察:密切观察咳嗽、咳痰情况,详细记录痰液的色、质、量。正确收集痰标本,及时送检。

(4)促进有效排痰

1)深呼吸和有效咳嗽:适用于神志清醒,一般状况良好、能够配合的患者,有助于气道远端分泌物的排出。指导患者掌握有效咳嗽的正确方法:①患者尽可能采用坐位,先进行深而慢的呼吸 5～6 次,后深吸气至膈肌完全下降,屏气 3～5 秒,继而缩唇,缓慢地通过口腔将肺内气体呼出,再深吸一口气后屏气 3～5 秒,身体前倾,从胸腔进行 2～3 次短促有力的咳嗽,咳嗽同时收缩腹肌,或用手按压上腹部,帮助痰液咳出。②经常更换体位有利于痰液咳出。

2)胸部叩击:胸部叩击适用于久病体弱、长期卧床、排痰无力者。禁用于未经引流的气胸、肋骨骨折、有病理性骨折史、咯血、低血压及肺水肿等患者。方法:患者侧卧位或在他人协助下取坐位,叩击者两手手指弯曲并拢,使掌侧呈杯状,以手腕力量,从肺底自下而上,由外向内,迅速而有节律地叩击胸壁,震动气道,每一肺叶叩击 1～3 分钟,每分钟 120～180 次,叩击时发出一种空而深的拍击音表明手法正确。注意事项:①听诊肺部有无呼吸音异常及干、湿啰音,明确病变部位。②叩击时避开乳房、心脏、骨突部位(如脊椎、肩胛骨、胸骨)。③叩击力量适中,以患者不感到疼痛为宜;每次叩击时间以 5～15 分钟为宜,应安排在餐后 2 小时或餐前 30 分钟进行,以避免治疗中发生呕吐;操作时应密切注意患者的反应。④操作后患者休息,协助做好口腔护理,去除痰液气味;询问患者的感受,观察痰液情况复查生命体征、肺部呼吸音及啰音变化。

3)机械吸痰:适用于无力咳出黏稠痰液、意识不清或排痰困难者。可经患者的口、鼻腔、气管插管或气管切开处进行负压吸痰。

4)用药护理:遵医嘱给予抗生素、止咳、祛痰药物及雾化吸入,掌握药物的疗效和不良反应。不滥用药物,如排痰困难者勿自行服用强效镇咳药。

3.潜在并发症感染性休克的护理

(1)病情监测。

1)生命体征:有无心率加快、脉搏细速、血压下降、脉压变小、体温不升或高热、呼吸困难等,必要时进行心电监护。

2)精神和意识状态:有无精神萎靡、表情淡漠、烦躁不安、神志模糊等。

3)皮肤、黏膜:有无发绀、肢端湿冷。

4)出入量:有无尿量减少,疑有休克应测量每小时尿量及尿比重。

5)实验室检查:有无血气分析等指标的变化。

(2)感染性休克抢救配合:发现异常情况,立即通知医生,并备好物品,积极配合抢救。

1)体位:患者取仰卧中凹位,抬高头胸部20°、抬高下肢约30°,有利于呼吸和静脉血回流。

2)吸氧:给予高流量吸氧,维持$PaO_2 > 60mmHg$,改善缺氧状况。

3)补充血容量:快速建立两条静脉通路,遵医嘱给予右旋糖酐或平衡液以维持有效血容量,降低血液黏滞度,防止弥散性血管内凝血;有明显酸中毒可应用5‰碳酸氢钠静脉滴注,因其配伍禁忌较多,宜单独输入。随时监测患者的一般情况、血压、尿量、尿比重;监测中心静脉压,作为调整补液速度的指标,中心静脉压$<5cmH_2O$可放心输液,达到$10cmH_2O$成慎重,输液不宜过快,以免诱发急性心力衰竭,下列证据提示血容量已补足:口唇红润、肢端温暖、收缩压$>90mmHg$、尿量$>30mL/h$以上

4)用药护理:①遵医嘱输入多巴胺、间羟胺(间羟胺)等血管活性药物,根据血压调整滴速,以维持收缩压在$90 \sim 100mmHg$为宜,保证重要器官的血液供荥,改善微循环。②联合使用广谱抗菌药物控制感染时,应注意药物疗效和不良反应。

(三)健康指导

1.疾病预防指导

向患者及家属讲解肺炎的病因和诱因。注意休息,劳逸结合,防止过度疲劳。参加体育锻炼,增强体质。避免受凉、淋雨、吸烟、酗酒。免疫功能低下者(糖尿病、血液病、艾滋病、营养不良、儿童等)和COPD、支扩、慢性病、长期卧床、年老体弱者,应注意经常改变体位、翻身、叩背、咳出气道痰液,并注射肺炎疫苗

2.疾病知识指导

遵医嘱按时服药,了解药物的作用、疗程和不良反应,定期随访。出现发热、心律失常、咳嗽、咳痰、胸痛等症状时,应及时就诊。

第五节 自发性气胸

自发性气胸系在没有创伤或人为因素的情况下,肺组织及脏层胸膜自发性破裂,空气进入胸膜腔,导致肺组织受压,引发的一系列综合征。是常见的急诊疾病之一,如不及时诊断和抢救则危及患者生命。因此,熟悉掌握气胸的类型及病因、并发症、急救措施、护理等方面的知识和技能是极其重要的。

一、病因

任何原因引起的肺或胸壁穿孔,破坏了胸膜腔的密闭性,导致气体进入胸膜腔内,均可形成气胸。诱发气胸的因素为剧烈运动、咳嗽、提重物或上臂高举、举重运动和用力解大便等。

当剧烈咳嗽或用力解大便时,肺泡内压力升高,致使原有病损或缺陷的肺组织破裂引起气胸。使用人工呼吸器,若送气压力太高,就可能发生气胸。据统计,有 50%～60% 病例找不到明显诱因,有 6% 左右患者甚至会在卧床休息时发病。

二、临床表现及分类

(一)临床表现

在气胸同侧胸部突然发生胸痛,继以胸闷、气急、呼吸困难和刺激性咳嗽。

(二)分类

根据有无原发疾病,自发性气胸可分为原发性和继发性气胸两种类型。原发性气胸好发于青年人,特别是男性瘦长者,根据国外文献报道,原发性气胸占自发性气胸首位,而国内则以继发性气胸为主。根据气胸性质可分为:闭合性、开放性和张力性三种。

1.闭合性气胸

胸膜破口小,可随肺萎缩而自行闭合,不再有空气进入胸膜腔,胸膜腔内压增高,抽气后压力下降,不再复升,表明其破口已闭合。

2.开放性气胸

破口较大或因两层胸膜间有粘连或牵拉,使其破口持续的开启,吸气与呼气时,空气自由进入胸膜腔。

3.张力性气胸

破口成活瓣样阻塞,吸气时开启,空气进入胸膜腔;呼气时关闭,使胸膜腔内空气越积越多形成高压。由于肺脏明显萎缩,纵隔移位,静脉回流受阻,回心血量减少而引起急性心肺功能衰竭。此型胸膜腔内压明显增高,甚至高达 $20cmH_2O$,抽气成负压后迅速转为正压,此型为内科急症,必须紧急抢救处理。

三、诊断要点

(一)X 线检查

是诊断气胸可靠的方法,可显示肺萎陷的程度,肺部情况,有无胸膜粘连,胸腔积液及纵隔移位等。少量气胸时,往往局限于胸腔上部,常被骨骼掩盖,此时嘱患者深呼气,使萎陷的肺更为缩小,密度增高,与外带积气透光区形成更鲜明的对比,从而显示气胸带;大量气胸时,患侧肺被压缩,聚集在肺门区呈球形阴影,有些患者在 X 线胸片上可以见到肺尖部肺大疱;根据 X 线影像,大致可计算气胸后肺脏受压缩的程度,这对临床处理气胸有一定指导意义。

(二)胸部 CT 扫描

能清晰显示胸腔积气的范围和积气量,肺被压缩的程度,有些患者可以见到肺尖部肺大疱的存在,同时胸部 CT 还能显示胸腔积液的多少,尤其是对含极少量气体的气胸和主要位于前中胸膜腔的局限性气胸。

四、急救与治疗要点

(一)急救

1.闭合性气胸

肺萎缩 30% 以上需做胸腔穿刺抽气,应用抗生素预防感染。

2.开放性气胸

迅速用凡士林纱布加厚敷料,于呼气末封闭胸腔伤口。清创,闭式胸膜腔引流,抗休克,预防感染。

3.张力性气胸

在伤侧锁骨中线第 2 肋间穿刺排气。闭式胸膜腔引流,抗休克,预防感染,必要时手术治疗。

(二)治疗

吸氧是气胸治疗的基本措施,通常氧流量为单纯抽气:在腋前线第 4、5 肋间进行抽气,直至不能抽出气体或发生突然咳嗽时停止。胸管闭式引流术:适用于经单纯抽气治疗失败的绝大部分患者,是目前治疗各种气胸常用的方法。手术治疗:剖胸或胸腔镜术。如剖胸术间进行胸膜机械性摩擦或胸膜剥离,可降低术后的气胸复发率。手术适应证:持续漏气;复发性气胸;两侧自发性气胸;首次发生气胸。

五、护理

(一)一般护理

给予高蛋白,适量进粗纤维饮食;半卧位,给予吸氧,氧流量一般在 3L/min 以上;卧床休息。

(二)病情观察

观察患者胸痛、咳嗽、呼吸困难的程度,及时与医生联系采取相应措施。根据病情准备胸腔穿刺术、胸腔闭式引流术的物品及药物,并及时配合医生进行有关处理。观察患者呼吸、脉搏、血压及面色变化。胸腔闭式引流术后应观察创口有无出血、漏气、皮下气肿及胸痛情况。

(三)并发症

1.液气胸(血气胸、脓气胸)

宜尽早抽吸完积液或做低位闭式引流,肺复张后出血多能停止。如继续出血不止,除应适当输血外,需给予抗感染治疗。

2.皮下气肿

一般在胸腔内减压后可自行吸收。如皮下气肿过重,可将积气用手推挤至一处,用注射器经皮穿刺抽出。

3.纵隔气肿

产生压迫症状时,除胸腔排气外,必要时采用胸骨上窝穿刺或切口排气。

(四)胸腔闭式引流护理

1.常规护理

(1)术后患者如血压平稳,应取半卧位,以利体位引流和呼吸。给予吸氧,氧流量一般在 3L/min 以上。

(2)水封瓶内的液面应低于胸腔 60cm,以利引流。

(3)胸腔引流管接于引流瓶的水封管。连接时要用两把止血钳交叉夹紧胸腔引流管,消毒引流管连接接口,固定接口处,松钳。

(4)妥善固定胸腔引流管的位置,将引流管留出足够患者翻身活动的长度,不宜过长以免扭曲。

(5)在搬动患者时需用止血钳两把将引流管夹紧,以免搬动过程中发生管道脱节、漏气或倒吸等意外情况。

(6)保持引流管通畅,引流管不扭曲、受压、各接口衔接良好。观察水封瓶内水柱波动情况,如水封管内液面高于瓶内液面且随呼吸运动而波动,或水封管内有气泡溢出,表示引流良好。如水封管内液面不动,可自上而下交替挤压引流管,防止血块阻塞。如无效即通知医生。

(7)观察并记录胸腔引流液的量和色。如每小时引流液在 100mL 以上,呈血性,持续 3 小时,提示有活动性出血的可能,应与医生联系。

(8)引流期间应观察患者有无呼吸困难及发绀等情况。鼓励患者咳嗽及深呼吸,以利肺的扩张。

(9)严格执行无菌操作,引流瓶 24 小时更换。

(10)做好拔管时配合工作,拔管后 24 小时内应注意患者呼吸情况及局部有无渗血、渗液或漏气,必要时通知医生。

2.负压吸引的护理

(1)负压引流装置应低于穿刺点 60cm,放在易于观察且不易踢倒的地方。

(2)调节好负压,初设置为 $-1kPa$,然后根据病情变化进行缓慢微调,一般不超过 $-2kPa$,告知患者及家属不可自行调节负压,医护人员调节负压应遵医嘱并有记录。

(3)注意观察引流情况,负压吸引瓶中是否有气泡溢出,负压吸引最初阶段,气泡溢出较多,之后会逐渐减少。如气泡突然停止溢出,应查找原因及时配合医生处理。

(4)注意询问患者的感受及观察病情变化,负压吸引最初阶段,若患者气促等症状改善,发绀减轻,呼吸音恢复,提示负压吸引有效。肺复张过程中过大的负压吸引,会促使肺微血管内液体外渗,造成复张性肺水肿。若患者出现呼吸困难缓解后再次出现胸闷,并伴有顽固性咳嗽,肺部湿啰音,提示可能发生了复张性肺水肿,应暂停负压吸引,立即通知医生积极配合处理。

(5)更换负压吸引时应先关闭负压调节开关,另加用两把止血钳反方向夹紧导管,再断开负压吸引,避免空气进入胸腔。同时要严格无菌操作,预防逆行性胸腔感染。

(6)负压吸引过程中,不要随意中断负压,至无气泡溢出且患者症状改善时,多表示肺组织已复张,可遵医嘱停止负压吸引,观察 24 小时症状未加重,复查 X 线或 B 超,证实肺已复张,方可拔除引流管。

3.固定法

(1)胸管的固定:要求双固定,一是用胶布在伤口敷料处的固定;二是在距离伤口 2cm 左右用纱带固定在对侧的胸廓上。

(2)带针胸管的固定:要求双固定,一是用胶布在伤口敷料处的固定;二是在带针胸管的蓝色接口处一上一下系上纱带,根据蓝色接口的长度固定在对侧的胸腹部上。

(3)微管的固定:一是用 7cm×8cm 的 3M 透明敷贴 2 张,一张贴于伤口处,一张贴于微管的蝶翼处;二是用纱带固定在对侧的腹部上。

(4)嘱患者离床活动时,防止引流管移位脱出,勿使引流瓶和连接管高于胸壁引流口水平,以防引流液逆流进入胸腔。

(五)健康指导

(1)饮食护理,多进高蛋白饮食,不挑食,不偏食,适当进粗纤维素食物。

(2)气胸痊愈后,1个月内避免剧烈运动,避免抬、举重物,避免屏气。

(3)保持大便通畅,2天以上未解大便应采取有效措施。

(4)预防上呼吸道感染,避免剧烈咳嗽。

第六节　呼吸衰竭

呼吸衰竭是指各种原因引起的肺通气和换气功能严重障碍,以致在静息状态下亦不能维持足够的气体交换,导致低氧血症伴(或不伴)高碳酸血症,进而引起一系列病理生理改变和相应临床表现的综合征。

一、病因与分类

(一)病因

1.气道阻塞性病变

气管-支气管的炎症、痉挛、肿瘤、异物、纤维化瘢痕,如慢性阻塞性肺疾病(COPD)、重症哮喘等引起气道阻塞和肺通气不足,或伴有通气/血流比例失调,导致缺氧和潴留,发生呼吸衰竭。

2.肺组织病变

各种累及肺泡和肺间质的病变,如肺炎、肺气肿、严重肺结核、弥漫性肺纤维化、肺水肿、硅沉着病等,均致肺泡减少、有效弥散面积减少、肺顺应性减低、通气/血流比例失调,导致缺氧或合并 CO_2 潴留。

3.肺血管疾病

肺栓塞、肺血管炎等可引起通气/血流比例失调,或部分静脉血未经过氧合直接流入肺静脉,导致呼吸衰竭。

4.胸廓与胸膜病变

胸部外伤造成连枷胸、严重的自发性或外伤性气胸、脊柱畸形、大量胸腔积液或伴有胸膜肥厚与粘连、强直性脊柱炎、类风湿性脊柱炎等,均可影响胸廓活动和肺脏扩张,造成通气减少及吸入气体分布不均,导致呼吸衰竭。

5.神经肌肉疾病

脑血管疾病、颅脑外伤、脑炎以及镇静催眠剂中毒,可直接或间接抑制呼吸中枢脊髓颈段或高位胸段损伤(肿瘤或外伤)、脊髓灰质炎、多发性神经炎、重症肌无力、有机磷中毒、破伤风以及严重的钾代谢紊乱,均可累及呼吸肌,造成呼吸肌无力、疲劳、麻痹,导致呼吸动力下降而引起肺通气不足

(二)分类

在临床实践中,通常按动脉血气分析、发病急缓及病理生理的改变进行分类。

1.按照动脉血气分析分类

(1)Ⅰ型呼吸衰竭:即缺氧性呼吸衰竭,血气分析特点是 $PaO_2<60mmHg$,$PaCO_2$降低或正常(主要见于肺换气障碍疾病,如严重肺部感染性疾病、间质性肺疾病、急性肺栓塞等。

(2)Ⅱ型呼吸衰竭:即高碳酸性呼吸衰竭,血气分析特点是$<60mmHg$,同时伴有 $PaCO_2$ $>50mmHg$。

2.按照发病急缓分类

(1)急性呼吸衰竭:由于某些突发的致病因素,如严重肺疾患、创伤、休克、电击、急性气道阻塞等,使肺通气和换气功能迅速出现严重障碍,在短时间内引起呼吸衰竭。

(2)慢性呼吸衰竭:指一些慢性疾病,如 COPD、肺结核、间质性肺疾病、神经肌肉病变等,其中以 COPD 最常见,造成呼吸功能的损害逐渐加重,经过较长时间发展为呼吸衰竭。

3.按照发病机制分类

可分为通气性呼吸衰竭和换气性呼吸衰竭,也可分为泵衰竭和肺衰竭。

二、临床表现

(一)呼吸困难

是呼吸衰竭最早出现的症状。多数患者有明显的呼吸困难,可表现为频率、节律和幅度的改变。较早表现为呼吸频率增快,病情加重时出现呼吸困难,辅助呼吸肌活动加强,如三凹征。中枢性疾病或中枢神经抑制性药物所致的呼吸衰竭,表现为呼吸节律改变,如潮式呼吸、比奥呼吸等。

(二)发绀

是缺氧的典型表现。当动脉血氧饱和度低于90%时,可在口唇、指甲出现发绀;严重休克等原因引起末梢循环障碍的患者,即使动脉血氧分压尚正常,也可出现发绀,称作外周性发绀。而真正由于动脉血氧饱和度降低引起的发绀,称作中央性发绀。

(三)精神神经症状

急性缺氧可出现精神错乱、躁狂、昏迷、抽搐等症状。如合并急性二氧化碳潴留,可出现嗜睡、淡漠、扑翼样震颤,以至呼吸骤停。

(四)循环系统表现

多数患者有心动过速;严重低氧血症、酸中毒可引起心肌损害,亦可引起周围循环衰竭、血压下降、心律失常、心搏停止。

(五)消化和泌尿系统表现

严重呼吸衰竭对肝、肾功能都有影响,部分病例可出现丙氨酸氨基转移酶与血浆尿素氮升高;个别病例可出现尿蛋白、红细胞和管型。因胃肠道黏膜屏障功能损伤,导致胃肠道黏膜充血水肿、糜烂渗血或应激性溃疡,引起上消化道出血。

三、诊断要点

除原发疾病和低氧血症及 CO_2潴留导致的临床表现外,呼吸衰竭的诊断主要依靠血气分析。而结合肺功能、胸部影像学和纤维支气管镜等检查对于明确呼吸衰竭的原因至为重要。

（一）动脉血气分析

对于判断呼吸衰竭和酸碱失衡的严重程度及指导治疗具有重要意义。

（二）肺功能检测

尽管在某些重症患者，肺功能检测受到限制，但通过肺功能的检测能判断通气功能障碍的性质（阻塞性、限制性或混合性）及是否合并有换气功能障碍，并对通气和换气功能障碍的严重程度进行判断。

（三）胸部影像学检查

包括普通 X 线胸片、胸部 CT 和放射性核素肺通气/灌注扫描、肺血管造影等。

（四）纤维支气管镜检查

对于明确大气道情况和取得病理学证据具有重要意义。

四、治疗要点

呼吸衰竭总的治疗原则是：加强呼吸支持，包括保持呼吸道通畅、纠正缺氧和改善通气等；呼吸衰竭病因和诱发因素的治疗；加强一般支持治疗和对其他重要脏器功能的监测与支持。

（一）保持呼吸道通畅

保持气道通畅的方法主要有：

（1）若患者昏迷应使其处于仰卧位，头后仰，托起下颌并将口打开。

（2）清除气道内分泌物及异物。

（3）若以上方法不能奏效，必要时应建立人工气道。人工气道的建立一般有三种方法，即简便人工气道、气管插管及气管切开。

（二）氧疗

通过增加吸入氧浓度来纠正患者缺氧状态的治疗方法即为氧疗。确定吸氧浓度的原则是保证 PaO_2 迅速提高到 60mmHg 或血氧饱和度达 90% 以上的前提下，尽量减低吸氧浓度。

（三）增加通气量、改善 CO_2 潴留

1.呼吸兴奋剂

主要适用于以中枢抑制为主、通气量不足引起的呼吸衰对以肺换气功能障碍为主所导致的呼吸衰竭患者，不宜使用常用的药物有尼可刹米和洛贝林，用量过大可引起不良反应。

2.机械通气

呼吸衰竭时应用机械通气能维持必要的肺泡通气量，降低 PaCO2；改善肺的气体交换效能；使呼吸肌得以休息，有利于恢复呼吸肌功能

3.病因治疗

如前所述，引起急性呼吸衰竭的原发疾病多种多样，在解决呼吸衰竭本身造成危害的前提下，针对不同病因采取适当的治疗措施十分必要，也是治疗呼吸衰竭的根本所在

4.一般支持疗法

呼吸衰竭患者由于摄入不足或代谢失衡，往往存在营养不良，需保证充足的营养及热量供给。

五、护理

(一)护理评估

评估患者发病缓急,既往有无慢性肺疾病或与肺疾病相关的住院史。任何可能导致呼吸衰竭的情况都应予以评估,评估患者的临床表现,如呼吸困难程度,是否发绀,有无精神神经症状,是否有心动过速,心律失常;是否有消化道出血等;评估有无异常呼吸音,重点评估患者血气分析结果,血电解质检查结果等。此外,应评估患者的心理—社会状况,呼吸衰竭患者常因呼吸困难产生焦虑或恐惧,由于治疗的需要,患者可能需要接受气管插管或气管切开,进行机械通气治疗,因此加重焦虑情绪各种监测及治疗仪器也可能加重患者的心理负担因此应了解患者及其家属对治疗的信心和对疾病的认知程度。

(二)护理措施

1.一般护理

(1)休息与活动:因活动会增加耗氧量,故对明显的低氧血症患者,应限制活动量;活动后不出现呼吸困难、心率增快为宜。协助患者取舒适体位,如半卧位或座位;对呼吸困难明显的患者,嘱其绝对卧床休息。

(2)饮食护理:呼吸衰竭由于呼吸功能增加、发热等因素,导致能量消耗增加,机体代谢处于负平衡。营养支持对于提高呼吸衰竭的抢救成功率及患者生活质量均有重要意义,故抢救时应常规鼻饲高蛋白、高脂肪、低糖类及适量维生素和微量元素的流质饮食,必要时给予静脉高营养。如果可以经口进食,应少食多餐,以提供足够的能量,降低因进食增加的氧消耗。进食时应持续给氧,防止气短和进餐时血氧降低。肠外营养时应注意监测二氧化碳的变换,因为糖类可能会加重高碳酸血症患者的二氧化碳潴留。

2.病情观察

观察患者的呼吸频率、节律和深度,使用辅助呼吸机的情况,呼吸困难的程度。监测生命体征,包括意识状况,重症患者需 24 小时监测血压、心率和呼吸等情况,注意氧饱和度的变化及有无肺性脑病的表现。观察缺氧及二氧化碳潴留的症状和体征,如有无发绀、球结膜水肿、肺部呼吸音及啰音变化;有无心律不齐,有无心力衰竭的症状和体征,尿量及水肿情况。昏迷者应评估瞳孔、肌张力、腱反射及病理反射。及时了解血气分析、尿常规、血电解质等检查结果。在病情观察过程中,有异常情况应及时通知医师。

3.预防受伤

许多因素会导致呼吸衰竭的患者受伤。缺氧和二氧化碳潴留会导致患者意识障碍;气管插管和机械通气可能造成患者气道或肺部的损伤;长期卧床和营养不良可能出现受压部位皮肤的损伤;应用肌肉松弛药物的患者,由于无法自主呼吸、说话和移动也增加了受伤的危险。护理人员应注意观察病患者,防止上述危险因素导致受伤。

4.用药护理

(1)茶碱类、β_2受体激动剂:这些药物能松弛支气管平滑肌,减少气道阻力,改善通气功能,缓解呼吸困难。

(2)呼吸兴奋剂:静脉点滴时速度不宜过快,注意观察呼吸频率、节律、神志变化以及动脉血气的变化,以便调节剂量。如出现恶心、呕吐、烦躁、面色潮红、皮肤瘙痒等现象,需要减慢滴速。

（3）禁用镇静催眠药物：Ⅱ型呼吸衰竭的患者常因咳嗽、咳痰、呼吸困难而影响睡眠，缺氧及二氧化碳潴留引起烦躁不安，护理人员在执行医嘱时注意加以判断，禁用对呼吸有抑制作用的镇静催眠药物

5.氧疗的护理

（1）氧疗的方法：包括鼻导管、鼻塞、面罩、气管内和呼吸机等给氧。

1）鼻导管或鼻塞吸氧时，其优点为简单、方便；不影响患者进食、咳痰。缺点为氧浓度不恒定，易受患者的呼吸影响，高流量时对局部黏膜有刺激，氧流量不能大于 7L/min。

2）面罩：主要包括简单面罩、带储气囊无重复呼吸面罩和文丘里面罩，其优点为吸氧浓度相对稳定，可按需要调节，对鼻黏膜刺激小，缺点为在一定程度上影响患者进食及咳嗽，部分患者不能耐受。

（2）氧疗的观察：由于患者对氧疗反应不同，氧疗过程中，应密切观察氧疗效果，如吸氧后呼吸困难缓解、发绀减轻、心率减慢，表示氧疗有效；临床上必须根据患者血气结果及时调节吸氧流量或浓度，以防止发生氧中毒和二氧化碳麻醉；注意保持吸入氧气的湿化，以免干燥的氧气对呼吸道黏膜及气道黏液栓形成；输送氧气的面罩、导管、气管导管应定期更换消毒，防止交叉感染。

6.机械通气的护理

密切监测病情变化，如患者的意识状况、生命体征、准确记录出入量等；掌握呼吸机的参数，及时分析并解除呼吸机报警的原因；加强气道的护理工作，保持呼吸道通畅；预防并及时发现、处理可能的并发症等。

7.心理护理

由于对病情和预后的顾虑，患者往往会产生恐惧、忧郁心理，极易对治疗失去信心；尤其气管插管或气管切开行机械通气的患者，语言表达及沟通障碍，情绪烦躁，痛苦悲观，甚至产生绝望的心理反应，表现为拒绝治疗或对呼吸机产生依赖心理。多与患者交流，评估患者的焦虑程度；鼓励患者说出或写出引起或加剧焦虑的因素，教会患者自我放松等各种缓解焦虑的办法如采用缓慢缩唇呼吸、渐进性放松和想象疾病已经好转等方法；向患者解释监护仪、各项操作、异常声音和器械的作用。患者对身边事物或事件的了解，有助于缓解焦虑；对于机械通气的患者，要让患者学会应用手势、写字等非语言沟通方式表达需求，以缓解焦虑、恐惧等心理反应，起到增强患者战胜疾病的信心和改善通气效果的作用。对于严重躁动的患者，可按医嘱应用镇静剂和肌松药物避免"人机对抗"。这些药物可以抑制清醒患者的自主呼吸，保证呼吸机采用最适当的通气方式。

（三）健康指导

1.疾病知识的介绍

向患者讲解疾病发病机制、发展和转归。语言力求通俗易懂。尤其对一些文化程度不高的老年患者应反复讲解。使患者理解康复保健的意义。

2.保健教育

教会患者缩唇呼吸、腹式呼吸、体位引流、有效咳嗽、咳痰的技术，提高患者的自我保健及护理能力，促进康复，延缓肺功能恶化。教会患者及家属合理使用氧疗，不要自行调大或减小

氧流量。

3.用药指导

指导患者遵医嘱用药,熟悉药物的剂量、用法和注意事项。

4.生活指导

指导患者制订合理的活动及休息计划。注意增强体质,避免引起呼吸衰竭的各种诱因,教会患者提高预防呼吸道感染的方法,如冷水洗脸等耐寒训练。加强营养,增强体质。避免吸入刺激性气体,劝告吸烟患者戒烟。避免对机体的不良刺激,如劳累、情绪激动等。尽量减少与呼吸道感染者的接触,少去或不去人群拥挤的地方,避免交叉感染的发生。

5.自我病情监测

学会识别病情变化,如咳嗽加剧、痰液增多、色变黄、呼吸困难加重或神志改变,应及早就医。

第七节　慢性肺源性心脏病

慢性肺源性心脏病简称慢性肺心病,是由肺组织、肺血管或胸廓的慢性病变引起的肺组织结构和功能异常,导致肺血管阻力增加、肺动脉压力增加,右心室扩张、肥大,伴或不伴有右心力衰竭的心脏病。

肺心病是我国中老年人的常见病、多发病,患病年龄多在 40 岁以上,随年龄增长患病率增高。我国肺心病的平均患病率约为 0.4%,农村高于城市,吸烟者比不吸烟者明显增多。急性呼吸道感染是肺心病急性发作的主要诱因,常导致肺、心功能衰竭。目前重症肺心病的病死率仍然较高。

一、病因及发病机制

按原发病的不同部位,其病因分为三类。

(一)支气管、肺疾病

以慢性阻塞性肺疾病最为多见,约占 80%～90%。其次为支气管哮喘、支气管扩张、重症肺结核、尘肺、慢性弥漫性肺间质纤维化、结节病等。

(二)胸廓运动障碍性疾病

较少见,如脊椎后凸或侧凸、脊椎结核、类风湿关节炎等引起的严重胸廓或脊柱畸形;神经肌肉疾患,如脊髓灰质炎、多发性神经炎等,引起胸廓活动受限、肺受压、支气管扭曲或变形,肺功能受损。

(三)肺血管疾病

甚少见,如广泛或反复发生的多发性肺小动脉栓塞及肺小动脉炎;以及原因不明的原发性肺动脉高压等。

引起右心室肥大的因素很多,但先决条件是肺的结构和功能的不可逆性改变。气道的反复感染、低氧血症和(或)高碳酸血症等一系列体液因子和肺血管的变化,使肺血管阻力增加和肺动脉血管重构、血容量增多和血液黏稠度增加,导致肺动脉高压,而肺动脉高压的形成是肺心病发生的关键因素。

二、临床表现

本病发展缓慢,临床上除原有肺、心疾病的各种症状和体征外,主要是逐步出现的肺、心功能衰竭和其他器官损害的表现。

(一)肺、心功能代偿期

1.症状

咳嗽、咳痰、气促,活动后有心悸、呼吸困难、乏力和活动耐力下降。急性感染可使上述症状加重。少有胸痛或咯血。

2.体征

可有不同程度的发绀和肺气肿体征。偶有干、湿性啰音,心音遥远。肺动脉瓣区第二心音亢进,提示有肺动脉高压。三尖瓣区出现收缩期杂音,或剑突下心脏搏动增强,提示有右心室肥厚。部分患者因肺气肿胸膜腔内压升高,阻碍腔静脉回流,可见颈静脉充盈。因膈肌下降,有肝界下移。

(二)肺、心功能失代偿期

1.呼吸衰竭

(1)症状:呼吸困难加重,夜间为甚,常有头痛、失眠、食欲下降,但白天嗜睡,甚至表现出表情淡漠、神志恍惚、谵妄等肺性脑病的表现。

(2)体征:明显发绀,球结膜充血、水肿,严重时可有视网膜血管扩张、视盘水肿等颅内压升高的表现。腱反射减弱或消失,出现病理反射。因高碳酸血症可出现周围血管扩张的表现,如皮肤潮红、多汗。

2.右心力衰竭

(1)症状:气促更明显,心悸、气急、腹胀、食欲缺乏、恶心、呕吐等。

(2)体征:发绀更明显,颈静脉怒张,心率增快,可出现心律失常,三尖瓣区可闻及收缩期杂音,甚至出现舒张期杂音。肝大伴压痛、肝颈静脉回流征阳性、下肢水肿,严重者有腹腔积液。少数患者可出现肺水肿及全心力衰竭的体征。

(三)并发症

由于低氧血症和高碳酸血症,使多个重要脏器受累,出现严重并发症,如肺性脑病、酸碱失衡及电解质紊乱、心律失常、休克、消化道出血、弥漫性血管内凝血等。

三、辅助检查

(一)胸部 X 线检查

除原发病的 X 线征象外,尚有肺动脉高压和右心室肥大的征象。

(二)心电图检查

主要为右心室肥大的改变。

(三)血气分析

出现低氧血症、高碳酸血症,当 $PaO_2 < 60mmHg(8.0kPa)$,$PaCO_2 > 50mmHg(6.6kPa)$ 时,提示呼吸衰竭。

(四)血液检查

红细胞和血红蛋白升高,全血黏度和血浆黏度增加;并发感染时,白细胞总数增高,中性粒细胞增加。部分患者血清学检查有肾功能、肝功能的异常及电解质紊乱。

(五)其他检查

肺功能检查对早期或缓解期肺心病患者有意义。痰细菌学检查对急性加重期肺心病指导抗生素的选用。

四、诊断要点

有慢性支气管、肺、胸疾患的病史,有肺动脉高压、右心室肥大或伴有右心功能不全的表现,结合实验室检查,可做出诊断。但需排除其他心脏病的存在,如冠心病、风心病等。

五、治疗要点

(一)急性加重期

1.控制感染

社区获得性感染以革兰阳性菌占多数,医院感染则以革兰阴性菌为主。选用两者兼顾的抗生素,如青霉素类、氨基糖苷类、喹诺酮类及头孢菌素类等控制感染。

2.合理用氧

纠正缺氧和二氧化碳潴留,维持呼吸道通畅,改善呼吸功能。

3.控制心力衰竭

慢性肺心病患者一般在积极控制感染,改善呼吸功能后,心力衰竭便能得到改善;对治疗无效的重症患者,适当选用利尿、强心或血管扩张药物控制心力衰竭。①利尿药:以缓慢、小量和间歇用药为原则。常用药物有氢氯噻嗪;尿量多时需加用10%的氯化钾,或选用保钾利尿药,如氨苯喋定。重度或需要快速利尿者,肌内注射或口服呋塞米。②强心剂:宜选用速效、排泄快的制剂,剂量宜小。常用药物有毒毛花苷K0.125~0.25mg,或毛花苷C0.2~0.4mg加入10%葡萄糖溶液内缓慢静脉推注。③控制心律失常:一般经过治疗肺心病的感染、缺氧后,心律失常自行消失;如果持续存在,根据心律失常的类型选用药物。

(二)缓解期

以中西医结合的综合措施为原则,防治原发病,去除诱发因素,避免或减少急性发作,提高机体免疫功能,延缓病情的发展。

六、常用护理诊断

(一)气体交换受损

与呼吸道阻塞、呼吸面积减少引起通气和换气功能障碍有关。

(二)清理呼吸道无效

与呼吸道感染、痰液过多而黏稠或咳嗽无力有关。

(三)体液过多

与右心功能不全、静脉回流障碍、静脉压升高有关。

(四)潜在并发症

肺性脑病

七、护理措施

(一)一般护理

1.休息与活动

急性发作期,卧床休息,取半卧位,减少机体耗氧量,减轻心脏负担。缓解期,在医护人员指导下根据肺心功能状况适当地进行活动,增强体质,改善心肺功能。

2.合理氧疗

翻身、拍背排出呼吸道分泌物,使呼吸道保持通畅,是改善通气功能的一项有效措施。在此基础上持续低流量、低浓度给氧,氧流量 $1\sim2L/min$,浓度在 $25\%\sim29\%$,可纠正缺氧,并且防止高浓度吸氧抑制呼吸,加重二氧化碳潴留,导致肺性脑病。

3.饮食护理

摄取低盐、低热量、清淡、易消化和富含维生素及纤维的饮食。限制钠盐摄入,液体摄入量限制在 $1\sim1.5L/d$。根据患者饮食习惯,少量多餐。应用排钾利尿剂的患者注意钾的摄入,鼓励患者多吃含钾高的食物和水果,如香蕉、枣子等,保持大便通畅。

4.皮肤护理

对久病卧床、水肿明显者应加强皮肤护理。避免腿部和踝部交叉受压;保持衣服宽大、柔软;在受压部位垫气圈或海面垫,有条件者用气垫床;帮助患者抬高下肢,促进静脉回流;定时变换体位,预防压疮。

(二)病情观察

密切观察病情变化,监测生命体征及血气分析。观察呼吸频率、节律、深度及其变化特点。如患者出现点头、提肩等呼吸,或呼吸由深而慢,转为浅而快等不规则呼吸,提示呼吸衰竭。如果患者出现注意力不集中、好言多动、烦躁不安、昼睡夜醒、神志恍惚等,提示肺性脑病的先兆症状,立即报告医生,并协助抢救。

(三)用药护理

1.利尿剂

尽可能在白天给药,以免因频繁排尿而影响患者夜间睡眠。用药后应观察精神症状、痰液黏稠度、有无腹胀、四肢无力等,准确记录液体出入量。过多应用利尿剂可能导致:①脱水使痰液黏稠不易咳出,加重呼吸衰竭;②低钾、低氯性碱中毒,抑制呼吸中枢,通气量降低,耗氧量增加,加重神经精神症状;③血液浓缩增加循环阻力,且易发生弥散性血管内凝血。

2.强心剂

遵医嘱给药,注意药效并观察毒性反应。由于肺心病患者长期处于缺氧状态,对洋地黄类药物耐受性很低,故疗效差、易中毒,用药前注意纠正缺氧。

3.呼吸兴奋剂

遵医嘱使用呼吸兴奋剂。注意保持呼吸道通畅,适当增加吸入氧浓度。用药过程中如出现恶心、呕吐、震颤,甚至惊厥,提示药物过量,及时通知医生。

(四)心理护理

关爱患者,多与患者交谈,给予患者理解与支持,鼓励患者积极配合治疗与护理,树立信心;教会自我护理,避免各种诱发因素,保护肺、心功能;动员患者的家人与亲友多陪护探视,增强患者的支持系统。

(五)健康教育

1.疾病知识指导

使患者和家属了解疾病发生、发展过程及防止原发病的重要性,减少反复发作的次数。积极防治原发病,避免和防治各种可能导致病情急性加重的诱因。坚持家庭氧疗等。

2.生活指导

加强饮食营养,以保证机体康复的需要。病情缓解期应根据肺、心功能及体力情况进行适当的体育锻炼和呼吸功能锻炼,如散步、气功、太极拳、腹式呼吸、缩唇呼吸等'改善呼吸功能,提高机体免疫功能。

3.用药指导

向患者介绍药物的用法和注意事项,观察疗效及不良反应。

4.自我监测指导

告知患者及家属病情变化的征象,如体温升高、呼吸困难加重、咳嗽剧烈、咳痰不畅、尿量减少、水肿明显或发现患者神志淡漠、嗜睡、躁动、口唇发绀加重等,均提示病情变化或加重,需及时就医诊治。

第八节　支气管扩张

支气管扩张是指直径大于 2mm 的支气管由于管壁的肌肉和弹性组织破坏引起的慢性异常扩张。临床特点为慢性咳嗽、咳大量脓性痰和(或)反复咯血。患者常有童年麻疹、百日咳或支气管肺炎等病史。随着人民生活条件的改善,麻疹、百日咳疫苗的预防接种,以及抗生素的应用,本病发病率已明显降低。

一、病因及发病机制

(一)支气管-肺组织感染和支气管阻塞

是支气管扩张的主要病因。感染和阻塞症状相互影响,促使支气管扩张的发生和发展。其中婴幼儿期支气管-肺组织感染是最常见的病因,如婴幼儿麻疹、百日咳、支气管肺炎等。

由于儿童支气管较细,易阻塞,且管壁薄弱,反复感染破坏支气管壁各层结构,尤其是平滑肌和弹性纤维的破坏削弱了对管壁的支撑作用。支气管炎使支气管黏膜充血、水肿、分泌物阻塞管腔,导致引流不畅而加重感染。支气管内膜结核、肿瘤、异物引起管腔狭窄、阻塞,也是导致支气管扩张的原因之一。由于左下叶支气管细长,且受心脏血管压迫引流不畅,容易发生感染,故支气管扩张左下叶比右下叶多见。肺结核引起的支气管扩张多发生在上叶。

(二)支气管先天性发育缺陷和遗传因素

此类支气管扩张较少见,如巨大气管-支气管症、Kartagener 综合征(支气管扩张、鼻窦炎和内脏转位)、肺囊性纤维化、先天性丙种球蛋白缺乏症等。

（三）全身性疾病

目前已发现类风湿关节炎、Crohn病、溃疡性结肠炎、系统性红斑狼疮、支气管哮喘等疾病可同时伴有支气管扩张；有些不明原因的支气管扩张患者，其体液免疫和（或）细胞免疫功能有不同程度的异常，提示支气管扩张可能与机体免疫功能失调有关。

二、临床表现

（一）症状

1.慢性咳嗽、大量脓痰

痰量与体位变化有关。晨起或夜间卧床改变体位时，咳嗽加剧、痰量增多。痰量多少可估计病情严重程度。感染急性发作时，痰量明显增多，每日可达数百毫升，外观呈黄绿色脓性痰，痰液静置后出现分层的特征：上层为泡沫；中层为脓性黏液；下层为坏死组织沉淀物。合并厌氧菌感染时痰有臭味。

2.反复咯血

50%～70%的患者有程度不等的反复咯血，咯血量与病情严重程度和病变范围不完全一致。大量咯血最主要的危险是窒息，应紧急处理。部分发生于上叶的支气管扩张，引流较好，痰量不多或无痰，以反复咯血为唯一症状，称为"干性支气管扩张"。

3.反复肺部感染

其特点是同一肺段反复发生肺炎并迁延不愈。

4.慢性感染中毒症状

反复感染者可出现发热、乏力、食欲减退、消瘦、贫血等，儿童可影响发育。

（二）体征

早期或干性支气管扩张多无明显体征，病变重或继发感染时在下胸部、背部常可闻及局限性、固定性湿啰音，有时可闻及哮鸣音；部分慢性患者伴有杵状指（趾）。

三、辅助检查

（一）胸部 X 线检查

早期无异常或仅见患侧肺纹理增多、增粗现象。典型表现是轨道征和卷发样阴影，感染时阴影内出现液平面。

（二）胸部 CT 检查

管壁增厚的柱状扩张或成串成簇的囊状改变。

（三）纤维支气管镜检查

有助于发现患者出血的部位，鉴别腔内异物、肿瘤或其他支气管阻塞原因。

四、诊断要点

根据患者有慢性咳嗽、大量脓痰、反复咯血的典型临床特征，以及肺部闻及固定而局限性的湿啰音，结合儿童时期有诱发支气管扩张的呼吸道病史，一般可做出初步临床诊断。胸部影像学检查和纤维支气管镜检查可进一步明确诊断。

五、治疗要点

治疗原则是保持呼吸道引流通畅，控制感染，处理咯血，必要时手术治疗。

(一)保持呼吸道通畅

1.药物治疗

祛痰药及支气管舒张药具有稀释痰液、促进排痰作用。

2.体位引流

对痰多且黏稠者作用尤其重要。

3.经纤维支气管镜吸痰

若体位引流排痰效果不理想,可经纤维支气管镜吸痰及生理盐水冲洗痰液,也可局部注入抗生素。

(二)控制感染

是支气管扩张急性感染期的主要治疗措施。应根据症状、体征、痰液性状,必要时参考细菌培养及药物敏感试验结果选用抗菌药物。

(三)手术治疗

对反复呼吸道急性感染或大咯血,病变局限在一叶或一侧肺组织,经药物治疗无效,全身状况良好的患者,可考虑手术切除病变肺段或肺叶。

六、常用护理诊断

(一)清理呼吸道无效

咳嗽、大量脓痰、肺部湿啰音与痰液黏稠和无效咳嗽有关。

(二)有窒息的危险

与痰多、痰液黏稠或大咯血造成气道阻塞有关。

(三)营养失调

乏力、消瘦、贫血、发育迟缓与反复感染导致机体消耗增加以及患者食欲缺乏、营养物质摄入不足有关。

(四)恐惧

精神紧张、面色苍白、出冷汗与突然或反复大咯血有关。

七、护理措施

(一)一般护理

1.休息与环境

急性感染或咯血时应卧床休息,大咯血患者需绝对卧床,取患侧卧位。病室内保持空气流通,维持适宜的温、湿度,注意保暖。

2.饮食护理

提供高热量、高蛋白、高维生素饮食,发热患者给予高热量流质或半流质饮食,避免冰冷、油腻、辛辣食物诱发咳嗽。鼓励患者多饮水,每天 1500mL 以上,以稀释痰液。指导患者在咳痰后及进食前后用清水或漱口液漱口,保持口腔清洁,促进食欲。

(二)病情观察

观察痰液量、颜色、性质、气味和与体位的关系,记录 24 小时痰液排出量;定期测量生命体征,记录咯血量,观察咯血的颜色、性质及量;病情严重者需观察有无窒息前症状,发现窒息先兆,立即向医生汇报并配合处理。

（三）对症护理

1.促进排痰

（1）指导有效咳嗽和正确的排痰方法。

（2）采取体位引流者需依据病变部位选择引流体位，使病肺居上，引流支气管开口向下，利于痰液流出。一般于饭前 1h 进行。引流时可配合胸部叩击，提高引流效果。

（3）必要时遵医嘱选用祛痰剂或 β2 受体激动剂喷雾吸入，扩张支气管、促进排痰。

2.预防窒息

（四）心理护理

病程较长，咳嗽、咳痰、咯血反复发作或逐渐加重时，患者易产生焦虑、沮丧情绪。护士应多与其交谈，讲明支气管扩张反复发作的原因及治疗进展，帮助患者树立战胜疾病的信心，缓解焦虑不安情绪。咯血时医护人员应陪伴、安慰患者，帮助情绪稳定，避免因情绪波动加重出血。

（五）健康教育

1.疾病知识指导

帮助患者及家属了解疾病发生、发展与治疗、护理过程。与其共同制定长期防治计划。宣传防治百日咳、麻疹、支气管肺炎、肺结核等呼吸道感染的重要性；及时治疗上呼吸道慢性病灶；避免受凉，预防感冒；戒烟、减少刺激性气体吸入，防止病情恶化。

2.生活指导

讲明加强营养对机体康复的作用，使患者能主动摄取必需的营养素，以增强机体抗病能力。鼓励患者参加体育锻炼，建立良好的生活习惯，劳逸结合，以维护心、肺功能状态。

3.用药指导

向患者介绍常用药物的用法和注意事项，观察疗效及不良反应。指导患者及

家属学习和掌握有效咳嗽、胸部叩击、雾化吸入和体位引流的方法，以利于长期坚持，控制病情的发展；了解抗生素的作用、用法和不良反应。

4.自我监测指导

定期复查。嘱患者按医嘱服药，教患者学会观察药物的不良反应。教会患者识别病情变化的征象，观察痰液量、颜色、性质、气味和与体位的关系，并记录 24 小时痰液排出量。如有咯血，窒息先兆，立即前往医院就诊。

第三章　消化系统疾病的护理

第一节　消化性溃疡

消化性溃疡是一种常见的消化系统疾病,十二指肠溃疡较胃溃疡多见,十二指肠溃疡以男性青壮年居多。本病一般具有慢性过程、发作呈周期性和节律性等特点。

本病在儿童期的检出率逐渐增高。各年龄儿童均可发病,以学龄儿童多见。婴幼儿多为急性、继发性溃疡,常有明确的原发疾病,胃溃疡和十二指肠溃疡发病率相近。年长儿多为慢性、原发性溃疡,以十二指肠溃疡多见,男孩多于女孩,可有明显的家族史。

一、疾病知识

(一)病因及发病机制

目前认为溃疡的形成是由于对胃和十二指肠黏膜有损害作用的侵袭因子(酸、胃蛋白酶、胆盐、药物、微生物及其他有害物质)与黏膜自身的防御因素(黏膜屏障、黏液重碳酸盐屏障、黏膜血流量、细胞更新、前列腺素、表皮生长因子等)之间失去平衡的结果。一般认为,与酸有关因素对十二指肠溃疡的意义较大,而组织防御因素对胃溃疡有更重要的意义。

(二)临床表现

不同年龄的病儿有各自临床表现特点。

1.新生儿期

多为急性应激性溃疡,常以消化道出血和穿孔为首发症状。

2.婴幼儿期

多见继发药物或应激性反应后,表现为食欲差,烦躁不安,腹胀,无特异性主诉,常常在出现消化道出血或穿孔后才明确诊断。

3.学龄前和学龄期

以慢性原发性溃疡多见,以反复发作上腹或脐周部疼痛为主诉,亦可为顽固性持续性疼痛,可伴有烧灼感、腹胀、食欲缺乏,并发消化道出血时出现呕血、黑便、贫血等症状;并发穿孔可出现急性腹膜炎症状甚至休克;并发水肿可出现上消化道梗阻症状。

(三)诊断与检查

1.诊断

由于儿童消化性溃疡的症状和体征不如成人典型,常易误诊和漏诊,故对出现剑突下有烧灼感或饥饿痛;反复发作、进食后缓解的上腹痛,夜间及清晨症状明显;与饮食有关的呕吐;粪便隐血试验阳性的贫血患儿;反复胃肠不适,且有溃疡病尤其是十二指肠溃疡家族史者;原因不明的呕血、便血者等,均应警惕消化性溃疡病的可能性,及时进行上消化道内镜检查,尽早明确诊断。

2.辅助检查

(1)粪便隐血试验:素食 3 日后检查,肉眼血便或强阳性结果提示消化道出血。

(2)胃镜检查:是最准确可靠的诊断手段,同时可以在胃镜下直接止血治疗。

(四)治疗

目的是缓解和消除症状,促进溃疡愈合,防止复发,并预防并发症。

1.一般治疗

急性出血时,应积极监护治疗,以防止失血性休克。应监测生命体征如血压、心率及末梢循环。禁食同时注意补充足够血容量,如失血严重时应及时输血。应积极进行消化道局部止血(如喷药、胃镜下硬化、电凝治疗)及全身止血。

应培养良好的生活习惯,饮食定时定量,避免过度疲劳及精神紧张,适当休息,消除有害因素如避免食用刺激性、对胃黏膜有损害的食物和药物。

2.药物治疗

原则为抑制胃酸分泌和中和胃酸,强化黏膜防御能力,抗幽门螺杆菌治疗。抑制胃酸治疗是消除侵袭因素的主要途径。

(1)H_2受体拮抗剂(H_2RI):可直接抑制组胺,阻滞乙酰胆碱和胃泌素分泌,达到抑酸和加速溃疡愈合的目的。①西咪替丁:每日 10～15mg/kg,分 4 次于饭前 10 分钟至 30 分钟口服,或分 1～2 次静脉滴注。②雷尼替丁:每日 3～5mg/kg,每 12 小时 1 次,或每晚 1 次口服,或分 2～3 次静脉滴注,疗程均为 4～8 周。③法莫替丁:0.9mg/kg,睡前 1 次口服,或 1 次/日静脉滴注,疗程 2～4 周。

(2)质子泵抑制剂(PPI):作用于胃黏膜壁细胞,降低壁细胞中的 H^+-K^+-ATP 酶活性,阻抑 H^+ 从细胞质内转移到胃腔而抑制胃酸分泌。常用奥美拉唑(洛塞克),剂量为每日 0.6～0.8mg/kg,清晨顿服。疗程 2～4 周。

(3)中和胃酸的抗酸剂:起缓解症状和促进溃疡愈合的作用。常用碳酸钙、氢氧化铝、氢氧化镁等。

(4)胃泌素受体阻滞剂:如丙谷胺,主要用于溃疡病后期,作为其他制酸药停药后维持治疗,以防胃酸反跳。

3.胃黏膜保护剂

(1)硫糖铝:在酸性胃液中与蛋白形成大分子复合物,凝聚成糊状物覆盖于溃疡表面起保护作用,尚可增强内源性前列腺素合成,促进溃疡愈合。常用剂量为每日 10～25mg/kg,分 4 次口服,疗程 4～8 周。

(2)枸橼酸铋钾:在酸性环境中沉淀,与溃疡面的蛋白质结合,覆盖其上,形成一层凝固的隔离屏障。促进前列腺素分泌,还具抗幽门螺杆菌的作用。剂量每日 6～8mg/kg,分 3 次口服,疗程 4～6 周。本药有导致神经系统不可逆损害和急性肾功能衰竭等毒副作用,长期大剂量应用时应谨慎,最好有血铋监测。

(3)蒙脱石粉、麦滋林－S 颗粒剂:亦有保护胃黏膜,促进溃疡愈合的作用。

(4)米索前列醇:即前列腺素样作用,其作用机制可能与刺激黏液和碳酸氢盐分泌,或直接保护胃黏膜上皮的完整性有关。但因其毒副作用,临床应用较少,罕见儿科应用。

4.抗幽门螺杆菌治疗

有 Hp 感染的消化性溃疡,需用抗菌药物治疗。临床常用的药物:枸橼酸铋钾 6～8mg/(kg·d),阿莫西林 50mg/(kg·d),克拉霉素 15～30mg/(kg·d),甲硝唑 25～30mg/(kg·d),呋喃唑酮 5～10mg/(kg·d),分 3 次口服。目前多主张联合用药。以下方案可供参考。

(1)以 PPI 为中心药物的"三联"方案:①PPI＋上述抗生素中的 2 种,持续 2 周。②PPI＋上述抗生素中的 2 种,持续 1 周。

(2)以铋剂为中心药物的"三联""四联"治疗方案:①枸橼酸铋钾 4～6 周＋2 种抗生素(阿莫西林 4 周、克拉霉素 2 周、甲硝唑 2 周、呋喃唑酮 2 周)。②枸橼酸铋钾 4～6 周＋H_2RI4～8 周＋上述 2 种抗生素 2 周。

5.手术治疗

如有以下情况,应根据个体情况考虑手术治疗。

(1)溃疡合并穿孔。

(2)难以控制的出血,失血量大,48 小时内失血量超过血容量的 30%。

(3)有幽门完全梗阻,经胃肠减压等保守治疗 72 小时仍无改善。

(4)慢性难治性疼痛。

二、护理

(一)环境护理

护理人员在布置病房时可选用色调柔和的窗帘,并在病房中放置一些小儿喜欢的儿童玩具。定时开窗通风换气,以保持病房内的空气流通,阳光充足。保持病房的安静和舒适,以免影响到患儿。医院走廊可张贴健康教育的宣传海报,医护人员的信息等,为患儿营造和谐、舒适、温馨的治疗环境。

(二)病情观察

小儿消化性溃疡在临床护理工作中需注意患儿生命体征的观察,对于患儿的体温、血压、脉搏、呼吸频率以及每日出入量都应详细地测量与记录。护理人员还应注意观察患儿的脸色以及口唇颜色、大便颜色和量。一旦发现患儿出现任何程度的呼吸急促、面色苍白等现象时,则表示可能为活动性出血,此时要立刻将情况报告给值班医生,采取有效的措施来进行治疗或抢救。

(三)生活护理

对于患儿在接受治疗后,护理人员应和其家长一起配合照顾患儿,保持其绝对的卧床休息,注意周围医疗环境的安静和舒适。在此期间要禁止饮食,此时患儿和家长有任何的疑惑要给予其详细的解答,告知其禁食是为了使发生溃疡的胃肠道充分修养,促进胃肠道黏膜的修复。当消化道溃疡致出血的患儿得到成功止血后,可以给予其温热流质食物,当不再出血后,护理人员可以建议家长准备一些日常饮食,但需要注意的是切忌辛辣、生冷、粗糙的食物,避免对胃肠道进行更剧烈的刺激导致溃疡加重或者是再次出血。

(四)心理护理

小儿消化性溃疡发病迅速,病情危急,且给患儿带来的腹部疼痛较为严重,患儿自身及其家长都会表现出紧张、焦虑、害怕的情绪。此时护理人员要对患儿进行态度温和语言通俗易懂的安抚,保证患儿不会再过度紧张与消极的情绪下发生生理功能紊乱。家长的情绪对于患儿的病情有十分重要的影响,所以在对患儿进行安慰的同时也需对其家长进行心理干预,鼓励其保持乐观和积极的态度,配合医生和护士的治疗,增加自己的孩子可以战胜病魔的决心和信心。

(五)治疗护理

在医师对消化性溃疡患儿进行治疗的过程中,护理人员要进行有效的护理,避免并发症的出现。对于出现呕吐或呕血的患儿,要轻扶其头部至某一侧,帮助其将呕吐物或血块吐出,避免呼吸道堵塞造成危险,在呕吐完后要按照医嘱给予患儿止血药物。

用药指导:在遵照医嘱给予患儿静脉注射治疗时,护理人员可适当地采用留置针,并且尽可能地选择不会对患儿的活动造成影响的静脉来进行穿刺;给予患者口服药物时,应向家长详细地介绍此药物的名称和作用,服用的方法、时间、剂量,服用后可能出现的不良反应。在条件允许时可让家长监督患儿服药,在患儿黑便时应及时通知医护人员,以便采取有效处理措施。

(六)合并出血的护理

1.做好病情观察

应定期为患儿体温、脉搏、血压、呼吸、记录 24h 出入量,观察患儿的口唇、面色及睑结膜色泽,严密观察大便、呕吐物颜色和量。如发现患儿出现脉搏增快、呼吸急促或尿量少、面色及口唇苍白加重等现象,则提示为有活动性出血,此时必须及时报告医生,从而采取有效措施。

2.留置胃管

应根据患儿年龄选择合适的型号,其用途有以下几方面:①可以观察出血情况。当引流液由暗红色(或咖啡色)转为清亮则提示为出血停止;②清除胃内积血、积液,并注意在抽取时应缓慢,不顺利时可轻轻转动胃管,切忌用力抽吸而损伤黏膜或加重出血;③胃内注药,活动性出血时通过胃管注入一些药物,例如黏膜保护剂(如思密达)和止血药(云南白药或去甲肾上腺素等),常能起到良好的止血效果,药物注入后应保留 1~2s。一旦胃液转为清亮,胃液潜血试验阴性 24h 以上即可拔除胃管。

3.指导饮食

禁食可使胃肠道得到充分的休息从而利于黏膜的修复,患儿出血期间应做到严格禁食。进食过早易致再出血,在出血停止 24h～48h 以上,方可使患儿试进食。由流质、半流质逐渐过渡到正常饮食,大约需要 1 周时间。开始进食时量宜小、次数不宜过多,否则可因胃负荷过大、胃酸分泌增多,导致腹痛、呕吐等消化不良的症状,也不利于溃疡的修复。

(七)健康教育

小儿消化性溃疡因患儿的肠黏膜修复快,只要在适宜的治疗与护理条件下,愈合率与愈合速度均佳。但是如果在日常生活中有不良的饮食习惯,则会导致消化性溃疡复发可能性增大。在患儿出院时,护理人员要指导其家长监督患儿进行均衡饮食和合理饮食,每餐需定时定量,切勿暴饮暴食。

在饮食的准备工作中,护理人员需建议家长准备温度适宜、口感适中的食物,避免制作过烫、过冷、辛辣的对胃肠道具有强刺激性的食物。对患儿出院后实行随访以便进行健康指导,帮助患儿保持日常良好的情绪,鼓励其多参与适量的体育活动来提高免疫力,一旦有任何不适感要立即去医院就诊。

尽量减轻心理负担,使保持稳定的情绪,慎用退烧药与激素类药物,在家庭内实行分餐制,应强调饮食卫生等。

第二节　先天性肥厚性幽门狭窄

先天性肥厚性幽门狭窄是由于幽门环肌肥厚增生使幽门管腔狭窄而引起的上消化道不完全性梗阻性疾病。先天性肥厚性幽门狭窄占小儿消化道畸形的第三位。发病率为 10/10 万～33/10 万,男女之比约为 5∶1。

一、疾病知识

(一)病因及发病机制

本病的发病原因是:①遗传因素:遗传因素导致先天性幽门肌肉神经节发育不成熟或数量减少,引起幽门环肌持续性收缩,进而肥厚导致不完全梗阻。本病为多基因遗传,父或母有本病史。②胃肠激素紊乱:病儿幽门环肌中的脑啡肽、P 物质和血管活性肠肽这 3 种肽能神经纤维有不同程度的稀疏或缺如,导致幽门环肌持续收缩,进而肥厚增生。

(二)临床表现

1.呕吐

为首发症状和就诊主诉,多在出生后 2 周开始,少数于 1 周内或 2 月后出现。开始为溢乳,渐加重为喷射性,自口鼻腔喷涌而出。多在喂奶后半小时,呕吐物为含奶凝块的乳汁,非胆汁性,每次哺乳后均吐,亦可数次喂哺后将累积在胃里的内容物一并吐出,量大于前一次的哺乳量。反复呕吐可造成黏膜出血,3%～5%病例的呕吐物中含咖啡色液体。呕吐后饥饿感强,吸奶有力,严重时尿粪减少。

2.胃蠕动波

常见于喂奶后和呕吐前,上腹部饱满状态下轻拍可引出,呈自左季肋下向右的蠕动波,至幽门部消失。

3.右上腹肿块

具有诊断意义的特有体征,80%的患儿在安静且腹壁柔软状态下可在右肋下腹直肌外缘处触及肥厚增生的幽门,即橄榄核样肿块。

4.营养不良、脱水、电解质紊乱及酸碱平衡失调

开始体重不增后日见消瘦,皮下脂肪减少;皮肤弹性渐差伴前囟门、眼眶凹陷;低钾、低氯血症;长期摄入不足,脱水,组织缺氧和肾功能损害可造成代谢性酸中毒,呕吐严重时胃酸丢失过多,亦导致代谢性碱中毒,呈现呼吸浅慢,喉痉挛及抽搐表现。

(三)诊断与检查

1.诊断

根据典型的呕吐病史、胃蠕动波和右上腹橄榄核样肿块基本可以诊断,不能明确时可借助

辅助检查。

2.辅助检查

(1)X线、造影:X线平片显示胃扩张,大胃泡,胃下界可达 T_2 以下而肠气少;稀钡造影胃排空时间延长,4~6小时后胃内仍有95%钡剂,12~24小时后仍有残留,幽门管狭长,长1.5~3cm,直径1~3mm,呈线状或鸟嘴征。注意检查后应及时吸出钡剂,防止呕吐致吸入性肺炎。

(2)B超:幽门肌长度≥16mm,肌层厚度≥4mm。

(3)胃镜:胃内潴留,幽门管狭窄,镜头不能通过。

(四)治疗

(1)一般治疗:用1份10%葡萄糖液+1份生理盐水静脉滴注纠正脱水;根据脱水程度计算补液量,纠正失水和电解质紊乱。

(2)药物治疗:补充钾盐。营养不良者给静脉营养,可应用脂肪乳剂、氨基酸液、葡萄糖液、水乐维他、白蛋白。纠正贫血和低蛋白血症。

(3)手术治疗:确诊后应及早进行幽门环肌切开术,手术方法简便,效果良好。

二、护理

先天性肥厚性幽门狭窄是小儿外科的常见疾病,占小儿消化道畸形的第3位,以喷射状呕吐、上腹部肿块为主要临床特征。早期诊断、及时手术是本病治愈的关键。随着社会发展和科技进步,腹腔镜在小儿外科领域的广泛运用,腹腔镜下幽门环肌切开术被证明是安全且行之有效的,并逐渐推广。及时手术后的患儿营养不良状态很快得到改善。而用腹腔镜下幽门环肌切开术具有恢复快、并发症少、创伤少、瘢痕小等优点。本节阐述腹腔镜辅助下手术治疗护理措施。

(一)一般护理

1.注意保暖

婴幼儿体温调节中枢不完善,给患儿多穿衣服,增加盖被,室内调节适宜的温湿度,每天开窗通风2次,保证室内空气清新,低体质量儿置新生儿暖箱保暖,调节至中性温度,定时监测体温。

2.饮食

呕吐轻者可少量多次喂奶,喂奶后将患儿竖起轻拍背部,呕吐严重者遵医嘱给予胃肠减压,妥善固定好胃管,用手套或者袜子套住患儿双手,防止抓脱胃管,保持胃管引流通,每2h用注射器轻轻抽吸一下胃管,维持有效的胃肠减压,可以防止呕吐。

3.体位

患儿频繁呕吐,呕吐物易误吸致吸入性肺炎,故应告知家长将患儿置侧卧位或平卧位头偏向一侧,及时清除呕吐物,防止窒息。

4.纠正水电解质酸碱失衡

由于患儿频繁呕吐,易导致严重脱水。因此,入院后立即建立静脉通道,遵医嘱急抽血实验室检查,结合血清电解质结果,纠正水电解质酸碱失衡。合理安排输液种类及顺序,用注射泵控制输液速度。

5.心理护理

责任护士、护士长应主动与患儿家长交谈,了解家长的思想动态,同时告知手术是唯一有效的治疗方法,讲解一些手术成功的病例,告知家长医生及麻醉师的水平,解除他们的心理负担,坚定其治疗信心。

6.病情观察

仔细观察呕吐的时间、方式、次数、呕吐物的性质和量,做好护理记录。每次喂奶后,有专人密切观察,防止呕吐物误吸,引起窒息;配合医师观察患儿的呕吐特点,排除因喂养不当、幽门痉挛等引起的呕吐;观察水、电解质及酸碱平衡紊乱;观察患儿的神志、精神、皮肤弹性、尿量、前囟变化;记录出入量,评估脱水程度,及时纠正水、电解质和酸碱平衡紊乱。

(二)术前准备

1.心理及环境准备

术前与患儿家属充分沟通,建立良好护患关系。全面了解患儿身体状况及各项检验指标和对手术的特殊要求,注意有无呼吸系统炎症,了解有无手术及麻醉禁忌。患儿进手术室前给予基础麻醉,观察患儿的面色、呼吸,以防基础药物过量引起呼吸抑制,通常等待患儿入睡后再接入手术间。

患儿自身体温调节能力不足,体表面积相对较大,皮肤结构不成熟,在应激情况下不易动员体内因素使体温升高,尤其是接受腹部手术时需要暴露身体,如果室内温度和手术床垫的局部温度未达要求,易使患儿形成低体温、硬肿症,不利于术后康复。故手术室的温度一般调节在24~26℃之间,相对湿度保持在40%~50%,进行各项操作时尽量减少患儿身体不必要的暴露。可使用升温毯铺垫在患儿身体下方,根据患儿体温情况调整相对应温度,从而使患儿体温保持在正常范围36.4~37.4℃,对患儿生命体征稳定及术后患儿肠道功能恢复起到至关重要的作用。

2.完善术前相关检查,积极做好术前准备

(1)术前检查:血、尿、便常规,凝血功能、生化全套、血型、配血,心电图、B超、上消化道造影等。

(2)备皮术前做好皮肤清洁,特别是脐部,腹腔镜手术需从脐部打孔,而脐部易积污垢,要彻底清洁脐部,必要时可用液状石蜡浸泡污垢后再清洗。

(3)术前禁食、常规放置胃管、补液、注射术前针等。

(三)术中护理及配合

1.严格查对

患儿进入手术室后立即严格执行手术核查制度,与手术医生逐一核对手镯信息、床号、住院号、姓名、年龄、性别、体重、手术名称、手术部位及手术方式;询问术前准备是否完善包括禁食时间是否足够;皮试结果、手术前抗生素使用、术前用药是否执行,检查临床护士是否已签字;查看手术区域皮肤准备情况,一旦有误立即与手术主刀医生沟通,采取补救措施严防差错事故发生。

2.建立静脉通道

建立静脉通道是术中麻醉医师用药、输液及抢救必需的途径,应选择合适的穿刺部位,必要时可选用套管针进行穿刺留管,以免患儿躁动引起液体外渗或穿刺针头脱落;本手术一般选择手背静脉,有利于输液过程中观察,防止液体外漏,并牢固固定;术中根据心电监护显示的血压、脉搏变化及出血量及时调整补液速度,维持循环功能相对平稳。

3.体位保持

一般情况下患儿宜采取平卧体位并固定,但如果术中横结肠阻挡患儿幽门的暴露,则可调节手术床角度,适当采取头高脚低位;巡回护士根据患儿年龄、体型、准备好安置体位的用物,用固定带固定;小儿皮肤柔嫩,约束带不要过紧,里面放好衬垫,保持一定的空隙,以免压伤患儿皮肤;术中随时观察肢体末梢的温度、颜色等,切不可因方便手术医生操作而忽略以上原则。

4.器械护士的配合

器械护士提前20min洗手,将腹腔镜器械按使用顺序摆放整齐,并再次检查器械性能状态是否正常,检查摄像头并调好清晰度,连接好台上摄像头、光纤、观察镜。器械护士在手术进行中要做到操作迅速、熟记手术流程、预先准备好每一步需要用的器械、准确地及时地传递器械;时刻注意镜头雾化的问题,用碘附纱布时常擦拭镜头,如烟雾过多可以打开锁孔。此外应准备备用器械,并能熟练掌握腹腔镜器械的常见故障处理,确保手术顺利完成。

(四)术后护理

1.生命体征监测

患儿回室后应取去枕平卧位,头偏向一侧,肩背部垫高,防止呼吸道分泌物吸入气管引起窒息,用监护仪监测生命体征,根据血氧饱和度给予鼻导管吸氧,氧流量调节为 $1\sim2L/min$。因腹腔镜手术是在二氧化碳气腹下完成的,由于术中大量二氧化碳弥散入血造成高碳酸血症,加之婴幼儿呼吸功能低下的特点,易导致血中氧含量降低与二氧化碳的蓄积,患儿需通过加深加快的呼吸等自身调节功能排出积聚的二氧化碳。因此,术后给予持续低流量吸氧可促进二氧化碳排出,同时密切监测患儿呼吸频率和深度,保持呼吸道通。协助患儿翻身(每2小时1次),注意观察每小时尿量。

2.并发症的观察及护理

(1)伤口感染:观察患儿生命体征特别是体温的变化;观察患儿伤口有无红肿、渗液,一旦出现应立即通知医生换药;观察患儿血常规指标是否处于正常范围内。

(2)胃肠黏膜出血:观察患儿呕吐物颜色、性状,如有血性液应立即通知医生处理。

(3)吸入性肺炎:如果患儿出现呼吸急促、呼吸困难、青紫、鼻翼扇动、三凹征等情况应立即通知医生处理。

3.注意保暖

术后适当保暖,手术后患儿可出现体温紊乱,应密切监测体温变化,每4h测体温1次,低体质量儿置患儿于暖箱内保暖,所有的操作及护理均应集中进行,避免频繁打开操作窗。每天定时更换暖箱内灭菌注射用水,保持恒定的温度和湿度,可避免出现体温不升。

4.保持切口敷料清洁干燥

敷料如被尿液渗湿时应及时通知医生更换,防止切口感染。

5.引流管护理

患儿术后均置有胃管,妥善固定好胃管,用袜子套住患儿双手或用约束带适当约束患儿双手,防止管道滑脱、扭曲、打折。保持引流通,每2h可用注射器轻轻抽吸胃管1次,用力不宜过大,避免损伤患儿胃黏膜,密切观察引流液的量、颜色和性状,并做好详细记录,做到班班交接清楚,每3d更换1次引流袋,每天进行口腔护理2次,保持口腔清洁,预防口腔感染。如有异常情况及时汇报医生。

6.补液及静脉营养

术后遵医嘱予以禁食,胃肠减压,止血及营养支持治疗,本组患儿禁食期间,为了保证足够的营养供给,输液速度不可过快,应用微量输液泵控制速度使液体匀速进入体内,防止输液过快造成心力衰竭,输液期间严密观察穿刺部位有无渗出、红肿等异常情况。至少每小时巡视患者1次。

7.饮食指导

通常手术当天禁食。一般术后第1天开始口服糖水,每2h一次,每次10~15mL。喂2~3次无呕吐后,试喂少量牛奶或母乳,逐渐增加奶量,于术后3~5d内加至正常日需量。对术后早期仍有呕吐的患儿,应适当延长禁食时间,在试喂期间切勿让患儿进食过快,以免吞入大量气体而诱发呕吐。对术前营养不良未完全纠正的患儿,术后应继续补给少量全血或血浆,也可输入20%人体白蛋白或采用TPN,以进一步改善全身情况。

(五)出院指导

(1)指导家长合理喂养,以母乳为主,如母乳不足可添加配方乳,多给患儿饮温开水,多晒太阳,4个月后及时添加辅食,按时预防接种。

(2)注意保暖:随着温度变化及时增减衣服,防止受凉感冒。

(3)定期门诊复查,如有不适随时就诊。

第三节　肠套叠

肠套叠是指肠管的一部分及其相应的肠系膜套入邻近肠腔的一种肠梗阻。急性肠套叠是婴儿时期的一种特有的、最常见的急腹症之一。是3个月至6岁期间引起肠梗阻的最常见原因。多见于4~10个月婴儿,60%患儿的年龄在1岁以内,但新生儿罕见。80%患儿年龄在2岁以内,男孩发病率多于女孩,约为4:1。健康肥胖儿多见,发病季节与胃肠道病毒感染流行相一致,以春秋季多见。常伴发于中耳炎、胃肠炎和上呼吸道感染。

一、疾病知识

(一)病因及发病机制

肠套叠分原发和继发两种。95%为原发性,多为婴幼儿,病因迄今尚未完全清楚,有人认为婴儿回盲部系膜尚未完全固定、活动度较大是引起肠套叠的原因。5%继发性病例多为年长儿,发生肠套叠的肠管可见明显的机械原因,如梅克尔憩室翻入回肠腔内,成为肠套叠的起点;肠息肉、肠肿瘤、肠重复畸形、腹型紫癜致肠壁血肿等均可牵引肠壁而发生肠套叠。

某些促发因素可导致肠蠕动的节律发生紊乱,从而诱发肠套叠,如饮食改变、腹泻及病毒感染等均与之有关。有研究表明病毒感染可引起末段回肠集合淋巴结增生,局部肠壁增厚,甚至凸入肠腔,构成套叠起点,加之肠道受病毒感染后蠕动增强而导致发病。

肠套叠多为近端肠管套入远端肠腔内,依据其套入部位不同分为:

(1)回盲型:回盲瓣是肠套叠头部,带领回肠末端进入升结肠,盲肠、阑尾也随着翻入结肠内,此型最常见,约占总数的 50%～60%。

(2)回结型:回肠从距回盲瓣几厘米处起,套入回肠最末端,穿过回盲瓣进入结肠,约占 30%。

(3)回结型:回肠先套入远端回肠内,然后整个再套入结肠内,约占 10%。

(4)小肠型:小肠套入小肠,少见。

(5)结肠型:结肠套入结肠,少见。

(6)多发型:回结肠套叠和小肠套叠合并存在。肠套叠多为顺行性套叠,与肠蠕动方向相一致。套入部随着肠蠕动不断继续前进,该段肠管及其肠系膜也一并套入鞘内,颈部束紧不能自动退出。由于鞘层肠管持续痉挛,致使套入部肠管发生循环障碍,初期静脉回流受阻,组织充血水肿,静脉曲张,黏膜细胞分泌大量黏液,进入肠腔内,与血液及粪质混合成果酱样胶冻状排出,肠壁水肿、静脉回流障碍加重,使动脉受累,供血不足,导致肠壁坏死并出现全身中毒症状,严重者可并发肠穿孔和腹膜炎。

(二)临床表现

1.急性肠套叠

(1)腹痛:既往健康的孩子突然发作剧烈的阵发性肠绞痛,哭闹不安,屈膝缩腹,面色苍白,拒食,出汗,持续数分钟或更长时间后,腹痛缓解,安静或入睡,间歇 10～20 分钟又反复发作。阵发性腹痛是由于肠系膜受牵拉和套叠鞘部强烈收缩所致。

(2)呕吐:初为乳汁、乳块和食物残渣,后可含胆汁,晚期可吐粪便样液体,说明有肠管梗阻。

(3)血便:为重要症状。出现症状的最初几小时大便可正常,以后大便少或无便。约 85% 病例在发病后 6～12 小时排出果酱样黏液血便,或作直肠指检时发现血便。

(4)腹部包块:多数病例在右上腹季肋下可触及有轻微触痛的套叠肿块,呈腊肠样,光滑不太软,稍可移动。晚期病例发生肠坏死或腹膜炎时,出现腹胀、腹水、腹肌紧张和压痛,不易扪及肿块,有时腹部扪诊和直肠指检联合检查可触及肿块。

(5)全身情况:患儿在早期一般情况尚好,体温正常,无全身中毒症状。随着病程延长,病情加重,并发肠坏死或腹膜炎时,全身情况恶化,常有严重脱水、高热、嗜睡、昏迷及休克等中毒症状。

2.慢性肠套叠

年龄愈大,发病过程愈缓慢。主要表现为阵发性腹痛,腹痛时上腹或脐周可触及肿块,不痛时腹部平坦柔软无包块,病程有时长达十余日。由于年长儿肠腔较宽阔可无梗阻现象,肠管亦不易坏死。呕吐少见,便血发生也较晚。

(三)诊断与检查

1.诊断

凡健康婴幼儿突然发生阵发性腹痛或阵发性哭闹、呕吐、便血和腹部扪及腊肠样肿块时可确诊。肠套叠早期在未排出血便前应做直肠指检。

2.辅助检查

(1)腹部 B 超检查:在套叠部位横断扫描可见同心圆或靶环状肿块图像,纵断扫描可见"套筒征"。

(2)B 超监视下水压灌肠:经肛门插入 Foley 管并将气囊充气 20～40mL。将"T"形管一端接 Foley 管,侧管接血压计监测注水压力,另一端为注水口,注入 37～40℃等渗盐水匀速推入肠内,可见靶环状块影退至回盲部,"半岛征"由大到小,最后消失,诊断治疗同时完成。

(3)空气灌肠:由肛门注入气体,在 X 线透视下可见杯口阴影,能清楚看见套叠头的块影,并可同时进行复位治疗。

(4)钡剂灌肠:可见套叠部位充盈缺损和钡剂前端的杯口影,以及钡剂进入鞘部与套入部之间呈现的线条状或弹簧状阴影。只用于慢性肠套叠疑难病例。

(四)治疗

急性肠套叠是一种危及生命的急症,其复位是一个紧急的过程,一旦确诊需立即进行。

1.灌肠疗法

(1)适应证:肠套叠在 48 小时内,全身情况良好,腹部不胀,无明显脱水及电解质紊乱。

(2)方法:①B 超监视下水压灌肠。②空气灌肠。③钡剂灌肠复位。

(3)注意事项:灌肠复位时应作如下观察。①拔出肛管后排出大量带臭味的黏液血便和黄色粪水。②患儿很快入睡,不再哭闹及呕吐。③腹部平软,触不到原有的包块。④灌肠复位后给予 0.5～1g 活性炭口服,6～8 小时后应有炭末排出,表示复位成功。

(4)禁忌证:①病程已超过 48 小时,全身情况差,如有脱水、精神萎靡、高热、休克等症状者,对 3 个月以下婴儿更应注意。②高度腹胀,腹部腹膜刺激征者 X 线腹部平片可见多数液平面者。③套叠头部已达脾曲,肿物硬而且张力大者。④多次复发疑有器质性病变者。⑤小肠型肠套叠。

2.手术治疗

肠套叠超过 48～72 小时,或虽时间不长但病情严重疑有肠坏死或穿孔,以及小肠型肠套叠均需手术治疗。根据患儿全身情况及套叠肠管的病理变化选择进行肠套叠复位,肠切除吻合术或肠造瘘术等。5％～8％患儿可有肠套叠复发。灌肠复位比手术复位的复发率高。

二、护理

(一)早期病情观察

小儿急性肠套叠的临床表现一般较为典型,即阵发性腹痛、呕吐、血便和腹部肿块。早期诊断是提高治疗小儿肠套叠疗效的关键。对于症状不典型病例除需要密切观察以下的内容外。高度怀疑者还应作低压空气灌肠协助诊断。

(1)腹痛与呕吐的观察:由于患儿不能用语言准确反映自己的感觉和要求,故哭闹是反映患儿不适或疾病的最早征兆。肠套叠的患儿阵发性哭闹因腹痛引起,哭闹的性质和伴发表现是判断病情的重要指标之一。在疾病早期。患儿表现为突然阵发性哭闹,每次持续 5～6min。间隔 30min,哭声较大。伴有面色苍白、出汗、双腿蜷缩、双臂乱动;在疾病中晚期,哭闹呈持续性。严重者出现低声呻吟,伴有面色苍白、精神萎靡。在患儿哭闹期间应注意密切观察。不宜给予镇静剂。以免掩盖病情。患儿在发病不久即出现喷射性呕吐。初为乳汁凝块,以后可带胆汁。晚期则有粪便样液体。

(2)腹部情况的观察:发病早期患儿腹部柔软,无明显腹胀,在患儿哭闹后间歇期由右下腹向上腹部触摸。可在脐上或右上腹触及腊肠样肿块。中晚期患儿出现明显腹胀。不易触及腹部肿块。

(3)大便的观察与肛门指诊:发病后多数患儿有 1～2 次正常大便,4～12h 后出现果酱样血便。本组病例大多在腹痛后 6h 出现血便。对仅有阵发性哭闹伴有呕吐和腹胀而无典型果酱样血便和腹部肿块的患儿,应作肛门指诊,指诊发现指套染有血性黏液时应高度怀疑肠套叠的可能。尽早行空气或钡剂灌肠。

(二)灌肠治疗的护理

(1)在空气灌肠复位前,患儿多有哭闹不安、面色苍白、心情烦躁等临床表现,再加上患儿家属缺乏对空气灌肠复位治疗方法及其价值的了解,故而会产生紧张、焦虑等负面情绪,甚至对空气灌肠复位产生一定的排斥感。因此,护理人员需要面向患儿及其家属积极展开健康宣教,一方面需要介绍空气灌肠复位的优势与治疗效果,另一方面需要引导他们正确认识空气灌肠复位期间可能出现的意外,消除患儿及其家属的恐惧心理,提高患儿的配合度。

(2)在空气灌肠复位前,为患儿停留胃管胃肠减压,可有效减轻疼痛症状,同时可防止空气灌肠并发症的发生。

(3)需要为患儿快速建立静脉通道,由于患儿复位前后可能出现呕吐、拒食等症状,水电解质有一定的紊乱,故而需要护理人员在静脉输入抗生素药物的同时,给予营养支持,以缓解水电解质紊乱,并防止炎症症状的产生。

(4)空气灌肠复位成功后,可按医嘱给予炭粉口服或胃管注入,炭粉除有吸附作用外,还有收敛作用,可有效减少中毒症状同时还可减轻肠管的水肿,通过观察炭末的排出,可确认复位成功,肠道功能恢复。

(5)对患儿的基本生命指征进行密切观察,在相关临床症状完全消失,且逐渐可排出黄色粪便后方可确认肠管已经达到通畅标准。除此以外,还需要密切观察患儿是否出现复套问题,若发生复套,则需要及时通报医生并做出相应的处理。

(三)手术治疗护理

1.术前护理

(1)建立静脉通道:为纠正脱水和电解质、酸碱失衡,应早期建立静脉通道,必要时加用能量和抗生素。由于患儿烦躁哭闹加上明显脱水,静脉充盈欠佳,给静脉穿刺带来很大困难,因此,要求护士具有过硬的小儿静脉穿刺技术。一般应由经验丰富的护士负责静脉穿刺,迅速建立静脉通道,若穿刺确实困难,则应果断行静脉切开。

(2)胃肠道准备:持续胃肠减压,保持引流通畅,并注意观察引流物的色、质、量。应严格术前准备,按要求嘱禁水、禁食,同时禁饮食期间要做好口腔护理。持续胃肠减压,防止呕吐、窒息。

（3）完善各项术前准备：抽血查电解质、二氧化碳结合力、肝、肾功能，交叉配血等，腹部平片，清洁腹部皮肤，留置胃管，按时给予术前用药。

（4）麻醉前用药：遵医嘱给小儿肌内注射适量的镇静剂（氯丙嗪和异丙嗪 1mg/kg 肌肉注射）和解痉剂（654-20.1mg/kg），备用氧气袋及有关急救用品。术前 30min 肌内注射阿托品 0.02~0.04mg/kg，静脉推注维生素 K110mg。

2.术后护理

（1）麻醉苏醒期的护理：全麻未清醒前应严密观察病情变化。去枕平卧头侧位，肩部垫高，垫肩垫于两肩胛之间，保持呼吸道通畅，以免呕吐物及痰液堵塞呼吸道引起窒息或吸入性肺炎。垫肩大小视小儿的身高体重而定，宽度以两肩宽度的 2/3 为宜，高以能让患儿双肩舒展，头略后仰为宜。如患儿腹胀明显可行肛管排气，以减轻腹胀，必要时留置肛管 8~12h；及时清除呼吸道分泌物，必要时吸痰，保持呼吸道通畅；面罩吸氧，氧流量为 1~2L/min；给予心电监护，观察血压、呼吸、心率、心律、血氧饱和度的变化。

（2）安全护理：由于麻醉剂选择性的兴奋与抑制作用，患儿易出现肢体躁动、幻觉等，应用约束带约束其四肢，方便静脉输液。约束带内要垫以棉花，松紧要适宜，防止造成末梢血液循环障碍而导致坏死。

（3）体温护理：肠套叠超过 48h 或肠坏死时肠壁受到损害，术后可能出现高热，体温可达 40℃以上，易引起高热惊厥。在加强抗感染及继续纠正脱水、酸中毒的同时，要及时给予降温处理。首先予以物理降温，可用冰枕、冷毛巾湿敷头部。如上述物理降温效果欠佳，体温仍在 38.5℃以上，可遵医嘱给予药物降温；同时对出现低温者则应给予保暖。

（4）静脉输液的护理：本症输注的是高渗液体（营养液），对血管的刺激、损伤较大，采用头皮静脉、四肢浅静脉穿刺置入留置针，易发生渗漏、静脉炎，笔者建议采用腋静脉留置。腋静脉是由贵要静脉与肱静脉汇合而成，注入锁骨下静脉，静脉粗直，血流量大、流速快，输入的静脉营养液随血液快速进入循环，弹性好，能承受持续输液对局部血管壁的侧压；留置针套管进入血管后漂浮在血管中；留置针受患儿活动较四肢影响少，从而减少了机械性摩擦，便于保留、固定及护理，减少液体外渗及静脉炎的发生，因而能延长留置针的使用时间。

（5）引流管的护理：患儿术后留置胃管及腹腔引流管，应妥善固定，以防扭曲、受压，保持通畅。严密观察引流液的颜色、性质及量，并做好记录。每日更换引流袋，换袋时要严格无菌操作。一般拔引流管、胃管时间为术后 2~3d。

（6）饮食护理：本症胃肠功能恢复缓慢，进食过早容易引起腹胀，甚至再次引起套叠，应注意保持有效的胃肠减压，适当延长禁食时间，使肠道充分休息，以利于吻合口愈合和肠道功能恢复。采用全胃肠道外营养（TPN），TPN 营养液根据患儿机体需要配制，采用恒速输液泵 24h 内均匀输入，避免引起心衰、肺水肿。采用外周浅静脉滴入，均使用静脉留置针，并用 50% 硫酸镁湿敷穿刺肢体，减少静脉炎的发生，保护血管。有排便则可先饮水，如未排大便，可用开塞露刺激其排便。可以从糖水逐渐过渡到母乳、牛奶等营养丰富的易消化的流质饮食，少量多次，避免进食牛奶、豆制品等产气食物和辣椒、大蒜等刺激性食物，进食后观察患儿的腹部情况及排气、排便情况。

(7)术后排便的观察:如术后已出现血便的患儿,排便时会将肠腔内残留的血便排出。如肠腔炎症较重者术后腹泻且大便带腥臭味,经抗感染治疗和口服思密达后大便会逐渐转至正常。

(8)皮肤护理:术后需做好肛周皮肤护理,可于便后以温盐水擦洗并外涂氯锌油,以预防反复腹泻诱发肛周湿疹甚至肛周脓肿。

(9)康复护理:鼓励患儿早期活动,不会行走可由家长抱行,每日行走 4～5h,以减少肠粘连发生,并改善呼吸、循环功能。同时嘱家长注意患儿有无阵发性哭闹等,如出现哭闹需及时进行 B 超检查,以排除再次肠套叠的可能。

第四节　胃炎

胃炎是由多种病因引起的胃黏膜炎症,常伴有上皮损伤和细胞再生,是最常见的消化道疾病之一。按临床发病急缓及病程长短分为急性胃炎和慢性胃炎两大类。

一、急性胃炎

急性胃炎是指各种病因引起的急性胃黏膜炎症。临床上急性发病,主要表现为上腹部症状,主要病理改变为胃黏膜充血、水肿、糜烂和出血,病变可局限于胃窦、胃体或弥漫分布于全胃。可分为急性单纯性胃炎、急性糜烂性胃炎、急性腐蚀性胃炎等。

(1)药物:最常引起胃黏膜炎症的药物是非甾体抗炎药(NSAIDs),如阿司匹林、吲哚美辛等,可能是这些药物通过抑制前列腺素的合成,削弱了前列腺素对胃黏膜的保护作用。此外,抗肿瘤药、铁剂和氯化钾等,破坏黏膜屏障,可引起胃黏膜糜烂。

(2)急性应激:包括各种严重的脏器疾病、严重创伤、大面积烧伤、大手术、颅脑病变、休克以及精神心理因素等。如烧伤所致者,称 Curling 溃疡。应激的生理性代偿功能不足以维持胃黏膜微循环的正常运行,造成黏膜缺血、缺氧、黏膜分泌减少和局部前列腺素合成不足,导致胃黏膜屏障破坏和 H^+ 弥散进入黏膜,引起胃黏膜糜烂和出血。

(3)其他:长期大量饮酒、急性感染、胃内异物、胆汁和胰液反流以及肿瘤放化疗后的物理性损伤,均可导致胃炎。某些细菌、病毒或其毒素、胰液和胆汁中的胆盐等,造成胃黏膜损伤;由于乙醇的亲脂和溶脂性能,破坏胃黏膜屏障,引起上皮细胞损害、黏膜出血和糜烂。

(一)临床表现

1.症状

轻者无明显症状;有症状者,表现为上腹痛、饱胀不适、恶心、呕吐、食欲缺乏等。急性糜烂出血性胃炎者,表现为突发为呕血和黑便,是上消化道出血常见病因之一。持续少量出血可导致贫血,大出血引起昏厥或休克。

2.体征

上腹部可有不同程度的压痛。

（二）辅助检查

1.粪便检查

粪便隐血试验呈阳性。

2.胃镜检查

是诊断的主要依据，一般在出血后 24～48 小时内进行，称为急诊胃镜检查。镜下可见胃黏膜多发性糜烂、出血性和浅表溃疡，表面附有黏液和炎性渗出物。

（三）诊断要点

近期服用 NSAID 等药物、严重疾病状态或大量饮酒者，如出现呕血和黑便应考虑本病，但确诊则有赖于胃镜检查。

（四）治疗要点

针对病因和原发疾病采取相应防治措施。

1.药物引起者

立即停药，遵医嘱服用 H2 受体拮抗药、质子泵抑制剂等，抑制胃酸分泌；服用硫糖铝和米索前列醇等，可保护胃黏膜。

2.应急溃疡者

在积极治疗原发病的同时，给予抑制胃酸分泌的药物；上消化道大出血时，采取综合性抢救治疗性措施。

二、慢性胃炎

慢性胃炎是由多种原因引起的胃黏膜慢性炎症。病变局限于黏膜层，分布不均匀，以淋巴细胞和浆细胞浸润为主，间有少量中性粒细胞和嗜酸性粒细胞。

慢性胃炎是一种常见病，其发病率在各种胃病中居首位。男性稍多于女性。任何年龄均可发病，但随年龄增长发病率逐渐增高。根据尸检资料，发病率为 60％，高年组达 80％，根据胃镜检查资料，占活检的 55％～80％，其中以慢性浅表性胃炎（CSG）为主，萎缩性胃炎（CAG）占 15％～20％。慢性胃炎的分类方法很多。

1.以病变的解剖部位来分

慢性胃窦炎（B 型胃炎）最常见。绝大多数（90％）由 HP 感染引起，少数与胆汁反流、非甾体抗炎药、吸烟及嗜酒等因素有关。慢性胃体炎（A 型胃炎）少见。病变主要累及胃体和胃底，主要由自身免疫反应引起。

2.以胃腺体是否受累来分

（1）慢性浅表性胃炎：炎性细胞浸润仅局限于黏膜的表层，胃腺体则完整无损。

（2）慢性萎缩性胃炎：病变发展累及腺体，腺体萎缩、消失，胃黏膜变薄。

（一）病因与发病机制

慢性胃炎的病因尚未完全阐明，主要病因有以下几方面：

1.幽门螺杆菌（Hp）感染

目前认为 Hp 感染是慢性胃炎最主要的病因。

（1）Hp 感染作为慢性胃炎病因的依据。

1）绝大多数慢性活动性胃炎患者胃黏膜中可检出 Hp。

2）Hp 在胃内的分布与胃内炎症的分布一致。

3）根除 Hp 可以使胃黏膜炎症消退。

4）从健康志愿者和动物模型中可以复制 Hp 感染引起的慢性胃炎。

（2）Hp 的作用机制。

1）黏附作用。

2）蛋白酶的作用。

3）尿素酶作用。

4）毒素作用。

5）Hp 菌体细胞还可作为抗原产生免疫反应。

2.自身免疫

壁细胞损伤后能作为自身抗原刺激机体的免疫系统而产生相应的壁细胞抗体和内因子抗体。

3.物理及化学因素

长期饮浓茶、酒、咖啡,食用过热、过冷、过于粗糙的食物,服用非甾体消炎药,各种原因引起的十二指肠液反流等均可损伤胃黏膜。

4.其他因素

有人认为慢性萎缩性胃炎可能与胃黏膜退行性变有关。此外,某些疾病如心力衰竭、肝硬化门静脉高压、尿毒症以及营养不良等也使胃黏膜易于受损。

在慢性胃炎的发展过程中,胃腺细胞可发生肠腺化生,或假性幽门腺化生和增生,增生的上皮和肠化的上皮可发生发育异常,形成不典型增生,中度以上的不典型增生被认为是癌前病变。

（二）临床表现

慢性胃炎病程迁延,进展缓慢,缺乏特异性症状。大多无明显症状,部分有上腹痛或不适、食欲缺乏、饱胀、嗳气、反酸、恶心和呕吐等消化不良的表现,症状常与进食和食物种类有关。少数可有少量上消化道出血。A 型胃炎患者可出现明显畏食、贫血和体重减轻。体征多不明显,有时上腹轻压痛。

（三）辅助检查

1.胃镜及胃黏膜活组织检查

是最可靠的诊断方法。通过胃镜在直视下观察黏膜病损,可取活组织检查进一步证实为何种类型胃炎。

2.胃液分析

A 型胃炎均有胃酸缺乏。B 型胃炎胃酸正常,有时增多,大量 G 细胞破坏时,胃酸可降低。

3.血清学检查

A 型胃炎血清促胃液素水平明显增高,抗壁细胞抗体和抗内因子抗体均可呈现阳性。B 型胃炎时,根据 G 细胞破坏程度,血清促胃液素水平有不同程度的下降,抗壁细胞抗体或可测得,但滴度低。

4.Hp 检测

可通过培养、涂片、尿素酶测定等方法检测出 HP。

(四)诊断要点

1.慢性胃炎的诊断

临床上有反复上腹胀痛及消化不良表现,病程迁延。确诊有赖于胃镜及胃黏膜活组织检查。

2.慢性胃炎的分型

(1)浅表性胃炎:黏膜充血、水肿、渗出多,黏膜光滑,红白相间,以为主,有少量出血点,轻度糜烂。

(2)萎缩性胃炎:黏膜苍白或灰白,红白相间,以白为主,弥漫性或灶性分布;黏膜变细而平坦,黏膜下血管透见;也可粗糙,呈颗粒状小结节;易发生糜烂和出血。

(五)治疗要点

1.根除 HP 感染

推荐的根除 HP 治疗方案如下:

(1)方案一(三联疗法):铋剂＋两种抗生素。

1)铋剂标准剂量＋阿莫西林 500mg＋甲硝唑 400mg,每日两次×2 周。

2)铋剂标准剂量＋四环素 500mg＋甲硝唑 400mg,每日两次×2 周。

3)铋剂标准剂量＋克拉霉素 250mg＋甲硝唑 400mg,每日两次×1 周。

(2)方案二(三联疗法):质子栗抑制剂(PPI)＋两种抗生素。

1)PPI 标准剂量＋克拉霉素 500mg＋阿莫西林 1g,每日两次×1 周。

2)PPI 标准剂量＋阿莫西林 1g＋甲硝唑 400mg,每日两次×1 周。

3)PPI 标准剂量＋克拉霉素 250mg＋甲硝唑 400mg,每日两次×1 周。

(3)方案三(四联疗法)。

1)雷尼替丁、枸橼酸铋钾(CBS)400mg 替代推荐方案二中的 PPI。

2)H_2 受体阻断剂(H2RA)或 PPI＋推荐方案一。

2.根据病因给予相应处理

若因非甾体消炎药引起,应停服药并给予制酸剂或硫糖铝;若因胆汁反流,可用氢氧化铝凝胶来吸附,或予以硫糖铝。

3.对症处理

有胃动力学改变者,可服用多潘立酮、西沙必利等;A 型胃炎无特殊治疗,有恶性贫血者可肌内注射维生素 B_{12};对于胃黏膜肠化和不典型增生者,给予 β 胡萝卜素、维生素 C、维生素 E 和叶酸等抗氧化维生素,以及锌、硒等微量元素或有助于其逆转。

(六)护理诊断

1.疼痛

腹痛与胃黏膜炎性病变有关。

2.营养失调

低于机体需要量与畏食、消化吸收不良等有关。

3.焦虑

与病情反复,病程迁延有关。

4.活动无耐力

与 A 型胃炎致恶性贫血有关。

5.知识缺乏

缺乏对慢性胃炎病因和预防知识的了解。

(七)护理措施

1.一般护理

嘱患者卧床休息,身心放松,提供舒适的进食环境,保持环境清洁,空气新鲜,温度适宜,避免环境中的不良刺激,如噪声,不良气味等,有利于患者食欲的增加。

2.制订饮食计划

向患者说明摄取足够营养的重要性,指导患者及家属改进烹饪技巧,变换食物的色、香、味,刺激患者食欲。胃酸低者食物应完全煮熟后食用,以利于消化吸收,并给刺激胃酸分泌的食物,如肉汤、鸡汤等;高胃酸者应避免进酸性、多脂肪食物。鼓励患者少量多餐,饮食宜少渣,温热,高热量、高蛋白、高维生素,易消化的饮食,避免过咸、过甜、过辣的刺激性食物。少量出血者可食用米汤等流食中和胃酸。急性大出血者禁食。

3.保持口腔清洁

鼓励患者晨起、睡前、进食前后刷牙或漱口,保持口腔清洁舒适,促进食欲。

4.营养状况评估

观察并记录患者每日进餐次数、量、品种,以了解其摄入营养能否满足机体需要。定期测量体重,监测有关营养指标的变化,如血红蛋白浓度、血清蛋白等,并及时将营养状况的改善转告患者,以增强患者的信心。

5.对症护理

观察疼痛的部位、程度,疼痛时遵医嘱给予物理或药物止痛,如针灸和热敷;也可用热水袋热敷胃部,以减轻腹痛。若有出血,按上消化道出血护理。严重呕吐者记录出入量,并及时纠正水、电解质紊乱。

6.用药护理

遵医嘱给患者以根除 HP 感染治疗时,注意观察药物的疗效及不良反应。

(1)胶体铋剂:枸橼酸铋钾(CBS)为常用制剂,因其在酸性环境中方起作用,故宜在餐前半小时服用。服 CBS 过程中可使齿、舌变黑,可用吸管直接吸入。部分患者服药后出现便秘和大便呈黑色,停药后自行消失。少数患者有恶心、一过性的血清转氨酶升高等,极少出现急性肾衰竭。

(2)抗菌药物:阿莫西林服用前应询问患者有无青霉素过敏史,应用过程中注意有无迟发性过敏反应,如皮疹。甲硝唑可引起恶心、呕吐等胃肠道反应,可遵医嘱用甲氧氯普胺、维生素 B_{12} 等拮抗。

(3)指导患者正确服用药物,解释用药方法和注意事项。

7.心理护理

急性应激导致出血者,注意消除紧张恐惧心理。

(八)健康教育

(1)向患者及家属讲解有关病因,并指导患者避免诱发因素。如生活要有规律,劳逸结合;加强饮食卫生和营养,养成有规律的饮食习惯;避免使用对胃黏膜有刺激的药物;戒除烟酒等。

(2)指导患者按时服用抗菌药物及胃黏膜保护药等,并向患者介绍药物的不良反应,如有异常及时复诊,定期门诊复查。

第五节　胃癌

胃癌是起源于胃上皮的恶性肿瘤,是我国最常见的恶性肿瘤之一,居消化道肿瘤死亡原因的首位,在所有肿瘤中居第二位。其发病率在不同年龄间、各国家地区和种族间有较大差异。一般而言,有色人种比白种人易患本病。日本、智利、俄罗斯和冰岛为高发区,而北美、西欧、澳大利亚和新西兰发病率较低。我国的发病率亦较高,尤以西北地区发病率最高,中南和西南地区则较低。全国平均每年病死率约为 16/10 万。本病男性居多,男女之比约为 2∶1。高发年龄为 55～70 岁。

一、病因

胃癌的病因迄今尚未完全阐明,一般认为其产生与以下因素有关:

(一)饮食与环境因素

不同国家和地区发病率的明显差异,说明本病与环境因素有关。流行病学研究结果表明,长期食用霉变粮食、霉制食品、咸菜、烟熏和腌制鱼肉以及高盐食品,可增加胃癌发生的危险性。烟熏和腌制食品中含高浓度的硝酸盐,后者可在胃内受细菌硝酸盐还原酶的作用形成亚硝酸盐,再与胺结合形成致癌的亚硝胺。高盐饮食致胃癌危险性增加的机制尚不清楚,可能与高浓度盐造成胃黏膜损伤使黏膜易感性增加而协同致癌作用有关。

(二)幽门螺杆菌感染

大量流行病学资料提示 Hp 是胃癌发病的危险因素,已在实验室中成功地用 Hp 直接诱发蒙古沙鼠发生胃癌。其主要原因是 HP 分泌的毒素使胃黏膜病变,自活动性浅表性炎症发展为萎缩,肠化与不典型增生,在此基础上易发生癌变。此外,HP 还是一种硝酸盐还原剂,具有催化亚硝化作用而起致癌作用。

(三)遗传因素

从胃癌发病具有家族聚集倾向和可发生于同卵同胞的现象,认为其发生与遗传密切相关。许多学者认为遗传素质使致癌物质对易感者更易致癌。

(四)癌前病变

易恶变的全身性或局部疾病或状态称为癌前病变。胃癌的癌前病变有:

(1)慢性萎缩性胃炎。

（2）腺瘤型胃息肉，息肉大于 2cm 者。

（3）残胃炎，特别是行 Bill－rothⅡ式胃切除术后者。

（4）恶性贫血胃体黏膜有显著萎缩者。

（5）少数胃溃疡患者。

二、临床表现

（一）症状

1.早期胃癌

早期多无症状，部分患者可出现非特异性消化不良症状。

2.进展期胃癌

上腹痛为最早出现的症状，可急可缓，开始仅有上腹饱胀不适，餐后加重。继之有隐痛不适，偶呈节律性溃疡样疼痛，最后逐渐加重不能缓解。患者同时有胃食欲缺乏，体重进行性下降。胃壁受累时可有易饱感；贲门癌累及食管下端时可出现吞咽困难；胃窦癌引起幽门梗阻时出现严重恶心、呕吐；黑便或呕血常见于溃疡型胃癌。转移至身体其他脏器可出现相应的症状，如转移至骨骼时，可有全身骨骼剧痛；向胰腺转移，则会出现持续性上腹痛并放射至背部等。

（二）体征

早期胃癌多无明显体征。进展期胃癌主要体征为腹部肿块，多位于上腹部偏右，呈坚实可移动结节状，有压痛。肝脏转移可出现肝大、并扣及坚硬结节，常伴黄疸。腹膜转移时可发生腹腔积液，出现移动性浊音。远处淋巴结转移时可在左锁骨上内侧触到质硬而固定的淋巴结，称为 Virchow 淋巴结。直肠指诊时在直肠膀胱间凹陷可触及一架板样肿块。此外，某些胃癌患者可出现伴癌综合征，包括反复发作性血栓性静脉炎、黑棘皮病（皮肤皱褶处有色素沉着，尤其在两腋）和皮肌炎等，可有相应的体征，有时可在胃癌被察觉前出现。

（三）并发症

可并发胃出血、贲门或幽门梗阻、穿孔等。

三、辅助检查

（一）血常规检查

多数患者有缺铁性贫血。

（二）大便隐血实验

呈持续阳性，是胃癌普查时的筛选实验。

（三）胃镜检查

内镜直视下可观察病变部位，性质，并取黏膜做活组织检查，是目前最可靠的诊断手段。

（四）X 线钡餐检查

主要表现为充盈缺损、边缘欠规则或腔内龛影、胃壁僵直失去蠕动。

（五）胃液分析

进展期胃癌呈无酸或低胃酸分泌，但低胃酸分泌与正常人重叠，故已不列为常规检查。

四、诊断要点

确诊主要依赖 X 线钡餐检查及胃镜和活组织检查。早期确诊是根治胃癌的重要条件，有下列现象者应及早或定期进行胃镜检查：

(1)40 岁以上患者,尤其是男性,近期出现消化不良,或突然出现呕血或黑粪者。

(2)拟诊为良性溃疡,但五肽促胃液素刺激实验仍缺乏胃酸者。

(3)慢性萎缩性胃炎伴肠化及不典型增生者。

(4)胃溃疡经内科治疗 2 个月,X 线检查显示溃疡反而增大者。

(5)X 线检查胃息肉＞2cm 者。

(6)胃切除术后 15 年以上,应每年定期随访。

五、治疗要点

(一)手术治疗

是目前唯一有可能根治胃癌的方法。治疗效果取决于胃癌的病期、癌肿侵袭深度和扩散范围。对早期胃癌,一般首选胃部分切除术,如已有局部淋巴结转移,则应同时予以清扫。对进展期患者,如无远处转移,应尽可能手术切除。

(二)化学治疗

应用抗肿瘤药物辅助手术治疗,在术前、术中及术后使用,以抑制癌细胞的扩散和杀伤残存的癌细胞,从而提高手术效果。联合化疗亦可用于晚期胃癌不能施行手术者。常用药物有氟尿嘧啶(5－FU)、丝裂霉素(MMC)、替加氟(FT－207)、阿霉素(ADM)等。

(三)内镜下治疗

对早期胃癌可在电镜下用电灼、激光或微波作局部灼除,中、晚期胃癌不能手术者,亦可在内镜下局部注射抗肿瘤药、无水乙醇或免疫增强剂等治疗。

(四)支持治疗

应用高能量静脉营养疗法以增强患者的体质,使其能耐受手术和化疗;使用免疫增强剂如卡介苗、左旋咪唑等,提高患者的免疫力;配合应用中药扶正治疗等。

六、护理诊断

(一)疼痛

与癌细胞浸润有关。

(二)营养失调:低于机体需要量

与胃癌造成吞咽困难、消化吸收障碍等有关;与使用化疗药物有关。

(三)有感染的危险

与化疗致白细胞减少,免疫功能降低有关。

(四)预感性悲哀

与患者预感疾病的预后有关。

(五)活动无耐力

与疼痛及患者机体消耗有关。

(六)自我形象紊乱

与化疗致脱发有关。

(七)有液体不足的危险

与幽门梗阻致严重恶心、呕吐有关。

（八）知识缺乏

缺乏有关胃癌的防治知识。

七、护理措施

（一）观察疼痛特点

注意评估疼痛的性质、部位，是否伴有严重的恶心和呕吐、吞咽困难、呕血及黑粪等症状。如出现剧烈腹痛和腹膜刺激征，应考虑发生穿孔的可能性，及时协助医师进行有关检查或手术治疗。

（二）疼痛的护理

1.药物止痛

遵医嘱给予相应的止痛药，目前治疗癌性疼痛的主要药物：

（1）非麻醉性镇痛药，如阿司匹林、吲哚美辛、对乙酰氨基酚等。

（2）弱麻醉性镇痛药，如可卡因、布桂嗪等。

（3）强麻醉性镇痛药，如吗啡、哌替啶等。

（4）辅助性镇痛药，如地西泮、异丙嗪、氯丙嗪等。给药时应遵循 WHO 推荐的三阶梯疗法，即选用镇痛药必须从弱到强。

2.患者自控镇痛（PCA）

该方法是用计算机化的注射泵，经由静脉、皮下或椎管内注射药物，以输注止痛药，患者可自行间歇性给药。

（三）饮食护理

让患者了解充足的营养支持对机体恢复有重要作用，对能进食者鼓励其尽可能进食易消化、营养丰富的流质或半流质饮食。提供清洁的进食环境，并注意变换食物的色、香、味，增进患者的食欲。

（四）静脉营养支持

对贲门癌有吞咽困难者和中、晚期患者应按医嘱静脉输注高营养物质，以维持机体代谢需要。幽门梗阻时，可行胃肠减压，同时遵医嘱静脉补充液体。

（五）营养监测

定期测量体重，监测血清蛋白和血红蛋白等营养指标。

（六）使用化疗药的护理

遵医嘱进行化学治疗，以抑制和杀伤癌细胞。并向患者说明毒不良反应，使其有一定的思想准备。严密观察血常规变化。保护静脉，减少局部刺激。

（七）给予心理支持

消除悲观情绪。

八、健康教育

（1）开展卫生宣教，提倡多食富含维生素 C 的新鲜水果、蔬菜，多食肉类、鱼类、豆制品和乳制品。避免高盐饮食，少进咸菜、烟熏和腌制食品。粮食储存要科学，不食霉变食物。

（2）有癌前病变者，应定期检查，以便早期诊断及治疗。

（3）指导患者保持乐观态度，稳定情绪，以积极的心态面对疾病，运用适当的心理防卫机制。

(4)坚持体育锻炼,增强机体抵抗力。注意个人卫生,特别是体质衰弱者,应做好口腔、皮肤黏膜的护理,防止继发性感染。

(5)定期复诊,以监测病情变化和及时调整治疗方案。

第六节　肝硬化

肝硬化是一种由多种病因引起的慢性进行性弥漫性肝病,病理特点为广泛的肝细胞变性坏死,再生结节形成,结缔组织增生,正常肝小叶结构破坏和假小叶形成。临床可有多系统受累,主要表现为肝功能损害和门静脉高压,晚期可出现上消化道出血、肝性脑病、继发感染等严重并发症。

在我国,肝硬化是常见疾病和主要死因之一。本病占内科总住院人数的 $4.3\%\sim14.2\%$。患者以青壮年男性多见,$35\sim50$ 岁为发病高峰年龄,男女比例约为 $(3.6\sim8):1$。

一、病因

引起肝硬化的病因很多,我国最为常见的是病毒性肝炎,国外则以乙醇中毒居多。

(一)病毒性肝炎

主要为乙型病毒性肝炎,其次为丙型肝炎,或乙型加丁型重叠感染,甲型和戊型一般不发展为肝硬化。

(二)血吸虫病

我国长江流域血吸虫病流行区多见。

(三)乙醇中毒

长期大量饮酒者,乙醇及其中间代谢产物(乙醛)直接引起酒精性肝炎,并发展为肝硬化,酗酒所致的长期营养失调也对肝脏起一定的损害作用。

(四)药物或化学毒物

长期服用双醋酚丁、甲基多巴等药物或长期反复接触磷、砷、四氯化碳等化学毒物,可引起中毒性肝炎,最终演变为肝硬化。

(五)胆汁淤积

持续存在肝外胆管阻塞或肝内胆汁淤积时,高浓度的胆汁酸和胆红素损害肝细胞,导致肝硬化。

(六)循环障碍

慢性充血性心力衰竭、缩窄性心包炎、肝静脉或下腔静脉阻塞等使肝脏长期淤血,肝细胞缺氧,坏死和结缔组织增生,最后发展为肝硬化。

(七)遗传和代谢疾病

如肝豆状核变性、血色病、半乳糖血症和 a_1-抗胰蛋白酶缺乏症。

(八)营养失调

食物中长期缺乏蛋白质、维生素、胆碱等,以及慢性炎症性肠病,可成为肝硬化的直接或间接病因。

(九)其他

部分病例发病原因难以确定,称为隐源性肝硬化;部分病例与无黄疸型病毒性肝炎,尤其是丙型肝炎有关;自生免疫性肝炎可发展为肝硬化。

各种病因引起的肝硬化,其病理变化和发展演变过程是基本一致的。特征为广泛肝细胞变性坏死,结节性再生,弥漫性结缔组织增生,假小叶形成。上述病理变化造成肝内血管扭曲、受压、闭塞而致血管床缩小,肝内门静脉、肝静脉和肝动脉小分支之间发生异常吻合而形成短路,导致肝血循环紊乱。这些严重的肝内血循环障碍,是形成门静脉高压的病理基础,且使肝细胞营养障碍加重,促使肝硬化病变进一步发展。

二、临床表现

肝硬化的临床表现多样,起病常隐匿,病情进展缓慢,可潜伏 3～5 年或 10 年以上,少数因短期大片肝坏死,3～6 个月可发展成肝硬化。临床上分为肝功能代偿期和失代偿期,但两期的界限并不清晰,有时不易划分,现分述如下:

(一)代偿期

早期症状轻,以乏力、食欲缺乏为主要表现,可伴有恶心、厌油腻、腹胀、上腹隐痛及腹泻等。症状常因劳累或伴发病而出现,经休息或治疗可缓解。患者营养状况一般或消瘦,肝轻度大,质地偏硬,可有轻度压痛,脾轻至中度大。肝功能多在正常范围内或轻度异常。

(二)失代偿期

主要为肝功能减退和门静脉高压所致的全身多系统症状和体征。

1.肝功能减退的临床表现

(1)全身症状和体征:一般状况与营养状况均较差,乏力、消瘦、不规则低热、面色灰暗黝黑(肝病面容)、皮肤干枯粗糙、水肿、舌炎、口角炎等。

(2)消化道症状:食欲减退甚至畏食,进食后上腹饱胀不适、恶心、呕吐,稍进油腻肉食易引起腹泻,因腹腔积液和胃肠积气而腹胀不适。肝细胞有进行性或广泛性坏死时可出现黄疸。

(3)出血倾向和贫血:常有鼻出血、牙龈出血、皮肤紫癜和胃肠出血等倾向。出血原因系肝合成凝血因子减少、脾功能亢进和毛细血管脆性增加所致。贫血可因缺铁、缺乏叶酸和维生素 B_{12}、脾功能亢进等因素引起。

(4)内分泌失调。

1)雌激素增多、雄激素和糖皮质激素减少:肝对雌激素的灭活功能减退,故体内雌激素增多。雌激素增多时,通过负反馈抑制腺垂体分泌促性腺激素及促肾上腺皮质激素的功能,致雄激素和肾上腺皮质激素减少。雌激素与雄激素比例失调,男性患者常有性欲减退、睾丸萎缩、毛发脱落及乳房发育;女性患者可有月经失调、闭经、不孕等。部分患者出现蜘蛛痣,主要分布在面颈部、上胸、肩背和上肢等上腔静脉引流区域;手掌大小鱼际和指端腹侧部位皮肤发红称为肝掌。肾上腺皮质功能减退,表现为面部和其他暴露部位皮肤色素沉着。

2)醛固酮和抗利尿剂素增多:肝功能减退时对醛固酮和抗利尿激素的灭活作用减弱,致体内醛固酮及抗利尿激素增多,水钠潴留导致尿少、水肿,并促进腹腔积液形成。

2.门静脉高压的临床表现

门静脉高压症的三大临床表现是脾大、侧支循环的建立和开放、腹腔积液。

(1)脾大:门静脉高压致脾静脉压力增高,脾淤血而肿大,一般为轻、中度大,有时可为巨脾。上消化道大量出血时,脾脏可暂时缩小,待出血停止并补足血容量后,脾脏再度增大。晚期脾大常伴有对血细胞破坏增加,使周围血中白细胞、红细胞和血小板减少,称为脾功能亢进。

(2)门—腔侧支循环开放:正常情况下,门静脉系与腔静脉系之间的交通支很细小,血流量很少。门静脉高压形成后,来自消化器官和脾脏的回心血液流经肝脏受阻,使门静脉交通支充盈扩张,血流量增加,建立起侧支循环。临床上重要的侧支循坏有:

1)食管下段和胃底静脉曲张,主要是门静脉系的胃冠状静脉和腔静脉系的食管静脉,奇静脉等沟通开放,常在恶心、呕吐、咳嗽、负重等使腹内压突然升高,或因粗糙食物机械损伤,胃酸反流腐蚀损伤时,导致曲张静脉破裂出血,出现呕血、黑便及休克等表现。

2)腹壁静脉曲张,由于脐静脉重新开放,与附脐静脉、腹壁静脉等连接,在脐周和腹壁可见迂曲静脉以脐为中心向上及下腹壁延伸。

3)痔静脉曲张,为门静脉系的直肠上静脉与下腔静脉系的直肠中、下静脉吻合扩张形成,破裂时引起便血。

(3)腹腔积液:是肝硬化肝功能失代偿期最为显著的临床表现,是肝功能减退和门静脉高压共同结果。腹腔积液出现前,常有腹胀,以饭后明显。大量腹腔积液时腹部隆起,腹壁绷紧发亮,患者行动困难,可发生脐疝、膈抬高,出现呼吸困难、心悸。部分患者伴有胸腔积液。

腹腔积液形成的因素有:

1)门静脉压力增高:使腹腔脏器毛细血管床静水压增高,组织间液回吸收减少而漏入腹腔。

2)低清蛋白血症:系指血浆清蛋白低于30g/L,肝功能减退使清蛋白合成减少及蛋白质摄入和吸收障碍,低清蛋白血症时血浆胶体渗透压降低,血管内液外渗。

3)肝淋巴液生成过多:肝静脉淋巴回流受阻时,肝内淋巴液生成增多,超过胸导管引流能力,淋巴管内压力增高,使大量淋巴液自肝包膜和肝门淋巴管渗出至腹腔。

4)抗利尿激素及继发性醛固酮增多,引起水钠重吸收增加。

5)肾脏因素:有效循环血容量不足致肾血流量减少,肾小球滤过率降低,排钠和排尿量减少。

3.肝脏情况

早期肝脏增大,表面尚平滑,质中等硬;晚期肝脏缩小,表面可呈结节状,质地坚硬;一般无压痛,但在肝细胞进行性坏死或并发肝炎和周围炎时可有压痛与叩击痛。

(三)并发症

1.上消化道出血

为本病最常见的并发症。由于食管下段或胃底静脉曲张破裂,引起突然大量的呕血和黑便,常引起出血性休克或诱发肝性脑病,病死率高。应注意鉴别的是,部分肝硬化患者上消化道出血的原因系并发急性胃黏膜糜烂或消化性溃疡。

2.感染

由于患者抵抗力低下、门腔静脉侧支循环开放等因素,增加细菌入侵繁殖机会,易并发感染如肺炎、胆道感染、大肠杆菌败血症、自发性腹膜炎等。自发性腹膜炎系指腹腔内无脏器穿孔的急性腹膜细菌性感染。其主要原因是肝硬化时单核—吞噬细胞的噬菌作用减弱,肠道内细菌异常繁殖并经由肠壁进入腹膜腔,以及带菌的淋巴液漏入腹腔引起感染;致病菌多为革兰阴性杆菌。患者可出现发热、腹痛、腹胀、腹膜刺激征、腹腔积液迅速增长或持续不减,少数病例发生中毒性休克。

3.肝性脑病

是晚期肝硬化的最严重并发症。

4.原发性肝癌

肝硬化患者短期内出现肝脏迅速增大、持续性肝区疼痛、腹腔积液增多且为血性、不明原因的发热等,应考虑并发原发性肝癌,需作进一步检查。

5.功能性肾衰竭

又称肝肾综合征。表现为少尿或无尿、氮质血症、稀释性低钠血症和低尿钠,但肾无明显器质性损害。主要由肾血管收缩和肾内血液重新分布,导致肾皮质血流量和肾小球滤过率下降等因素引起。

6.电解质和酸碱平衡紊乱

出现腹腔积液和其他并发症后患者电解质紊乱趋于明显,常见的如下:

(1)低钠血症:长期低钠饮食致原发性低钠,长期利尿和大量放腹腔积液等致钠丢失,抗利尿激素增多使水潴留超过钠潴留而致稀释性低钠。

(2)低钾低氯血症与代谢性碱中毒:进食少、呕吐、腹泻、长期应用利尿剂及高渗葡萄糖液、继发性醛固酮增多等可引起低钾低氯,而低钾低氯血症可致代谢性碱中毒,诱发肝性脑病。

7.肝肺综合征

指严重肝病、肺血管扩张和低氧血症组成的三联征。由于肝硬化时血管活性物质增加,肺内毛细血管扩张,肺动静脉分流,致通气/血流比例失调所致。临床表现为呼吸困难和低氧血症,内科治疗多无效。

三、辅助检查

(一)实验室检查

红细胞或全血细胞减少;白蛋白降低,清/球蛋白比例降低或倒置,丙氨酸氨基转移酶(ALT)、门冬氨酸氨基转移酶(AST)异常;水、电解质、酸碱平衡紊乱;血氨升高等;腹腔积液检查为漏出液。

(二)肝活组织检查

B超引导下行活检,若有假小叶形成者即可确诊为肝硬化,是代偿期肝硬化诊断的金标准。

(三)影像学检查

X线食管钡餐检查有食管胃底静脉曲张现象,食管静脉曲张显示虫蚀样或蚯蚓状充盈缺损,胃底静脉曲张显示菊花杨充盈缺损;B超检查显示肝脾大、门静脉高压、腹腔积液等;CT、

MRI 检查显示肝、脾、肝内门静脉、肝静脉、腹腔积液等。

(四)内镜检查

上消化道内镜检查可直视食管和胃底静脉曲张的程度和范围,上消化道出血时,可判断出血部位和原因,并可通过内镜进行止血治疗;腹腔镜检查可直接显示肝、脾情况。

四、诊断要点

肝硬化失代偿期的诊断主要依据有病毒性肝炎、血吸虫病、长期酗酒或营养失调等病史,肝功能减退与门静脉高压症的临床表现,肝质地坚硬,以及肝功能试验异常等。代偿期的诊断常不容易,故对原因不明的肝脾大、迁延不愈的肝炎患者应定期复查,以利早期诊断。

五、治疗要点

目前尚无特效治疗,应重视早期诊断,加强病因治疗,对于 HBV 肝硬化失代偿期,无论 ALT 如何,只要 HBVDNA 阳性,均应进行抗病毒治疗。积极进行一般治疗,以缓解病情、延长代偿期和保持劳动力。肝硬化代偿期患者可服用抗纤维化的药物(如秋水仙碱)及中药,不宜滥用护肝药物,避免应用对肝有损害的药物。

失代偿期主要是对症治疗、改善肝功能和处理并发症,有手术适应证者慎重选择时机进行手术治疗。

(一)腹腔积液治疗

1.限制水、钠的摄入

部分患者通过限制水、钠的摄入,可产生自发性利尿。

2.利尿剂

常用潴钾利尿剂、螺内酯和氨苯蝶啶,排钾利尿剂有呋塞米和氢氯噻嗪。单独应用排钾利尿剂需注意补钾。螺内酯和呋塞米联合应用有协同作用,并可减少电解质紊乱。常用螺内酯(100mg/d),数日后加用呋塞米(40mg/d),效果不明显时可按比例逐渐加大药量,但螺内酯不能超过 400mg/d,呋塞米不能超过 160mg/d,腹腔积液消退时逐渐减量。

3.腹腔穿刺放液

当大量腹腔积液引起高度腹胀、影响心肺功能时,可穿刺放腹腔积液以减轻症状。同时静脉输注清蛋白可达到较好效果。

4.提高血浆胶体渗透压

定期输注血浆、新鲜血或清蛋白,不仅有助于促进腹腔积液消退,也利于改善机体一般状况和肝功能。

5.腹腔积液浓缩回输

是难治性腹腔积液的有效治疗方法。放出腹腔积液 5000mL,经超滤或透析浓缩成 500mL 后,回输至患者静脉内,从而减轻水、钠潴留,并可提高血浆清蛋白浓度,增加有效血容量,改善肾血液循环,以减轻腹腔积液。有感染的腹腔积液不可回输。

6.减少腹腔积液生成和增加其去路

例如腹腔—颈静脉引流是通过装有单向阀门的硅管,利用腹—胸腔压力差,将腹腔积液引入上腔静脉;胸导管—颈内静脉吻合术可使肝淋巴液顺利进入颈内静脉,减少肝淋巴液漏入腹腔,从而减少腹腔积液来源。

(二)手术治疗

各种分流、断流术和脾切除术等,包括近年来开展的以介入放射学方法进行的颈静脉肝内门体分流术,目的是降低门脉系统压力和消除脾功能亢进。肝移植手术是治疗晚期肝硬化的新方法。

六、护理诊断

(一)营养失调:低于机体需要量

与肝功能减退、门静脉高压引起食欲减退、消化和吸收障碍有关。

(二)体液过多

与肝功能减退、门静脉高压引起水钠潴留有关。

(三)活动无耐力

与肝功能减退、大量腹腔积液有关。

(四)有皮肤完整性受损的危险

与营养不良、水肿、皮肤干燥、瘙痒、长期卧床有关。

(五)有感染的危险

与机体抵抗力低下有关。

(六)潜在并发症

上消化道出血、肝性脑病、肝肾综合征、继发感染等。

(七)焦虑

与担心疾病预后、经济负担等有关。

七、护理措施

(一)一般护理

(1)休息:肝硬化患者的精神、体力状况随病情进展而减退,疲倦乏力、精神不振逐渐加重。应根据病情适当安排休息和活动。合并腹腔积液时多卧床休息,尽量取平卧位,以增加肝、肾血流量,改善肝细胞的营养,提高肾小球滤过率。并抬高下肢,以减轻水肿。阴囊水肿者可用托带托起阴囊,以利水肿消退。大量腹腔积液者卧床时可取半卧位,使膈下降,减轻呼吸困难和心悸。

(2)避免腹内压骤增:大量腹腔积液时,应避免剧烈咳嗽、打喷嚏、用力排便等。

(3)肝硬化患者因常有皮肤干燥、水肿、瘙痒、长期卧床等因素,易发生皮肤破损和继发感染。除常规的皮肤护理,预防压疮外,应注意沐浴时避免水温过高和使用有刺激性的皂类、沐浴液,沐浴后使用性质柔和的润肤品,以减轻皮肤干燥和瘙痒;皮肤瘙痒者给予止痒处理,嘱患者勿用手抓搔,以免皮肤破损。

(二)饮食护理

既保证饮食营养又遵守必要的饮食限制是改善肝功能、延缓病情进展的基本措施。应向患者及家属说明导致营养状况下降的有关因素、饮食治疗的意义及原则,与患者共同制定符合治疗需要而又为其接受的饮食计划。饮食治疗原则:高热量、高蛋白、高维生素、易消化饮食,并根据病情变化及时调整。

1.蛋白质

是肝细胞修复和维持血浆清蛋白正常水平的重要物质基础,应保证其摄入量。蛋白质来源以豆制品、鸡蛋、牛奶、鱼、鸡肉、瘦猪肉为主。血氨升高时应限制或禁食蛋白质,待病情好转后再逐渐增加摄入量,并应选择植物蛋白,例如豆制品,因其含蛋氨酸、芳香氨基酸和产氨基酸较少。

2.维生素

新鲜蔬菜和水果含有丰富的维生素,例如西红柿、柑橘等富含维生素 C,日常食用可保证维生素的摄取。

3.限制水钠

有腹腔积液者应低盐或无盐饮食,氯化钠限制在每日 1.2～2.0g,进水量限制在每日1000mL 左右,也可用前一日尿量加 500mL 估计。若有低钠血症应限制在 500mL 以内。应向患者介绍高钠食物有咸肉、酱菜、酱油、罐头食品、含钠味精等,应尽量少食用;含钠较少的食物有粮谷类、瓜茄类、水果等。限钠饮食常使患者感到食物淡而无味,可适量添加柠檬汁、食醋等,改善食品的调味,以增进食欲。

4.避免损伤曲张静脉

食管胃底静脉曲张者应食菜泥、肉末、软食,进食时细嚼慢咽,咽下的食团宜小且外表光滑,切勿混入糠皮、硬屑、鱼刺、甲壳等,药物应磨成粉末,以防损伤曲张的静脉导致出血。

(三)营养支持

必要时遵医嘱给予静脉补充足够的营养,如高渗葡萄糖液、复方氨基酸、清蛋白或新鲜血。进行营养状况监测,经常评估患者的饮食和营养状况,包括每日的食品和进食量,体重和实验室检查有关指标的变化。

(四)用药护理

使用利尿剂时应特别注意维持水电解质和酸碱平衡。利尿速度不宜过快,以每日体重减轻不超过 0.5kg 为宜。

(五)病情监测

观察腹腔积液和下肢水肿的消长,准确记录出入量,测量腹围、体重,并教会患者正确的测量和记录方法。进食量不足、呕吐、腹泻者,或遵医嘱应用利尿剂、放腹腔积液后更应密切观察。监测血清电解质和酸碱度的变化,以及时发现并纠正水电解质、酸碱平衡紊乱,防止肝性脑病、功能性肾衰竭的发生。

(六)腹腔穿刺

放腹腔积液的处理术前说明注意事项,测量体重、腹围、生命体征,排空膀胱以免误伤;术中及术后监测生命体征,观察有无不适反应;术毕用无菌敷料覆盖穿刺部位,如有溢液可用吸收性明胶海绵处置;术毕缚紧腹带,以免腹内压骤然下降;记录抽出腹腔积液的量、性质和颜色,标本及时送检。

八、健康教育

(1)护士应帮助患者和家属掌握本病的有关知识和自我护理方法,分析和消除不利于个人和家庭应对的各种因素,树立治病信心,保持愉快心情,把治疗计划落实到日常生活中。

（2）保证身心两方面的休息，应有足够的休息和睡眠，生活起居有规律。活动量以不加重疲劳感和其他症状为度。应十分注意情绪的调节和稳定。在安排好治疗、身体调理的同时，勿过多考虑病情，遇事豁达开朗。

（3）注意保暖和个人卫生，预防感染。

（4）切实遵循饮食治疗原则和计划，安排好营养食谱。

（5）按医师处方用药，加用药物需征得医师同意，以免服药不当而加重肝脏负担或造成肝功能损害。应向患者详细介绍所用药物的名称、剂量、给药时间和方法，教会其观察药物疗效和不良反应。例如服用利尿剂者，如出现软弱无力、心悸等症状时，提示低钠、低钾血症，应及时就医。

（6）家属应理解和关心患者，给予精神支持和生活照顾。细心观察、及早识别病情变化，例如当患者出现性格、行为改变等可能为肝性脑病的前驱症状，或消化道出血等其他并发症时，应及时就诊。定期门诊随访。

第七节　原发性肝癌

原发性肝癌指原发于肝细胞或肝内胆管细胞的癌肿，为我国常见恶性肿瘤之一，其病死率在消化系统恶性肿瘤中列第三位，仅次于胃癌和食管癌。肝癌在世界各地的发病率不同，亚洲及非洲撒哈拉以南发病率最高，美国及西欧发病率最低，但均有上升趋势。我国东南沿海地区为原发性肝癌的高发区，其中江苏启东、广西扶绥、浙江嵊泗、福建同安的发病率最高。本病可发生于任何年龄，以 40～49 岁为最多，男女之比为(2～5)：1。

一、病因

原发性肝癌病因与发病机制尚未完全肯定，可能与多种因素的综合作用有关。

（一）病毒性肝炎

流行病学调查发现，约 1/3 的原发性肝癌患者有慢性肝炎史，肝癌高发区人群的 HBsAg 阳性率高于低发区，肝癌患者血清 HBsAg 及其他乙型肝炎标志的阳性率可达 90%，显著高于健康人群，提示乙型肝炎病毒与肝癌发病有关。近年研究发现肝细胞癌中 5%～8% 患者抗 HCV 阳性，提示丙型病毒性肝炎与肝癌的发病关系密切。因此，乙型和丙型肝炎病毒均为肝癌的促发因素。

（二）肝硬化

原发性肝癌合并肝硬化者占 50%～90%，多数为乙型或丙型病毒性肝炎发展成肝硬化。肝细胞恶变可能在肝细胞受损害后引起再生或不典型增生的过程中发生。在欧美国家，肝癌常发生在酒精性肝硬化的基础上。一般认为，胆汁性和淤血性肝硬化、血吸虫病性肝纤维化与原发性肝癌的发生无关。

（三）黄曲霉毒素

黄曲霉毒素的代谢产物黄曲霉毒素 B_1 有强烈的致癌作用。流行病学调查发现，在粮油、食

品受黄曲霉毒素 B_1 污染严重的地区,肝癌的发病率也较高,提示黄曲霉毒素 B_1 与肝癌的发生有关。

(四)饮用水污染

饮用水污染是我国部分地区诱发肝癌的重要危险因素之一,池塘中生长的淡水藻所产生的毒素有明显的促肝癌的作用。

(五)其他因素

遗传、乙醇中毒、有机氯类农药、亚硝胺类化合物、寄生虫等,可能与肝癌发生有关。

原发性肝癌可经血行转移、淋巴转移、种植转移造成癌细胞扩散。肝内血行转移发生最早、最常见,很容易侵犯门静脉分支形成肝内多发性转移灶,并在肝外转移至肺、肾上腺、骨等形成肝外转移灶。

二、临床表现

起病常隐匿,早期缺乏典型症状。经甲胎蛋白(AFP)普查检出的早期病例无任何症状和体征,称为亚临床肝癌。一旦出现症状而就诊者病程大多已进入中晚期。其主要特征如下:

(一)症状

1.肝区疼痛

半数以上患者有肝区疼痛,多呈持续性钝痛或胀痛,由癌肿迅速生长肝包膜绷紧所致。若肿瘤侵犯膈,疼痛可放射至右肩;如肿瘤生长缓慢,则无或仅有轻微钝痛。当肝表面癌结节包膜下出血或向腹腔破溃,腹痛突然加剧,可有急腹症的表现,如出血量大,则引起昏厥和休克。

2.消化道症状

常有食欲减退、腹胀,也可有恶心、呕吐、腹泻等。

3.全身症状

有乏力、进行性消瘦、发热、营养不良,晚期患者可呈恶病质等。发热为低热或中度热,与肿瘤坏死产物或代谢产物的吸收或合并感染有关。

4.转移灶症状

肿瘤转移之处有相应症状。如转移至肺可引起胸痛和血性胸腔积液;胸腔转移以右侧多见,可有胸腔积液征;骨骼和脊柱转移,可引起局部压痛或神经受压症状;颅内转移可有相应的神经定位症状和体征。

(二)伴癌综合征

是由于癌肿本身代谢异常、癌组织对机体影响而引起内分泌或代谢异常的一组综合征,以自发性低血糖症、红细胞增多症较常见,其他还有高钙血症、高脂血症、类癌综合征、异常纤维蛋白原血症等。

(三)体征

1.肝大

肝呈进行性肿大,质地坚硬,表面及边缘不规则,有大小不等的结节或巨块,常有不同程度的压痛。如癌肿突出于右肋弓下或剑突下,上腹可呈现局部隆起或饱满;如癌肿位于膈面,则主要表现为膈抬高而肝下缘可不大;如压迫血管,致动脉内径变窄,可在腹壁下听到吹风样血管杂音。

2.黄疸

一般在晚期出现,由于肝细胞损害,或癌肿压迫、侵犯肝门附近的胆管,或癌组织和血块脱落引起胆道梗阻所致。

3.肝硬化征象

肝癌伴肝硬化门脉高压者可有脾大、静脉侧支循环形成及腹腔积液等表现。腹腔积液一般为漏出液,也有血性腹腔积液出现。

(四)并发症

1.肝性脑病

常为肝癌终末期的并发症,约 1/3 的患者因此死亡。

2.上消化道出血

约占肝癌死亡原因的 15%。肝癌常因合并肝硬化或门静脉、肝静脉癌栓致门静脉高压,引起食管胃底静脉曲张破裂出血。也可因胃肠道黏膜糜烂、凝血功能障碍等而出血。

3.肝癌结节破裂出血

约 10% 的肝癌患者因癌结节破裂出血致死。肝癌组织坏死、液化可致自发破裂,或因外力作用而破裂。如限于包膜下,可形成压痛性包块,破入腹腔可引起急性腹痛和腹膜刺激征。

4.继发感染

本病患者在长期消耗或因放射、化学治疗而致白细胞减少的情况下,抵抗力减弱,加之长期卧床等因素,容易并发各种感染,如肺炎、败血症、肠道感染等。

(五)临床分型、分期

目前临床多采用 1977 年全国肝癌防治研究协会通过的将肝癌分 3 型、3 期的方案。

1.分型

(1)单纯型:临床和化验检查无明显肝硬化表现者。

(2)硬化型:有明显肝硬化的临床和化验表现者。

(3)炎症型:病情发展迅速,并伴有持续性癌性高热或丙氨酸氨基转移酶(ALT)升高一倍以上者。

2.分期

(1)Ⅰ期:无明显肝癌症状与体征者,亦称亚临床期。

(2)Ⅱ期:介于Ⅰ期与Ⅲ期之间者。

(3)Ⅲ期:有黄疸、腹腔积液、远处转移或恶病质之一者。

三、辅助检查

(一)癌肿标记物的检测

1.甲胎蛋白(AFP)

是诊断肝细胞癌最特异性的标志物,现已广泛用于肝癌的普查、诊断、判断治疗效果和预测复发。普查中阳性发现可早于症状出现 8～11 个月,肝癌 AFP 阳性率为 70%～90%。AFP 浓度通常与肝癌大小呈正相关。在排除妊娠和生殖腺胚胎瘤的基础上,AFP 检查诊断肝细胞的标准为:

(1)AFP 大于 $500\mu g/L$,持续 4 周。

（2）AFP 由低浓度逐渐升高不降。

（3）AFP 在 $200\mu g/L$ 以上的中等水平持续 8 周。

2.γ－谷氨酰转移同工酶Ⅱ（γ－GT2）

γ－GT2 在原发性和转移性肝癌的阳性率可达 90％，特异性达 97.1％。在小肝癌中 γ－GT2 阳性率为 78.6％。

3.其他

异常凝血酶原（AP）、α－L－岩藻糖苷酶（AFU）等活性升高。

（二）超声显像

B 超检查是最常用、最有效的首选检查方法，可显示直径为 2cm 以上的肿瘤，对早期定位诊断有较大价值，结合 AFP 检测，已广泛用于普查肝癌，有利于早期诊断。近年发展的彩色多普勒血流成像可分析测量进出肿瘤的血液，根据病灶供血情况，鉴别病变良性抑或恶性。

（三）电子计算机 X 线体层显像（CT）

CT 可显示 2cm 以上的肿瘤，阳性率在 90％以上。如结合肝动脉造影，或注射碘油的肝动脉造影，对 1cm 以下肿瘤的检出率可达 80％以上，是目前诊断小肝癌和微小肝癌的最佳方法。

（四）X 线肝血管造影

选择性腹腔动脉和肝动脉造影能显示直径 1cm 以上的癌结节，阳性率可达 87％以上，结合 AFP 检测的阳性结果，常用于小肝癌的诊断。

（五）放射性核素肝显像

用 ^{90m} 锝－植酸钠等制剂进行肝 γ 照相能显示直径在 3～5cm 以上的肿瘤。用 ^{90m} 锝－红细胞作肝血池显像，有助于肝癌与肝脓肿、囊肿、血管瘤等良性占位性病变鉴别。

（六）磁共振显像（MRI）

能清楚显示肝细胞癌内部结构特征，对显示子瘤和瘤栓有价值。

（七）肝穿刺活检

近年来在超声或 CT 引导下用细针穿刺癌结节，吸取癌组织检查，癌细胞阳性者即可诊断。

（八）剖腹探查

疑有肝癌的病例，经上述检查仍不能证实，如患者情况许可，应进行剖腹探查以争取早期诊断和手术治疗。

四、诊断要点

凡有肝病史的中年人，特别是男性患者，如有不明原因的肝区疼痛、消瘦、进行性肝大，应作 AFP 测定，并选作上述其他检查，争取早期诊断。对年龄 35 岁以上、有肝炎病史 5 年以上、乙型或丙型肝炎标记物阳性者，进行每年 1～2 次的 AFP 检测和超声显像检测，是早期发现肝癌的有效措施。AFP 持续低浓度增高但转氨酶正常，往往是亚临床肝癌的主要表现。

五、治疗要点

早期肝癌应尽量采取手术切除，对不能切除的大肝癌可运用多种治疗措施。

（一）手术治疗

手术切除仍是目前根治原发性肝癌最好的方法，对诊断明确并有手术指征者应及早手术。

如剖腹探查发现肿瘤已不适于手术,术中可选择作肝动脉插管进行局部化学药物灌注治疗,或做肝血流阻断术,也可将两者结合,有时可使癌肿缩小,延长患者生命。还可采用液氮冷冻或激光治疗。

(二)化学抗肿瘤药物治疗

可用氟尿嘧啶(5－FU)、丝裂霉素(MMC)、阿霉素(ADM)、顺铂(DDP)、替加氟(FT－207)等,经静脉给药,但疗效逊于肝动脉栓塞化疗。

(三)介入治疗

采用肝动脉给药和栓塞,配合放射治疗,效果较明显。对较小的肝癌用经皮穿刺乙醇注射疗法(PEI)、微波或射频热固化治疗,可能有根治效果。

(四)放射治疗

在 CT 或超声定位后用直线加速器或作局部外照射,如结合化学治疗、中药治疗和其他支持治疗,可获得显著疗效。国内外正试用肝动脉内注射 γ－90 微球、^{131}I－碘化油或放射性核素标记的单克隆抗体或其他导向物质做导向内放射治疗,疗效必将继续提高。

(五)生物和免疫治疗

在上述治疗的基础上,应用生物和免疫治疗可起巩固和增强疗效的作用,如用干扰素、肿瘤坏死因子(TNF)、白细胞介素 2(IL－2)进行治疗。

(六)中医治疗

配合手术、化疗和放疗使用,以改善症状,调动机体免疫功能,减少不良反应,从而提高疗效。

(七)并发症的治疗

肝癌结节破裂时,可行肝动脉结扎、大网膜包裹填塞、喷洒止血药等治疗。并发上消化道出血、肝性脑病、感染等,治疗参阅有关内容。

六、护理诊断

(一)疼痛

肝区痛与肿瘤增长迅速,肝包膜被牵拉或肝动脉栓塞术后产生栓塞后综合征有关。

(二)营养失调:低于机体需要量

与恶性肿瘤对机体的慢性消耗、化疗所致胃肠道反应有关。

(三)有感染的危险

与长期消耗及化疗、放疗而致白细胞减少、抵抗力下降有关。

(四)潜在并发症

上消化道出血、肝性脑病、癌结节破裂出血、继发感染等。

(五)预感性悲哀

与担心疾病预后不良有关。

七、护理措施

(一)观察疼痛特点

注意经常评估患者疼痛的程度、性质、部位及伴随症状,及时发现和处理异常情况。

(二)化疗药物护理

根据医嘱给患者应用抗肿瘤的化学药物治疗,注意药物疗效及不良反应。鼓励患者保持积极心态,坚持完成化疗。

(三)肝动脉栓塞化疗的护理

对实施肝动脉栓塞化疗的患者,术前应给患者及家属解释有关治疗的必要性、方法和结果,使其配合治疗。术后可出现腹痛、发热、恶心、呕吐、血清蛋白降低、肝动脉异常等改变,应做好相应护理:

(1)术后禁食 2～3 天,逐渐过渡到流质饮食,少量多餐。

(2)穿刺部位压迫止血 15 分钟再加压包扎,沙袋压迫 6 小时,密切观察穿刺部位有无血肿及渗血。

(3)多数患者于术后 4～8 小时体温升高,持续 1 周左右,是机体对坏死组织吸收的反应。高热者应采取降温措施。一旦发现肝性脑病前驱症状,及时配合医生进行处理。

(4)鼓励患者有效排痰,必要时吸氧,利于肝细胞的代谢。

(5)栓塞术 1 周后,应根据医嘱静脉输注清蛋白,适量补充葡萄糖液。

(四)向患者解释进食的意义,鼓励患者进食

安排良好的进食环境,保持患者口腔清洁,以增加患者的食欲。饮食以高蛋白、适当热量、高维生素为宜,避免摄入高脂、高热量和刺激性食物。有恶心、呕吐时,服用止吐剂后进少量食物,增加餐次。如有肝性脑病倾向,应减少蛋白质摄入。对晚期肝癌患者,可根据医嘱静脉补充营养,维持机体代谢需要。

(五)观察患者感染征象

密切观察患者体温、脉搏、呼吸及血常规改变,询问患者有无咽痛、咳嗽、尿痛等不适,及时发现感染迹象并协助医生进行处理。

(六)减少感染的机会

病房应减少探视,定期空气、衣物消毒,保持室内空气新鲜。严格遵循无菌原则进行各项操作,防止交叉感染。指导并协助患者做好皮肤、口腔护理,注意会阴部及肛门的清洁,减少感染的机会。

八、健康教育

(1)指导患者保持乐观情绪,建立积极的生活方式,有条件者可参加社会性抗癌组织活动,增加精神支持,以提高机体抗癌功能。

(2)保持生活规律,注意劳逸结合,避免情绪剧烈波动和劳累,以减少肝糖原分解,减少乳酸和血氨的产生。

(3)指导患者合理进食,增强机体抵抗力。戒烟、酒,减轻对肝的损害。注意饮食和饮水卫生。

(4)指导患者和家属熟悉肝癌的有关知识以及并发症的预防和识别,以便随时发现病情变化,及时就诊,调整治疗方案。

(5)按医嘱服药,忌服损肝药物。

第八节　急性胰腺炎

急性胰腺炎是指各种病因导致胰腺分泌的胰酶被激活后引起胰腺及其周围组织自身消化的化学性炎症,是消化系统常见急症之一。临床主要表现为急性上腹痛、发热、恶心、呕吐、血和尿淀粉酶增高,重症伴腹膜炎、休克等并发症本病可见于任何年龄,但以青壮年居多。

一、病因

引起急性胰腺炎的病因较多,我国以胆道疾病为常见病因,西方国家则以大量饮酒引起的多见。

(一)胆道疾病

国内报道约50%以上的急性胰腺炎并发于胆石症、胆道感染或胆道蛔虫等胆道系统疾病。引起胆源性胰腺炎的因素可能为:

(1)胆石、感染、蛔虫等因素致 Oddi 括约肌水肿、痉挛,使十二指肠壶腹部出口梗阻,胆道内压力高于胰管内压力,胆汁逆流入胰管,造成胰管黏膜完整性受损,使消化酶易于进入胰实质,引起急性胰腺炎。

(2)胆石在移行过程中损伤胆总管、壶腹部或胆道感染引起 Oddi 括约肌松弛,使十二指肠液反流入胰管引起急性胰腺炎。

(3)胆道感染时细菌毒素、游离胆酸、非结合胆红素等,可通过胆胰间淋巴管交通支扩散到胰腺,激活胰酶,引起急性胰腺炎。

(二)胰管阻塞

胰管结石、狭窄、肿瘤或蛔虫钻入胰管等均可引起胰管阻塞,胰管内压过高,使胰管小分支和胰腺腺泡破裂,胰液外溢到间质引起急性胰腺炎。

(三)酗酒和暴饮暴食

大量饮酒和暴饮暴食均可致胰液分泌增加,并刺激 Oddi 括约肌痉挛,十二指肠乳头水肿,使胰管内压增高,胰液排出受阻,引起急性胰腺炎。慢性嗜酒者常有胰液蛋白沉淀,形成蛋白栓堵塞胰管,致胰液排泄障碍。

(四)其他

腹腔手术,特别是胰、胆或胃手术,腹部钝挫伤等,某些急性传染病如流行性腮腺炎、传染性单核细胞增多症等,某些药物如噻嗪类利尿剂、糖皮质激素等,都可能损伤胰腺组织引起急性胰腺炎。尽管急性胰腺炎病因繁多,多数可找到致病因素,但仍有8%~25%的患者病因不明。

虽然急性胰腺炎可由多种病因引起,但都具有相同的病理生理过程,即一系列胰腺消化酶被激活导致胰腺的自身消化。正常胰腺分泌的消化酶有两种形式:一种是有生物活性的酶如淀粉酶、脂肪酶等;另一种是以酶原形式存在的无活性的酶,如胰蛋白酶原、糜蛋白酶原等。正常情况下,胰腺合成的胰酶是无活性的酶原,在各种病因作用下,胰腺自身防御机制中某些环节被破坏,酶原被激活为有活性的酶,使胰腺发生自身消化。近年的研究提示胰腺组织损伤过程中,一系列炎性介质,如氧自由基、血小板活化因子、前列腺素等,可引起胰腺血液循环障碍,导致急性胰腺炎的发生和发展。

急性胰腺炎的病理变化一般分为水肿型和出血坏死型。水肿型可见胰腺肿大、分叶模糊、间质水肿、充血和炎性细胞浸润等改变;出血坏死型可见明显出血,分叶结构消失,胰实质有较大范围的脂肪坏死,坏死灶周围有炎性细胞浸润,病程稍长者可并发脓肿、假性囊肿或瘘管形成。

二、临床表现

急性胰腺炎的临床表现和病程,取决于其病因、病理类型,以及治疗是否及时。水肿型胰腺炎症状相对较轻,有自限性;出血坏死型胰腺炎起病急骤,症状严重,可于数小时内猝死。

(一)症状

1.腹痛

为本病的主要表现和首发症状,常在暴饮暴食或酗酒后突然发生。疼痛剧烈而持续,呈钝痛、钻痛、绞痛或刀割样痛,可有阵发性加剧。腹痛常位于中左上腹,向腰背部呈带状放射,取弯腰抱膝位可减轻疼痛,一般胃肠解痉药无效。水肿型腹痛一般3~5天后缓解。出血坏死型腹部剧痛,持续较长,由于渗液扩散可引起全腹痛。极少数患者腹痛较轻微或无腹痛。

2.恶心、呕吐及腹胀

起病后多出现恶心、呕吐,大多频繁而持久,吐出食物和胆汁,呕吐后腹痛并不减轻。常同时伴有腹胀,甚至出现麻痹性肠梗阻。

3.发热

多数患者有中度以上发热,一般持续3~5天。若持续发热一周以上并伴有白细胞升高,应考虑有胰腺脓肿或胆道炎症等继发感染。

4.水电解质及酸碱平衡紊乱

多有轻重不等的脱水,呕吐频繁者可有代谢性碱中毒。出血坏死型者可有显著脱水和代谢性酸中毒,伴血钾、血镁、血钙降低。

5.低血压和休克

见于出血坏死型胰腺炎,极少数患者可突然出现休克,甚至发生猝死。亦可逐渐出现,或在有并发症时出现。其主要原因为有效循环血容量不足、胰腺坏死释放心肌抑制因子致心肌收缩不良、并发感染和消化道出血等。

(二)体征

1.急性水肿型胰腺炎

腹部体征较轻,多数有上腹压痛,但无腹肌紧张和反跳痛,可有肠鸣音减弱。

2.急性出血坏死型胰腺炎

患者常呈急性重病面容,痛苦表情,脉搏增快,呼吸急促,血压下降。出现急性腹膜炎体征,腹肌紧张,全腹显著压痛和反跳痛,伴麻痹性肠梗阻时有明显腹胀,肠鸣音减弱或消失。可出现移动性浊音,腹腔积液多呈血性。少数患者由于胰酶或坏死组织液沿腹膜后间隙渗到腹壁下,致一侧或两侧腰部皮肤呈青紫色,称 Grey－Turner 征,或出现脐周围皮肤青紫,称 Cullen 征。如有胰腺脓肿或假性囊肿形成,上腹部可扪及肿块。胰头炎性水肿压迫胆总管时,可出现黄疸。低血钙时有手足抽搐,提示预后不良。

(三)并发症

主要见于出血坏死型胰腺炎。局部并发症有胰腺脓肿和假性囊肿。全身并发症常在病后数天出现,如并发急性肾衰竭、急性呼吸窘迫综合征、心力衰竭、消化道出血、肝性脑病、弥散性血管内凝血、肺炎、败血症、糖尿病等,病死率极高。

三、辅助检查

(一)白细胞计数

多有白细胞增多及中性粒细胞核左移。

(二)淀粉酶测定

血清淀粉酶一般在起病后 6～12 小时开始升高,48 小时后开始下降,持续 3～5 天。血清淀粉酶超过正常值 3 倍即可诊断本病,但淀粉酶的高低不一定反映病情轻重,出血坏死型胰腺炎血清淀粉酶值可正常或低于正常。尿淀粉酶升高较晚,常在发病后 12～14 小时开始升高,持续 1～2 周逐渐恢复正常,但尿淀粉酶受患者尿量的影响。

(三)淀粉酶、内生肌酐清除率比值(Cam/Ccr％)

正常为 1％～4％,急性胰腺炎时可增加 3 倍。

(四)血清脂肪酶测定

血清脂肪酶常在发病后 24～72 小时开始升高,持续 7～10 天,超过正常值 3 倍时才能诊断。

(五)血清正铁血清蛋白

出血坏死型胰腺炎起病 72 小时内常为阳性。

(六)其他生化检查

可有血钙降低,可低于 2mmol/L。因钙离子内流入胰腺细胞,胰腺坏死。血糖升高较常见,持久空腹血糖高于 10mmol/L 反映胰腺坏死。此外,可有血清 AST、LDH 增加,血清蛋白降低。

(七)影像学检查

腹部 X 线可见肠麻痹或麻痹性肠梗阻征象;腹部 B 超与 CT 显像可见胰腺弥漫增大,其轮廓与周围边界模糊不清,坏死区呈低回声或低密度图像,对并发胰腺脓肿或假性囊肿的诊断有帮助。

四、诊断要点

有胆道疾病、酗酒、暴饮暴食等病史;突发剧烈而持续的上腹部疼痛,伴恶心、呕吐、发热及上腹部压痛;血、尿淀粉酶显著升高及 Cam/Ccr％ 比值增高即可诊断。

五、治疗要点

治疗原则为减少胰液分泌、减轻腹痛、防止并发症。

(一)减少胰腺分泌

可采用:

(1)禁食及胃肠减压。

(2)抑制胃酸:胃液也可促进胰液分泌,适当抑制胃酸可减少胰液量,缓解胰管内高压。

（3）生长抑素及其类似物：可给予外源性生长抑素 250～500μg/h，或生长抑素类似物奥曲肽 25～50μg/h 持续静脉滴注。

（二）镇痛

多数患者在静脉滴注生长抑素或奥曲肽后，腹痛可得到明显缓解。疼痛剧烈者可加用哌替啶 50～100mg 肌内注射。由于吗啡可增加 Oddi 括约肌压力，胆碱能受体拮抗药如阿托品可诱发或加重肠麻痹，故均不宜食用。

（三）抗感染

因多数急性胰腺炎与胆道疾病有关，故多应用抗生素，常有氧氟沙星、环丙沙星、克林霉素及头孢菌素类等。

（四）抗休克及纠正水、电解质平衡紊乱

积极补充液体和电解质，维持有效循环血容量。重症患者应给予清蛋白、全血及血浆代用品，休克者在扩容的基础上用血管活性药，注意纠正酸碱失衡。

（五）并发症的处理

对出血坏死型胰腺炎伴腹腔内大量渗液者，或伴急性肾衰竭者，可采用腹膜透析治疗；急性呼吸窘迫综合征除药物治疗外，可做气管切开和应用呼吸机治疗；并发糖尿病者可使用胰岛素。

（六）中医治疗

对急性胰腺炎效果良好。主要有：柴胡、黄连、黄芩、枳实、厚朴、木香、白芍、芒硝、大黄（后下）等，根据症状加减用量。

（七）手术治疗

对于急性出血坏死型胰腺炎经内科治疗无效，或胰腺并发脓肿、假性囊肿、弥漫性腹膜炎、肠穿孔、肠梗阻及肠麻痹坏死时，需实施外科手术治疗。

六、护理诊断

（一）疼痛：腹痛

与胰腺及其周围组织炎症、水肿或出血坏死有关。

（二）有体液不足的危险

与呕吐、禁食、胃肠减压、出血有关。

（三）体温过高

与胰腺炎症、坏死和继发感染有关。

（四）潜在并发症

休克、急性腹膜炎、急性呼吸窘迫综合征、急性肾衰竭等。

（五）恐惧

与腹痛剧烈及病情进展急骤有关。

（六）知识缺乏

缺乏有关本病的病因和预防知识。

七、护理措施

(一)一般护理

患者应绝对卧床休息,以降低机体代谢率,增加脏器血流量,促进组织修复和体力恢复。协助患者取弯腰、屈膝侧卧位,以减轻疼痛。因剧痛辗转不安者应防止坠床,周围不要有危险物,以保证安全。多数患者需禁食1~3天,明显腹胀者需行胃肠减压,其目的在于减少胃酸分泌,进而减少胰液分泌,以减轻腹痛和腹胀。应向患者及家属解释禁食的意义,患者口渴时可含漱或湿润口唇,并做好口腔护理。

(二)病情观察

注意观察呕吐物的量及性质,行胃肠减压者,观察和记录引流量及性质。观察患者皮肤黏膜色泽、弹性有无变化,判断失水程度。准确记录24小时出入量,作为补液的依据。定时留取标本,监测血、尿淀粉酶、血糖、血清电解质的变化,做好动脉血气分析的测定。出血坏死型胰腺炎患者应注意有无多器官功能衰竭的变现。随时观察患者体温的变化,注意热型及体温升高的程度。监测血常规中白细胞计数和分类的变化。

(三)对症护理

1.缓解疼痛

禁食1~3天,明显腹胀者需行胃肠减压。协助患者取弯腰、屈膝侧卧位,以减轻疼痛。遵医嘱给予生长抑素或奥曲肽,疼痛剧烈遵医嘱配合使用哌替啶,禁用吗啡,以防引起Oddi括约肌痉挛,加重病情。指导并协助患者采用非药物止痛方法,如松弛疗法、皮肤刺激疗法等。注意观察用药后疼痛有无减轻、疼痛的性质和特点有无改变。若疼痛持续存在伴高热,则应考虑是否并发胰腺脓肿;如疼痛剧烈,腹肌紧张,压痛和反跳痛明显,提示并发腹膜炎,应报告医师及时处理。

2.维持水、电解质平衡

禁食患者每天的液体入量常需达3000mL以上。根据患者脱水程度、年龄和心肺功能调节输液速度,及时补充因呕吐、发热和禁食所丢失的液体和电解质,纠正酸碱平衡失调。

3.防止低血容量性休克

定时测量患者的体温、血压、脉搏、呼吸,特别注意患者血压、神志及尿量的变化,如出现神志改变、血压下降、尿量减少、皮肤黏膜苍白、冷汗等低血容量性休克的表现,应积极配合医生进行抢救:

(1)迅速准备好抢救用物如静脉切开包、人工呼吸器、气管切开包等。

(2)患者取平卧位,注意保暖,给予氧气吸入。

(3)保持通畅的静脉通路,必要时静脉切开,按医嘱输注液体、血浆或全血,补充血容量。根据血压调整给药速度,必要时测定中心静脉压,以决定输液量和速度。

(4)如循环衰竭持续存在,按医嘱给予升压药。

4.高热的护理

高热时可采用头部冰敷、酒精擦浴等物理降温的方法,并观察降温效果。注意定期进行病房的空气消毒,减少探视人员,协助患者做好皮肤、口腔的清洁护理。并遵医嘱使用抗生素,严格执行无菌操作。

八、健康教育

（1）向患者及家属介绍本病的主要诱发因素和疾病的过程。

（2）教育患者积极治疗胆道疾病，注意防治胆道蛔虫。

（3）指导患者及家属掌握饮食卫生知识，平时养成规律进食习惯，避免暴饮暴食。腹痛缓解后，应从少量低脂、低糖饮食开始逐渐恢复正常饮食，避免刺激强、产气多，高脂肪和高蛋白食物，戒除烟酒，防止复发。

第四章　循环系统疾病的护理

第一节　先天性心脏病

先天性心脏病是在人胚胎发育时期(怀孕初期2~3个月内),由于心脏及大血管的形成障碍而引起的局部解剖结构异常,或出生后应自动关闭的通道未能闭合(在胎儿属正常)的心脏,称为先天性心脏病。除个别小室间隔缺损在5岁前有自愈的机会,绝大多数需手术治疗。临床上以心功能不全、发绀以及发育不良等为主要表现。房间隔缺损、室间隔缺损、动脉导管未闭、肺动脉瓣狭窄、法洛四联症、完全性大动脉转位。

一、疾病知识

(一)病因及发病机制

一般认为妊娠早期(5~8周)是胎儿心脏发育最重要的时期,先天性心脏病发病原因很多,遗传因素仅占8%左右,而占92%的绝大多数则为环境因素造成,如妇女妊娠时服用药物、感染病毒、环境污染、射线辐射等都会使胎儿心脏发育异常。尤其妊娠前3个月感染风疹病毒,会使孩子患上先天性心脏病的风险急剧增加。

(二)临床表现

先天性心脏病的种类很多,其临床表现主要取决于畸形的大小和复杂程度。复杂而严重的畸形在出生后不久即可出现严重症状,甚至危及生命。需要注意的是一些简单的畸形如室间隔缺损、动脉导管未闭等,早期可以没有明显症状,但疾病仍然会潜在地发展加重,需要及时诊治,以免失去手术机会。主要症状有:

(1)经常感冒、反复呼吸道感染,易患肺炎。

(2)生长发育差、消瘦、多汗。

(3)吃奶时吸吮无力、喂奶困难,或婴儿拒食、呛咳,平时呼吸急促。

(4)儿童诉说易疲乏、体力差。

(5)口唇、指甲青紫或者哭闹或活动后青紫,杵状指趾(甲床如锤子一样隆起)。

(6)喜欢蹲踞、晕厥、咯血。

(7)听诊发现心脏有杂音。

(三)诊断与检查

1.诊断

(1)病史:母孕期初3个月曾有病毒感染、接触放射线或服用影响胎儿发育的药物史。常见症状包括:①婴儿喂养困难;②平时喜竖抱,稍年长不爱活动,活动后感心悸,易气促、咳嗽、呕吐和出汗,活动或哭闹后出现短暂青紫或持续青紫;③易反复患肺炎和心力衰竭;④生长发育落后。发病年龄一般在3岁以前听到器质性杂音者,先天性心脏病的可能性大。

(2)几种常见先天性心脏病的诊断要点

房间隔缺损:①胸骨左缘 2～3 肋间闻及 2～4/6 级收缩期杂音,肺动脉瓣区第 2 音亢进和明显分裂,可有心前区隆起。②X 线检查见右心房、右心室增大,肺动脉段突出,肺门血管影增粗,出现"肺门舞蹈征"。③心电图检查见电轴右偏和不完全性右束支传导阻滞;部分病例右心室和右心房肥大。④超声心动图见右房增大,右室流出道增宽,室间隔与左心室后壁呈同向运动,主动脉内径较小。

室间隔缺损:①小型缺损(Roger 病):胸骨左缘 3～4 肋间闻及响亮粗糙的全收缩期杂音,P2 稍增强,临床上可无特殊症状。②大型缺损:生长发育障碍、消瘦、乏力、气促、多汗,易患肺部感染,易致心力衰竭。胸骨左缘 3～4 肋间有响亮的 3～4/6 级全收缩期杂音和震颤。在心尖部听到短促、低音调舒张期杂音,P2 亢进。如发展成肺动脉高压,右向左分流,出现持续青紫。③X 线检查:小型缺损无明显变化,大型缺损则心脏扩大,肺动脉段明显突出,肺血管影增粗,搏动强烈。左、右心室增大,左心房也增大,主动脉影缩小。④心电图:小型缺损正常或表现为轻度左室大;大型缺损常为左、右室肥大。⑤超声心动图:左心房、左室房内径增宽,右心房内径亦可增宽,室间隔活动正常。缺损大时连续扫描可直接探到缺损处,多普勒超声可证明心室内分流。

动脉导管未闭:①心前区隆起,胸骨左缘第 2 肋间有粗糙响亮的连续性机器样杂音,向左锁骨下、颈部和背部传导,同时扪及震颤。婴儿期肺动脉压力较高,主动脉与肺动脉压差仅见于收缩期,故有时只能听到收缩期杂音。②脉压增大表现如水冲脉、毛细血管搏动等。脉压显著增大者可闻及股动脉枪击音。③有显著肺动脉高压时出现下半身青紫和杵状指。④X 线检查见左室、左房增大,肺动脉段突出,肺门血管影增粗,可见搏动。⑤心电图检查见左室肥大或左、右室肥大,少数呈左房大。⑥超声心动图见左心房和左心室内径增宽,主动脉内径增宽,左心室内径/主动脉根部内径>1:2,多普勒超声有助确诊。

法洛四联症:是临床最常见的一种青紫型先天性心脏病。①全身青紫,以唇、指(趾)甲、口腔黏膜处尤为明显。②气促、啼哭,吃奶和体力活动后加重。③杵状指(趾),蹲踞征,体格发育落后。④心前区隆起,胸骨左缘 2～4 肋间可听到中等响度的喷射性收缩期杂音,第 3 肋间明显。P2 减低或消失。⑤X 线检查见心脏呈"靴型",肺纹理减少,透亮度增强。⑥心电图检查见电轴右偏、右心室肥大。⑦超声心动图呈现主动脉骑跨于室间之上,内径增宽;右心室内径增宽、流出道狭窄;左心室内径缩小。

2.辅助检查

(1)X 线检查:可有肺纹理增加或减少、心脏增大。但是肺纹理正常,心脏大小正常,并不能排除先天性心脏病。

(2)超声检查:对心脏各腔室和血管大小进行定量测定,用以诊断心脏解剖上的异常及其严重程度,是目前最常用的先天性心脏病的诊断方法之一。

(3)心电图检查:能反映心脏位置、心房、心室有无肥厚及心脏传导系统的情况。

(4)心脏导管检查:是先天性心脏病进一步明确诊断和决定手术前的重要检查方法之一。通过导管检查,了解心腔及大血管不同部位的血氧含量和压力变化,明确有无分流及分流的部位。

(5)心血管造影：通过导管检查仍不能明确诊断而又需考虑手术治疗的患者，可作心血管造影。将含碘造影剂通过心导管在机械的高压下，迅速地注入心脏或大血管，同时进行连续快速摄片，或拍摄电影，观察造影剂所示心房、心室及大血管的形态、大小、位置以及有无异常通道或狭窄、闭锁不全等。

(6)色素稀释曲线测定：将各种染料（如伊文思蓝、亚甲蓝等），通过心导管注入循环系统的不同部位，然后测定指示剂在动脉或静脉血中稀释过程形成的浓度曲线变化，根据此曲线的变化可判断分流的方向和位置，进一步计算出心排血量和肺血容量等。根据以上的病史、体检及特殊检查得出的阳性体征，加以综合分析判断，以明确先天性心脏病的诊断。

(四)治疗

先天性心脏病主要治疗方法有两种：手术治疗与介入治疗。

1.手术治疗

手术治疗为主要治疗方式，实用于各种简单先天性心脏病（如：室间隔缺损、房间隔缺损、动脉导管未闭等）及复杂先天性心脏病（如：合并肺动脉高压的先心病、法乐氏四联征以及其他有发绀现象的心脏病）。

(1)最佳时间：手术最佳治疗时间取决于多种因素，其中包括先天畸形的复杂程度、患儿的年龄及体重、全身发育及营养状态等。一般简单先天性心脏，建议 1～5 岁，因为年龄过小，体重偏低，全身发育及营养状态较差，会增加手术风险；年龄过大，心脏会代偿性增大，有的甚至会出现肺动脉压力增高，同样会增加手术难度，术后恢复时间也较长。对于合并肺动脉高压、先天畸形严重且影响生长发育、畸形威胁患儿生命、复杂畸形需分期手术者手术越早越好，不受年龄限制。

(2)呼吸机的配合：心脏手术患者一般都要上呼吸机，麻醉清醒后，患者会感到咽部不舒服，不能讲话，患者需主动配合。头部切勿过多转动，不要随意吞咽，尤其是婴幼儿呼吸道黏膜反复摩擦可引起声门出血，对于不配合的小儿，可给予镇静剂。如有需求，如大、小便、咯痰等，可用手语告诉护士。为防止肺内感染，护士要定时给呼吸机的患者进行气管内吸痰，会有气短，疼痛等不适的感觉，要忍耐一下。

(3)拔除气插管后的配合：病情平稳脱离呼吸机，用面罩或鼻导管继续吸氧。此时患者应保持安静。术后有效咯痰时患者是预防肺内感染或肺不张等并发症的重要环节，应积极配合。患者疼痛而不敢咯痰时，可给予止痛药。要保持呼吸道通畅，以防肺内感染或肺不张造成的更大痛苦。

2.介入治疗

介入治疗为近几年发展起来的一种新型治疗方法，主要适用于动脉导管未闭、房间隔缺损及部分室间隔缺损不合并其他需手术矫正的畸形患儿可考虑行介入治疗。

治疗时医生穿刺患者血管（一般采用大腿根部血管），通过特制的直径为 2～4 毫米的鞘管，在 X 线和超声的引导下，将大小合适的封堵器送至病变部位封堵缺损或未闭合的动脉导管，以达到治疗目的。通过临床实践证实，先心病介入封堵具有创伤小、手术时间短（约 1 小时）、恢复快（术后第二天即可下床）、不需特殊麻醉及体外循环、住院周期短（约 1 周）等优点。只有当患者年龄小、不能配合手术者才需要全身麻醉。

该封堵术的适应证很广,房间隔缺损、动脉导管未闭、室间隔缺损均可以采用介入方法进行治疗。

介入治疗先心病也有其局限性,不适合于已有右向左分流、严重肺动脉高压、合并需要外科矫正的畸形、边缘不佳的巨大缺损等。

二、护理

(一)非手术护理

1.活动无耐力的护理

根据不同类型的先天性心脏病,制定合理的生活制度。

(1)保持环境安静,限制活动:重症应卧床休息,减少耗氧,每日测脉搏或心率2～4次。应多拥抱患儿,减少哭闹,保持患儿舒适,减少不良刺激。护理操作集中进行,避免引起情绪激动和烦躁。

(2)患儿要动静适度,减轻心脏负担:①除重症患儿需要卧床休息外,应在医护人员或家长监护下进行适当的活动,但不要做过激活动,运动量不要过大,不参加体育竞赛;②游戏能使患儿生活趋于正常,减少烦躁不安;③休息和活动相互交替配合可以减少过多的能量消耗,又能增强对活动的耐受力;④在医护人员的监护指导下,进行中等强度的运动锻炼是安全的,而且对心脏病患儿的血流动力学状况会产生积极影响。在活动和游戏期间护士应注意对患儿耐受程度的评估,方法是活动前先测量生命体征,包括脉搏(速率、节律)、血压、呼吸(速率、节律、费力程度);活动后即刻测量生命体征;患儿休息3min后再测生命体征,若血压、呼吸恢复至活动前水平,脉率增快每分钟不超过6次,则说明活动适度,若患儿出现苍白、精神恍惚、发绀、眩晕、胸闷、心悸等症状时,要及时记录其程度,立即停止活动,卧床休息,抬高床头,并通知医生。

2.加强护理,促进生长发育

为患儿提供良好的生活环境,空气新鲜,温度维持在18～20℃,湿度55%～65%,新生儿应注意保暖,儿童穿着衣服冷暖要适中。制定相应的饮食和生活制度,监测体温、脉搏、呼吸、血压、心律、心杂音的变化,保持情绪稳定,促进生长发育。

3.注意观察病情,防止发生并发症

(1)预防充血性心力衰竭:患儿饮食少量多餐,适当限制盐的摄入,给予适量的蔬菜类粗纤维食品,以保持大便通畅,必要时可给予开塞露通便,以免加重心脏负担;严格控制输液速度和量;密切观察病情,如有无面色苍白、烦躁不安、呼吸困难、端坐呼吸、吐泡沫样痰、浮肿、肝大等心力衰竭的表现,如出现上述表现,立即置患儿于半卧位,给予吸氧,及时与医生取得联系,并按心衰护理。

(2)预防昏厥和抽搐的发生:法洛四联症患儿因活动、哭闹、便秘可引起缺氧发作,出现阵发性呼吸困难,甚至昏厥、抽搐,应限制患儿活动量,重症卧床休息,间歇吸氧,一旦缺氧发作,应将患儿置于胸膝卧位,给予吸氧,并与医生合作,给予吗啡及普萘洛尔抢救治疗。

4.心理护理

重症先天性心脏病患儿,对疾病缺乏认识,正常活动受到限制,生长发育落后于同龄儿童,又面临手术,容易产生焦虑、自卑、恐惧心理。因此应给予患儿良好的休息环境,使患儿感觉舒适,以减轻精神负担。医护人员态度要和蔼可亲,对患儿体贴关心,建立良好的护患关系,取得

患儿及家长的信任。应鼓励患儿进行适当的游戏和活动。要重视对患儿进行必要的心理咨询,细致了解并让患儿说出焦虑、恐惧的原因,有针对性地向患儿及家长进行卫生知识宣传,解释病情和检查、治疗经过,特别要宣传心脏外科手术的进展,技术的提高,同类疾病治愈的病例,使患儿及家长克服焦虑、紧张、悲观、恐惧等不正常心理现象,增强治愈信心,积极配合检查、治疗。

(二)手术护理

1.手术前护理

(1)患者准备:①术前评估:本阶段重点在于通过病史、体格检查、放射影像和心电图识别特殊病变,并根据患儿的生命体征生长和营养发育情况(如身高、体重,四肢血压,心、肺、呼吸和肾功能状况)以及其他一些实验室综合检查结果评估患儿的身体状况及手术的承受能力,评估后,方可对可承受手术患儿进行手术。②心理护理:心理护理应包括患儿及患儿家属,尤其是后者,由于天性心脏病手术风险高,手术创伤大,患儿家长往往存在较大的恐惧心理,对此护理工作人员应着重向患儿家属解释疾病治疗的过程,讲述手术的必要性、方法、大致过程从而减轻家属对手术的担心和焦虑,同时着重讲解术毕入 ICU 的目的及一般监护的注意事项,以便术后更好的配合工作和为术后护理观察对比提供依据。对于患儿,尤其是不满周岁的婴儿,常会因离开父母而感到孤独不安从而产生紧张及抵触情绪,对此护理人员应充分了解并配合患儿的生活习惯同时加强护患之间的沟通,帮助患儿树立信心,教会一些年长患儿的配合动作(包括呼吸、咳嗽等),以积极性的心态使患儿接受治疗并配合护理,以确保手术前准备顺利完成。③机体护理:由于先天性心脏病手术时间长、创伤大,为了保证手术的顺利进行,应对患儿给予科学有效的营养支持,保证患儿充足睡眠,增强机体抵抗力和免疫力从而改善患儿的身体状况以提高手术成功率。在患儿的术前饮食方面应以半流质高蛋白,高热量,低盐高维生素饮食为主。还要注意患儿手术前阶段应减少下床活动量,尽量卧床休息和记录出入水量。同时给予适当低流量吸氧以改善缺氧症状和肺血流量,增加血氧饱和度。术前严防一般性疾病如感冒等症状的发生,若已经发生应推迟相关手术的进行。④术前 1 天准备:患儿要根据化验结果定血型配血一次,根据患儿体重及手术性质准备血量。应注意保持患儿手术部位皮肤清洁,若较大患儿手术部位有毛发应给与术前备皮。还应该全身淋浴,术前 1 天晚上灌肠排空大小便,另外做好各种药物过敏实验。这天患儿应进食少量易消化的饮食以避免禁食时间过长引起的低血糖、酸中毒、脱水等症状。

(2)护理准备:①护理人员的准备:对于患有先天性心脏病的小儿患者,需要护士具备熟练的操作技能和抢救配合技术及敏锐的观察病情的能力,特别是要掌握先天性心脏病的有关知识和治疗护理方法。还要熟悉每位患儿的一般情况,病史,临床表现。护士要有敏锐的观察力和敏捷的反应能力,具备高尚的医德和优秀的心理素质,配合医生做好心脏术后血液动力重建及心脏功能的调整以帮助患儿度过危险期。②麻醉前的准备:小儿先天性心脏病麻醉前用药是为了使患儿在安静状态下实施平稳的麻醉,保持动力学稳定。良好的麻醉前用药可减少诱导麻醉药剂量,还可减少迷走神经刺激的不利影响,减少分泌。由于存在个体差异,"常规"剂量有时可表现出"不足"或"超量"的临床表现,应给予重视。对于危重症者则不应使用麻醉性镇痛药。③监护室的准备:监护室(ICU)应在患儿进入手术室的同时做好准备工作,术后处置设备应完善。监护室平时应做好清洁消毒工作,维持适宜的温度及湿度,保持一定的空气新鲜度,避免污浊空气对患儿的生理及心理造成影响。④心肌保护:患儿年龄小心肌发育不成熟,应尽量改善纠正贫血及低蛋白血症,同时也可给予 DIK 液、维生素 E、辅酶 Q10、ATP、谷氨酸等以增加心肌能量储备。

2.术中护理

手术中需采用与患儿的年龄及体量大小相匹配的麻醉床或暖箱,选择合适功能的呼吸机,同时应备好各种抢救用设备和药物。患儿手术中取平卧位,肩部垫高。小儿心脏手术一般均需在低温下利用人工心肺机体外循环下进行心脏手术(动脉导管未闭和缩窄性心包炎可常温下手术),建立良好的静脉通路。配合麻醉师做好小儿体外循环。全麻患儿术中应加强呼吸道管理,保持呼吸通畅,防止呕吐窒息。手术时密切观察患儿的面色、呼吸、心率、血压、意识的变化。还要密切观察手术的全过程,熟悉手术的流程与步骤,熟悉小儿心脏手术各类专用器械以便及时提供术中所需的器材,减少出血,缩短手术时间。术中的心肌保护方面,一般研究认为,Thomas 液和 Tyers 液对不成熟心肌有较好的保护作用,应用血液停搏液连续或间断灌注也可获得了良好的心肌保护效果。

3.术后护理

心脏术后护理的首要概念是小儿心脏病的术后监护不同于成人患者,应根据患儿的年龄、原发心脏缺损、术前状况、手术纠正的程度,并通过了解患儿的麻醉方式、手术方法、手术过程、体外循环等情况制定相应的护理计划,从而让患儿在治疗过程中达到最佳的生理状态,平稳度过术后恢复期,避免因护理不当而发生并发症。同时针对患儿术后变化较多,护理人员应对术后并发症所表现出的早期体征须保持高度的警觉,以便于尽早实施适当的治疗,还要持续监测并详细记录术后有无致命并发症的发生。选择适当无创的监护技术预防并发症是取得术后良好转归的关键。

(1)病情观察:手术后因体外循环停止,患儿体温均有所降低,所以进监护室后护理人员要做好患儿的保暖工作,护理人员可根据患儿体温状况采用照灯,盖被等措施以防体温不升,但是若患儿出现高热现象,应根据循环系统情况予以物理或药物降温。在患儿刚入监护室时应提高检测和记录各种生命体征数据的频次,患儿术后情况平稳后可放缓检测频次但仍需严密观察患儿的生命体征,同时根据患儿的呼吸,体温,湿度,动脉波动情况对患儿术后情况进行综合评估。

(2)管道护理:心脏术后患儿身体上的各种管道很多,因此管道护理很重要,各种导管应妥善固定,连接处不能滑脱、拔出,患儿应四肢固定,防止意外发生。对于测压管可用 5% 葡萄糖水或 0.9% 生理盐水 500mL 中加入肝素 500μg,每小时 2mL 持续用微泵输入,以使测压管不堵塞。各种特殊药物输入管需在连接处做好标记;做好各种引流液的颜色、性质、量的记录;各种穿刺管需保持穿刺部位的密封和无菌,经常更换粘贴纸,写上更换日期;护理和更换各种管道时注意遵守无菌操作原则,定期做细菌培养检定。

(3)体液护理:术后应常规检测电解质和测 pH 酸碱度、血细胞比容,以了解患儿体内酸碱度与电解质的平衡状况,以及时给患儿补液和输血。术后还要严格控制出入水量,所以补液最好用输液泵或微量泵进行。手术后当天不需要给盐水,用 10% 葡萄糖液即可,也有文献认为可采用 1/4～1/5 张力的液体。监护室的护士不仅要严格做好出入水量的统计工作,同时要详细记录尿液的颜色、性质及量,需注意的是出入量还需包括每次给予的抗菌毒的稀释液体量,这样可以随时调整、补充,以保持出入量的平衡。婴儿和小儿每小时的尿量 1mL/(kg·h),年长儿 20mL/h,因心排血量不足而造成的尿量减少,需通过改善心功能来纠正,如给予呋塞米利尿应从术后 12～24h 开始,6h 后可加用一次已达到满意的利尿效果。

(4)呼吸道的护理:根据文献统计小儿体外循环后术后呼吸功能障碍发生率高且可成为致死因素,因此呼吸道护理是围手术期护理的重要环节。

拔管前的呼吸道护理:术后患儿须保持气道通畅,因此几乎所有患儿需要长时间机械通气进行呼吸支持。因小儿胸廓小,肋骨及胸骨软,较成人水平呼吸效率低、呼吸代偿能力差,手术后小儿较成人更易发生呼吸功能不全,因此应密切观察患儿的体征表现,听诊两肺呼吸音是否一致,根据结果调整呼吸机参数。妥善固定气管插管,避免出现滑管现象,若已发生应及时采取补救措施。平时定期进行胸部物理治疗,以利于患儿气道分泌物的排出,但若患儿呼吸道分泌物较多有可能影响患儿呼吸时,可选择适合患儿的吸痰管适度吸痰。应注意的是每一次吸痰的动作应控制在 5s 之内以防患儿缺氧,同时注意肺动脉压变化。

拔管后的气道护理:一般情况下,若患儿病情允许应尽早拔管,以避免肺部并发症的发生,一般来说当患儿心功能稳定,没有严重的心律失常,有良好的咳嗽和自主呼吸,无异常活动出血,血气分析正常时即可拔管,拔管时,患儿要清醒,并排空胃,严格检查无严重系统并发症。大部分患儿在术后会感不安,对此护理人员应在适当时机进行心理介入,以缓和患儿的术后焦虑,配合患儿的术后恢复。同时护理人员应严密观察,若发现患儿发音嘶哑、喉鸣等异常状况,应及时通报医生配合处理。对于拔管后存在呼吸困难的患儿,可根据病情需要给予吸氧,但同时应鼓励患儿主动深呼吸、咳痰、翻身,若病情允许可每隔一段时间协助其更换一次体位。另需注意的是患儿咳嗽时护理人员应将手放在患儿的胸前保护切口,防止因震动而疼痛。如患儿口腔鼻腔分泌物黏稠时,可进行湿热雾化吸入及药物辅助。若患儿的缺氧情况仍无改善,并出现鼻扇、青紫即三凹征,必须立即气管内插管或气管切开。

(5)心脏护理:①心电监护:护理人员应帮助患儿保持安静,避免因烦躁不安而增加其心脏负担。严密观察患儿心脏监护仪上在 24h 持续时间内的心率、动脉压、静脉压、心律变化,注意心电图变化并详细记录在特殊记录单上以便及时发现心律失常、传导阻滞等异常情况,协助了解血容量或心功能情况。②心内测压管检测:护理人员应时刻检查以保证测压管通畅,严禁空气和血凝块进入。对于大多数成人患者,心内测压管在其动脉压持续到循环稳定后即可拔除,但对于小儿先天性心脏手术后患者,即使循环稳定也应保留时间长些,因为不同年龄的患儿,有其相应的生理标准,不能同一而论。并且患儿的病情容易反复,延长心内测压管检测时间有助于及时发现患儿手术后心内异常情况。③低心排出量的护理:低心排出量综合征是手术后早期重要致死原因,但是心排血量可在术后快速出现波动,因此,反复的评估是十分必要的。此类病症常见症状为低血压,脉压窄,脉搏细数,心率增快,外周血管收缩四肢末梢灌注不足等。因此护理时应密切观察心排出量,中心静脉压和左房压变化,随时检测动脉血气分析,如有酸中毒或代谢异常情况迅速纠正,一旦确诊立即处理,以防止此类症状随时间延长处理难度加大。④急性心包填塞的护理:持续过多的外科性出血和止血不彻底或凝血机制紊乱渗血不止,且心包腔引流不畅,血液或血块在心包内聚集达到一定的程度时即可引起急性心包填塞。该症状多发生在术后 36h 内,术后出血本身不是直接致死原因,如果发现不及时引起出血过多,将引起严重后果。护士要密切观察患儿病情变化应及时发现。此类病症临床表现为胸管出血持续增多,出血突然终止又出现心衰,胸闷烦躁不安,呼吸急促,并伴有低心排相似症状。术毕良好的止血及明确诊断后及时进行心包穿刺或心包切开探查术,有利降低死亡率。近年体外循环中应用大剂量仰肽酶抑制纤溶酶的激活和保护血小板功能,可显著减少术后出血。

(6)急性肾功能衰竭:肾功能衰竭重在预防,护理上要密切观察患儿的出入水量,术后少尿是肾功能衰竭的早期表现,血钾,尿素氮氮和肌酐的升高可作为诊断依据。随着体外循环设备和灌注技术的完善,尤其是近年来持续动-静脉血液过滤法,为患儿心脏术后急性肾功能衰竭提供了有效的预防措施,使治疗更有效和减少死亡率。

(7)脑损害的护理:脑损伤可以给患儿带来终身残疾和死亡,是术后最严重的并发症,但是所占比例比较低。脑损伤是由脑缺氧,脑栓塞,脑出血,颅内血肿所引起,常见体征为神志改变,感觉和运动障碍,瞳孔变化,出现病理反射,抽搐和昏迷等。护士要严密观察苏醒时间,意识状态,瞳孔大小及反应,肌张力和深浅反射,以及时发现及早应对。

(8)基础护理:先天性心脏病患儿由于术前 80% 存在生长发育迟缓,而术后患儿机体又处于高代谢阶段,由于限制患儿的液体摄入和过分利尿,术后呼吸做工增加感染及伤口愈合等因素,导致患儿的能量消耗高于正常,因此术后积极的营养补充是很重要的。小儿麻醉清醒可进食后应尽早进食,饮食以高蛋白、高热量、易消化的均衡饮食为主,忌暴饮暴食,忌高盐高糖。若出现腹部胀满膨隆,可用肛管排气或开塞露肛门注入以缓解胀气。护理人员还要注意患儿皮肤护理和口腔卫生,特别是婴幼儿皮肤娇嫩,应注意皮肤清洁完整,对胶布过敏者,应及时更换胶布,防止皮肤破溃。要限制水的摄入,避免出现水肿,导致心功能不全。护理人员应指导家长学习记录患儿出入量,维持每天出入量的均衡。

(9)出院指导:①在饮食方面,患者手术后回到家中,饮食除注意补充营养、合理搭配、易消化外无特殊禁忌,除对于复杂畸形、心功能低下及术后持续有充血性心力衰竭的患儿,应控制盐的摄入外不必限制食盐。②在用药方面,患儿在手术后 1 个月内要避免免疫接种。③在心理方面,对于年长的患儿出院后可能存在的挫折感或抑郁、自卑心理,应交代家长注意引导患儿积极的生活和学习态度。④在住宿方面,患者的住房应阳光充足,清洁干净,温暖舒适,定期开窗通风换气,床铺要保持清洁干净、舒适,患者要勤更衣,防止皮肤感染。患者切口结痂自行脱落后可擦澡或洗澡,但不要用刺激性的肥皂,不要用力摩擦切口处皮肤。⑤在活动方面,应减少到公共场所活动,注意保暖,防止感冒,防止感染疾病。避免过度玩耍,告知家长一定要根据患儿的具体病情安排活动量,以免过度活动,加重心脏负担。

第二节　小儿心律失常

心律失常是小儿心血管系统的常见疾病,总发病率为 5%,严重心律失常为 2%。正常心律起源于窦房结,心激动按一定的频率、速度及顺序传导到结间传导束、房室结、房室束及蒲肯野纤维网而到达心肌。如激动的频率、起搏点或传导不正常,都可构成心律失常。引起小儿心律失常的病因可见于先天发育异常,如先天性完全性房室传导阻滞、先天性 Q-T 间期延长综合征以及预激综征。也可继发于心脏疾患,如三尖瓣闭锁、爱因斯坦畸形、风湿性心脏病、心肌炎、心肌病等。其次还可继发于非心脏疾患,如电解质紊乱、感染、中枢神经系统疾病、内分泌及代谢疾病、外伤及心导管术、药物中毒等。另外正常儿童可发生原发性心律失常。

一、疾病知识

(一)病因及发病机制

(1)心律失常按照其产生原因可分为四大类:①激动起源异常:窦性心律失常和异位心律失常。②激动传导异常。③激动起源异常和传导异常并存。④人工起搏器引起心律失常。

(2)按照心率快慢可分为两大类:①快速型心律失常又名心动过速;②慢速型心律失常:包括窦性心动过缓、完全性房室传导阻滞、病态窦房结综合征、窦性心动过缓伴期前收缩、Ⅱ度房室传导阻滞等。

(二)临床表现

(1)症状:心律失常时由于心率过快、过慢以及房室收缩不协调均可引起血流动力学改变,从而引起一系列症状。常见的症状有头昏、乏力、心悸、黑蒙,甚至发生晕厥、休克、心力衰竭。婴儿可表现为烦躁、面色苍白、拒奶、呕吐、多汗等。阵发性心动过速病儿常有反复发作史。

(2)体检:正常心率:新生儿 120～140 次/分,1 岁以内 110～130 次/分,2～3 岁 100～120次/分,4～7 岁 80～100 次/分,8 岁以上 70～90 次/分。

根据心脏听诊及频率,可初步做出诊断。心率快而齐者为窦性心动过速、室上性心动过速、室性心动过速、心房扑动伴 1∶1 或 2∶1 房室传导。心率快而不齐者为心房颤动、心房扑动伴不规则房室传导,窦性心动过速伴期前收缩。心率慢而齐为窦性心动过缓、完全性房室传导阻滞、病态窦房结综合征。心率慢而不齐者为窦性心动过缓及不齐、Ⅱ度房室传导阻滞。心率正常而不齐者为窦性心律不齐、期前收缩、Ⅰ度房室传导阻滞。

(三)诊断与检查

1.诊断

心律失常诊断主要依靠心电图诊断,不同心律失常心电图诊断如下。

(1)室性期前收缩:提前出现宽大畸形 QRS 波,其前无 P 波。T 波方向与主波方向相反。代偿间歇完全。

(2)房性期前收缩:提前出现异形 P 波。P-R 间期正常。QRS 波形态可有三种:①与窦性 QRS 波相同;②室内差异传导;③无 QRS 波即房早未下传。代偿间歇多为不完全。

(3)交界性期前收缩:提早出现的 QRS 波形态与窦性相同,也可因室内差异传导而发生畸形。P 波为逆行性,可在 QRS 波之前;可在 QRS 波之后;也可重叠在 QRS 波之中。代偿间歇多为完全。

(4)室上性心动过速:R-R 间期绝对匀齐,心室率婴儿 200～300 次/分,儿童 180～220次/分。QRS 波形态正常,若伴有室内差异传导,则 QRS 波增宽呈右束支阻滞图形,若为逆传型旁道折返,则呈预激综合征图形。大约半数病例可见逆行 P 波(PⅡ、Ⅲ、avF 倒置,PavR 直立),紧随 QRS 波后。ST-T 波可呈缺血性改变,发作终止后仍可持续 1～2 周。

(5)室性心动过速:持续 3 个以上期前 QRS 波,时限增宽(≥120ms),形态畸异,心室率 150~250 次/分,R-R 间期略有不齐。可见窦性 P 波,P 波与 QRS 波各自独立,无固定关系,呈干扰性房室脱节,心室率大于心房率。常出现心室夺获及室性融合波。

(6)房室传导阻滞:一度房室传导阻滞:P-R 间期延长。二度房室传导阻滞:分两型。①二度Ⅰ型(文氏现象)。表现为 P-R 间期逐渐延长最后脱落一次,然后周而复始。②二度Ⅱ型(莫氏现象)。P-R 间期固定,P 波规则出现,部分 P 波之后不出现 QRS 波。高度房室传导阻滞:二度房室传导阻滞时房室传导为 3:1 以上,如 4:1、5:1 等称高度房室传导阻滞。心室率慢时常出现交界性或室性逸搏或逸搏心律,个别 P 波可下传到心室,发生心室夺获。三度房室传导阻滞:①P-P 间期与 R-R 间期各有固定规律,P 波与 QRS 波无固定关系。②心房率较心室率快。③心室节律为交界性或室性逸搏心律,前者心室率在 40 次/分以上,后者在 40 次/分以下。④QRS 波形态。阻滞在希氏束以下,则 QRS 波宽大畸形,阻滞在希氏束以上,则 QRS 波与窦性相同。起搏点来自左束支者,QRS 波呈右束支阻滞型。

2.辅助检查

(1)常规心电图:是诊断心律失常的主要方法。首先选择 P 波明显的导联,测量 P-P 间期,观察 P 波是否规则出现,P 波形态是否正常。其次测量 R-R 间期,了解心室率是否与心房率一致,QPS 波形态、时限是否正常。再其次观察 P 波与 QRS 波是否有固定关系,即每一个 P 波后是否有一个 QRS 波,且 P-R 间期固定。通过以上分析可以初步确定主要节律,是窦性心律还是异位心律。

(2)24 小时动态心电图:可提高心律失常的检出率。可记录 24 小时心律失常出现的类型、总频率,是否与活动有关。从而帮助寻找晕厥的原因。24 小时动态心电图还可用于评价抗心律失常药的疗效。

(3)经食管心房调搏检查:适应证如下:①检测窦房结功能,有助于病态窦房结综合征诊断。②评价房室传导功能。③研究室上性心动过速的折返机制,鉴别房室折返和房室结折返性心动过速。同时可以测量旁道不应期。④通过食管心房调搏超速抑制方法可终止室上性心动过速发作。⑤研究抗心律失常药的电生理作用。

(4)X 线胸片:了解心脏大小、形态及肺部病变情况。

(5)超声心动图:可了解各房室心腔大小、心脏功能及心脏有无心脏解剖结构异常。(四)治疗

1.心律失常治疗原则

(1)明确心律失常的性质:不同性质心律失常治疗不同,大部分期前收缩无须治疗,而室性心动过速、室上性心动过速、室颤则需紧急处理。

(2)明确诱因和病因并及时纠正:常见诱因有感染、电解质紊乱(低血钾、低血镁)、缺氧、酸中毒、药物影响(洋地黄中毒、儿茶酚胺类药物等)。去除诱因,心律失常即可消失。有些患者临床上找不到原因,心脏检查正常,此类心律失常预后较好,如果无明显不适,一般不主张应用抗心律失常药,因抗心律失常药本身可引起严重心律失常,故一定要定期随访。新生儿和小婴儿由于心脏传导系统发育不完善,易出现心律失常如期前收缩、室上性心动过速,随着年龄增长常常可自愈。

(3)观察心律失常是否影响血流动力学改变:如引起明显血流动力学改变则及时治疗。

(4)抗心律失常药应用原则:一般先用一种药物,如无效再换用另一种药。也可联合应用,但联合用药不当可加重毒性反应,甚至可致新的心律失常。合理配伍可治疗单一用药无效的心律失常。美托洛尔与地高辛联用可相互取长补短治疗室上性心动过速既安全又可靠。奎尼丁、维拉帕米、胺碘酮等不能与地高辛联用,因它们可增加地高辛血清游离浓度易致地高辛中毒。如必须联用要减少地高辛用量。ⅠA 或ⅠC 类可与ⅠB 药联用,ⅠA 和ⅠC 类不能联用。同一亚类药尽量不联用,联用后易致扭转型室速。β受体阻滞剂禁与钙通道阻滞剂联用,因联用后加剧抑制心肌收缩力。普罗帕酮避免与普萘洛尔、胺碘酮、β受体阻滞剂、洋地黄联用。

2.不同心律失常的治疗

(1)期前收缩:是小儿最常见的一种心律失常,可见于正常心脏及有心脏病者。期前收缩分房性、交接性和室性。前两者又称室上性。室性期前收缩较室上性临床意义大。期前收缩又分良性和病理性。良性期前收缩不需治疗。室性期前收缩具有以下特征提示病理性可能性大,应予以治疗。①两种以上类型期前收缩同时存在。②期前收缩 QRS 波宽大畸形特别显著,或呈低电压。③伴随其他心电图改变,如 ST－T 改变、房室扩大、传导阻滞、异常 Q 波、Q－T 间期延长等。④期前收缩频发、呈联律、成对或连续 3 个以上的期前收缩。⑤运动后期前收缩增加。房性、交接性期前收缩如需治疗可首选 β受体阻滞剂;室性期前收缩可选用普罗帕酮口服,剂量每次 5～6mg/kg,每隔 6～8 小时 1 次,维持量每次 2～3mg/kg,疗程至少 6 个月。也可用 β受体阻滞剂美托洛尔 0.5～2mg/(kg·d),小量开始逐渐加量。如无效也可以选用美西律:口服剂量 10～15mg/(kg·d),分 3 次。或莫雷西嗪:口服每次 2～4mg/kg,每 8 小时 1 次。静脉每次 1～2mg/kg,加入 10％葡萄糖液缓慢注射。难治性可以选用胺碘酮口服7.5～15mg/(kg·d),分 3 次。心律失常控制后逐渐减量,维持量 3～5mg/(kg·d),分 2 次。

(2)室上性心动过速:室上性心动过速可发生在无心脏病者,尤其小婴儿,有报告 1 岁以下室上性心动过速约 70％心脏正常。预激综合征和房室结双径路是小儿室上性心动过速最常见的原因,具有房室旁道(包括隐匿性)的小儿约 90％发生室上性心动过速,占小儿室上性心动过速的 60％。

室上性心动过速如持续时间长可致心力衰竭,甚至心源性休克,因此应尽快终止。可使用机械刺激如按压颈动脉窦、刺激咽部引起恶心等方法兴奋迷走神经。如已发生心力衰竭应首选毛花苷 C,剂量和用法同心力衰竭治疗,间隔时间可以缩短,但要注意毒副作用。如无心力衰竭和休克可首选普罗帕酮,每次 1～2mg/kg,加 20mL 葡萄糖液稀释静脉缓慢注射。如无效 20 分钟后重复 1 次,总量不超过 6mg/(kg·d),终止后可口服普罗帕酮维持。如无效可选用维拉帕米,每次 0.1～0.2mg/kg,静脉缓慢注射,静脉注射量每次小于 5mg,每分钟小于1mg。如无效也可选用三磷酸腺苷(ATP),剂量及用法:静脉每次 0.04－－0.05mg/kg,5 秒钟迅速注完。如无效 3～5 分钟后可加倍剂量重复 1～2 次。顽固性室上性心动过速可选用胺碘酮,每次 2.5～5mg/kg,静脉缓慢注射。如有心源性休克应首选同步直流电复律。

(3)室性心动过速:室性心动过速多见于器质性心脏病如心肌病、心肌炎、先天性心脏病手术后、完全性房室传导阻滞、致心律失常性右心室发育不良、心瓣膜病致左心功能不全、QT 间期延长综合征、二尖瓣脱垂综合征等。抗心律失常药物如洋地黄、普罗帕酮、奎尼丁、胺碘酮等的副作用及酸中毒、低血钾等也可引起室性心动过速。此外室性心动过速也可见于正常心脏的青年和学龄前儿童,有复发倾向,称特发性室性心动过速;部分病例可因情绪激动或运动诱发,称为运动诱发性室性心动过速,此类型室性心动过速预后良好。除特发性室性心动过速外,均需治疗。常用药物:可首选普罗帕酮,每次 1～2mg/kg,加 20mL 葡萄糖液稀释静脉缓慢注射。无效20分钟后重复1次。总量不超过 6mg/(kg·d)。室性心动过速终止后以 5～10μg/(kg·min)静脉滴注维持。病情稳定后口服维持。也可选用利多卡因,每次 1mg/kg,静脉注射,每 10～20 分钟 1 次,总量不超过 5mg/kg。室性心动过速终止后用 20～50μg/(kg·min)静脉滴注维持。也可用苯妥英钠静脉每次 2～4mg/kg,用生理盐水稀释,5～10 分钟缓慢注射。无效者,隔15分钟重复1次,直至有效或总量达 15mg/kg 为止。如仍无效可选用胺碘酮,每次 2.5～5mg/kg,稀释后静脉缓慢注射。如有心源性休克应首选同步直流电复律,婴儿一次最大量不大于 50J/s,儿童不大于 100J/s,无效时隔20分钟可重复使用1次。注意洋地黄中毒或已洋地黄饱和患者禁用。

如尖端扭转型室性心动过速,可选用异丙肾上腺素或阿托品或硫酸镁静脉注射。

(4)房室传导阻滞:一度和二度Ⅰ型房室传导阻滞若排除迷走神经张力增高所致,仅需治疗病因。二度Ⅱ型、高度及三度房室传导阻滞致心室率慢者需应用异丙肾上腺素,口服每次 5～10mg,每日 3 次。静脉 0.05～2μg/(kg·min)静脉滴注,根据心率调整剂量。或阿托品,口服每次 0.01mg/kg,每日 3 次;皮下注射每次 0.01mg/kg,每 4～6 小时 1 次;静脉注射每次 0.01mg/kg,最大量每次 0.03～0.05mg/kg。如反复发生阿-斯综合征,药物治疗无效可植入永久性起搏器。

二、护理

(一)非手术治疗护理

(1)健康教育及心理护理:心脏主要受到交感神经和副交感神经等自主神经支配的器官,若患儿发生哭闹、躁动等可能导致交感神经兴奋从而发生心律失常。因此在患儿哭闹时应当对其进行安抚,防止交感神经的兴奋。同时还需要与患儿家属进行沟通从而使患儿家属可以掌握正确的护理方法以及预防感染的方法,提高患儿的依从性。

(2)饮食护理:若患儿进食过饱可能会引发心律失常,因此应当嘱咐患儿少食多餐。同时,便秘也可以引起腹内压的增高最终导致心律失常的发生。若患者的症状较轻,可以在家属或者护理人员的监视下进行适当的锻炼,若症状较为严重则需要进行腹部的按摩,增加肠道的蠕动,防止便秘的发生。

(3)基础护理:在护理的过程中需严格按照护理的流程进行护理,加强对皮肤、口腔、肺部等容易感染部位的护理。同时还需要根据患者的病情给予适当的雾化和吸痰。护理人员还应当为患儿提供安静、舒适、整洁的病房从而降低不良反应的发生。

(4)预后护理:患儿在经过确切的治疗后病情可以逐渐稳定,但是此时仍然需要继续用药治疗。在治疗的过程中还需要注意膳食的均衡以及定期的复查。建议患儿调整好作息的时间,防止不良反应的发生。

(二)手术治疗护理

1.术前护理

(1)术前准备:协助患者完成血、尿、粪常规及肝肾功能,出、凝血时间,血小板,血型和乙肝、丙肝、艾滋病、梅毒病毒的检测,完善胸片、心电图、超声心动图等检查。备好急救物品、药品。做好安装临时起搏器的准备,防止突发事件的发生。

(2)术前指导:向患者解释术前需要禁食 6～8h,禁水 4h 的重要性,取得患者及家属的配合。指导患者及家长根据天气变化及时添减衣服,积极预防感冒。同时要做好皮肤护理,尤其是婴幼儿,要保持两侧腹股沟处皮肤的清洁与完好,为手术穿刺创造条件。

2.术中护理

患者取平卧位,做好心电监护的监测并记录,加强巡视,密切观察病情变化,发现问题及时处理。保持静脉通畅,术中严格无菌操作。

3.术后护理

(1)一般护理:返回病房后,全麻患者去枕平卧 4～6h,头偏向一侧,并给予吸氧,心电监护,留尿标本。患者术侧肢体需保持伸直位,全麻后有的患者出现烦躁不安,要及时给予镇静,防止患者用力过度导致穿刺处出血。

(2)术后新发心律失常的护理:心律失常是先天性心脏病介入治疗中一种常见而又严重的并发症,已在许多国内外文献中有所体现。小儿 VSD 封堵术后持续心电监护 24h,护士要密切观察患儿心率情况,注意其频率、节律变化,收集心电图资料,重视患者主诉,发现心率低于正常范围及时报告医生处理,延长心电监护时间,尽早使用激素、维生素 C、果糖治疗。

(3)临时起搏器的护理:心脏起搏器是一种医用电子仪器,它通过发放一定形式的电脉冲刺激心脏,使之产生电激动和机械收缩,以治疗由于某些心律失常所致的心脏机能障碍。可分为临时起搏器和永久性起搏器。

护理临时起搏器要密切注意观察患儿呼吸、心率、血压、脉搏、血氧饱和度和体温变化以及心律失常的恢复情况。导管穿刺处保持清洁、干燥,注意观察有无红肿,防止感染。观察起搏器功能情况,患儿保持安静,防止烦躁导致电极移位和导线脱落。指导患儿及家长不要随意调节起搏器设定好的数值。

4.出院指导

指导患者 3 个月内不剧烈运动,防止封堵器移位或脱落。术后分别于第 1、2、3、6、12、18 个月时复查心电图、胸片、超声心动图,5 年内每年复查一次。有严重并发心律失常者电话随访,了解患儿情况,如有头晕、胸闷、面色苍白等特殊情况及时回院到心脏专科诊治,以免延误病情。

第三节　小儿充血性心力衰竭

充血性心力衰竭是由各种病因使心脏舒缩功能减退,导致在休息或正常活动下,心搏出量不能满足周身循环及组织代谢需要,而出现的一种病理状态。主要表现为肺静脉瘀血,体静脉充血及心功能减退等三方面征象,是小儿尤其是婴幼儿时期临床常见的一种危重急症。

心脏功能不全时有三种不同的调节机制,开始时对机体是有益的,但逐渐变成有害的因素,形成恶性循环,因此必须了解心衰时的病理生理变化,按其存在问题而决定合理治疗措施。

(1)Frank-Starling 定律:即心肌收缩力与心肌纤维长度成正比,即通过舒张末期长度的改变,在一定范围内,心肌收缩力与心肌牵张的长度成正比,但若超过一定长度,收缩力反而随之下降。

(2)心衰时交感神经兴奋性增高:大量去甲肾上腺素和肾上腺素释放入血循环中,血中儿茶酚胺增多,因而增强心肌收缩力,加快心率,外周血管收缩而进行代偿。但如持续发展,反而有害,致心肌 β 受体下调,降低心肌收缩力;刺激心肌耗氧增加,损害舒张功能。

(3)肾素-血管紧张素-醛固酮系统被激活:致使血中肾素,血管紧张素Ⅰ、Ⅱ及醛固酮水平均明显增高,导致外周血管阻力增加及水钠潴留,致使血容量增加,从而弥补了有效动脉血容量的不足,但带来了静脉压升高等不利影响。

一、疾病知识

(一)病因及发病机制

1.婴儿期

主要病因为先天性心血管畸形,常见有室间隔缺损、完全性大血管转位、主动脉缩窄、动脉导管未闭及心内膜垫缺损。左室发育不良综合征、完全性大动脉转位。心肌炎、重症肺炎、心内膜弹力纤维增生症及阵发性室上性心动过速。近年川崎病也为婴幼儿心力衰竭病因之一。

2.儿童期

主要为风湿性心脏病,急性心肌炎如病毒性心肌炎、白喉性心肌炎及急性链球菌感染所引起的肾小球肾炎、严重贫血、维生素 B1 缺乏症、克山病。小儿高原性心脏病、甲状腺功能亢进及电解质紊乱。

(二)临床表现

因年龄、病因及血流动力学改变的不同,故临床特点在小儿不同年龄组有一定差别。

1.婴幼儿期症状与体征

新生儿常表现为嗜睡、淡漠、乏力、拒奶或呕吐等非特异症状。婴幼儿期心力衰竭的症状常不典型,一般起病较急,病情进展迅速,可呈暴发性经过。急性心肌炎及心内膜弹力纤维增生症发生心力衰竭时,常为急骤起病。先天性心血管畸形如间隔缺损等多呈慢性充血性心力衰竭,起病稍慢,症状主要为喂养困难,病儿吮奶少量即出现呼吸困难,疲劳并拒食,体重不增加,烦躁多汗,肺部往往无湿啰音或仅有喘息音。颈静脉怒张及水肿均不明显,只能通过观察体重增加情况来判断水肿程度。

2.年长儿期症状与体征

年长儿心力衰竭的表现与成人相似,起病多缓慢。主要表现为乏力、活动后气急、食欲减低、腹痛和咳嗽。安静时心率增快,呼吸浅表、增速,颈静脉怒张、肝增大、有压痛,肝颈反流试验阳性。病情较重者尚有端坐呼吸、肺底部可听到湿啰音,并出现水肿,尿量明显减少。心脏听诊除原有疾病产生的心脏杂音和异常心音外,常可听到心尖部第一心音减低和奔马律。

（三）诊断与检查

1.诊断

结合辅助检查，根据临床表现进行诊断。

临床诊断依据：①安静时心率增快，婴儿＞180 次/分，幼儿＞160 次/分，不能用发热或缺氧解释者。②呼吸困难，青紫突然加重，安静时呼吸达 60 次/分以上。③肝大达肋下 3cm 以上，或在密切观察下短时间内较前增大，而不能以横膈下移等原因解释者。④心音明显低钝，或出现奔马律。⑤突然烦躁不安，面色苍白或发灰，而不能用原有疾病解释者。⑥尿少、下肢水肿，已除外营养不良、肾炎、维生素 B1 缺乏等原因所造成者。

2.辅助检查

（1）X 线胸片：心影呈普遍性扩大，心搏动减弱。肺纹理增多，叶间胸膜明显，少量胸腔积液，显示肺瘀血。

（2）心电图检查：有助于病因诊断及应用洋地黄药物的参考。

（3）超声心动图检查：对心脏、大血管的解剖结构、血流动力学改变、心功能及心包情况提供精确的资料，有助于病因诊断及病理生理、心脏收缩及舒张功能的评价。

（四）治疗

心力衰竭的治疗原则是加强心肌收缩力，改善周围循环，加速液体排泄，减轻体、肺循环瘀血，恢复及维持心脏的有效泵功能。

1.病因治疗

这是治疗中十分重要的环节，如病因不除，即使积极采取各项抢救措施，往往收效甚微。小儿心力衰竭主要由于先天性心脏病及感染所致，而前者约 90% 发生在 5 岁以内，其他如败血症或肺部感染等所致者，则需积极控制感染。风湿性心脏病则需给予抗风湿治疗。

2.一般治疗

（1）休息：休息对轻度心力衰竭患儿是减轻心脏负荷的有效措施之一，安静常是保证休息的必要手段。因此，做好护理，减少情绪波动等是十分重要的。有时可给予镇静剂如苯巴比妥钠或安定等，对重症呼吸急促或烦躁不安者可用吗啡，每次 0.1mg/kg 皮下或静脉注射。

（2）体位：一般应将床头抬高 15°～30°，并应勤翻身或变换体位，以减少静脉回流，从而减轻心脏负担和肺瘀血。

（3）环境：在重症心力衰竭患儿，尤其伴有发绀者，由于其体温调节功能差，室温应保持在 28～32℃，皮肤温度在 36℃ 左右，使体温调节所耗能量有所减少，保持新陈代谢在较低的水平。相对湿度应在 40%～50%。

（4）喂养：心力衰竭患婴容易疲劳，应少量多次哺乳，必要时可进行鼻饲。注意防治低血糖。

（5）氧疗：一般用 40%～50% 氧浓度，湿化后经鼻管或面罩吸入，可提高 PaO_2，减轻呼吸困难及发绀。

（6）呼吸道护理：心力衰竭患儿即使无感染，支气管内也有黏稠分泌物，不易排出，应反复以乳胶管吸出，防止分泌物蓄积。并可借吸痰以刺激咳嗽。

3.洋地黄制剂的应用

洋地黄直接作用于心肌,可加强心肌收缩力,增加心搏出量,减慢心率及减慢心脏传导的作用,并有拟迷走及交感神经作用,间接作用于心肌也可使心率及房室传导减慢,缩短心房不应期,使心肌收缩力有所加强。

4.洋地黄的用法、制剂及剂量

根据洋地黄发挥作用的新概念,临床上使用洋地黄的方法有饱和量法及每日维持量法两种,小儿心力衰竭大多急而重,故多采用快速饱和量法,即首次以饱和量的 1/2 一次静脉注射,以后每隔 6～8h 再予 1/4 量。从首次给药 24h 后,开始按维持量给药,维持量按饱和量的 1/4～1/5,每日分 2 次给药。对一般轻度或较慢性的心力衰竭患儿则可采用每日维持量法治疗。每日投以维持量,经 6～8d(4～5 个半衰期)后,也同样出现相当于饱和量的效果。

在剂量上,当前总的趋势是较既往偏小。由于产品来源、剂型及个体差异等多种因素影响,故不论采用何种方案均应结合实际情况掌握。

毛花苷 C 及毒毛花苷 K 均属快速洋地黄制剂。此类药物作用快,排泄亦快,多作为临床急救时静脉注射,不宜作为长期维持用药。如患儿病情需要继续给药者,则仍要重新按饱和量法计算给予地高辛口服或静脉注入,一般 24～36h 用完,再继续按维持量每日分 2 次服用。

洋地黄毒苷在胃肠道吸收完全,故可口服或注射用。但由于其作用开始较慢且排泄也慢,半衰期约 8d,容易蓄积,中毒时持续时间也较久,儿科临床目前已很少用。

5.β-肾上腺素能受体兴奋剂

直接作用于 β-肾上腺素能受体,能加强心肌收缩力,增加心排血量,但对心率、周围血管及肾血流等的作用则因药而异。本组药物主要应用于伴有体循环减少的心力衰竭患儿,如主动脉狭窄、心肌心内膜炎等所引起的严重心力衰竭,以及各种心脏手术后所致的低心排血量综合征。对左向右分流的先天心脏病所致的心力衰竭,疗效也较好。

(1)多巴胺:直接作用于心脏 β_1 肾上腺素能受体,呈正性收缩能作用,并可选择性地作用于多巴胺受体,使肾、脑、冠状动脉及肠系膜等血管扩张,特别是肾血管更为明显。因此,对心、肾功能都有较好的改善作用,表现在心脏指数增高,总周围血管阻抗降低,肾血流及肾小球滤过率均增加。

多巴胺静脉注射有效剂量为每分钟 2～10μg/kg,开始滴注速度宜慢,每分钟为 0.5～1μg/kg,然后结合临床予以调整。若用输液泵,可按每小时 0.5～1mg/kg 滴速给药。

(2)多巴酚丁胺:本药是较新合成的多巴胺侧链诱导体,作用于 β1、β2 肾上腺素能受体,对心肌有较强的正性收缩能作用,这是本制剂的最大优点。它与多巴胺不同,并不作用于多巴胺受体,故无选择性扩张肾血管作用,剂量和用法基本与多巴胺相同。从小剂量开始,每分钟 0.5～5μg/kg,逐渐加量,一般有效剂量为每分钟 2～10μg/kg。

上述两药作用均出现迅速,但持续时间短,一般静脉滴注 1～2min 内即出现收缩能作用,10～15min 已达高峰,但停药 10～15h,其药效即完全消失。

6.血管扩张剂

应用血管扩张剂来减轻心系负荷,是 20 世纪 70 年代以来在心力衰竭治疗上的一项重要进展。它主要通过扩充周围血容量及(或)阻抗血管,以减轻心脏的前及(或)后负荷,从而改善心功能;它又可使左室壁张力下降,心肌耗氧量减少,改善心肌代谢。

7.利尿剂

目前多数利尿药系通过不同部位抑制对钠、氯的重吸收而发挥利尿作用,从而直接减轻肺水肿,同时可降低血容量、回心血量及心室充盈压,达到减轻前负荷作用。但应注意发生电解质紊乱,包括低氯血症、碱中毒、低钠血症及低钾血症。

8.心肌代谢活性剂

心力衰竭时,可选用促进心肌代谢功能改善的药物。常用的有能量合剂(ATP20mg、辅酶A50u、细胞色素 C30mg 加 10％葡萄糖 100 ·200mL)静脉滴注。极化液(10％氯化钾 3mL、普通胰岛素 4u 加 100mL10％葡萄糖)静脉滴注。大剂量维生素 C 及环腺苷酸和辅酶 Q10 等。后者系体内产生能源 ATP 所必备条件,对部分心力衰竭病例,有增加心排血量的作用。

二、护理

(一)护理观察

1.观察心率、心律

心率增快是较早出现的心衰体征,也是心衰的代偿性反应。安静状态下可达 160～180次/分钟,常伴有心音低钝、奔马律。密切监测心率、心律、血压、呼吸、心音、体温等,警惕心源性休克的发生,必要时进行心电监护,发现异常情况及时与医师联系。

2.呼吸困难

婴幼儿急性心肌炎及心内膜弹力纤维增生症发生心力衰竭时,起病较急,患儿可于数分钟或数小时内突然发生呼吸困难,三凹征阳性,呼吸增快,>60 次/min。先天性心血管畸形并发充血性心力衰竭时,起病稍慢,患儿吮奶少量即出现呼吸困难,喜欢被抱起并依靠在大人肩上。年长儿发生呼吸困难时开始较轻,仅于活动后出现,以后逐渐加重,以致休息时也出现,呼吸快而浅,平卧时加重,出现端坐呼吸。

3.观察急性肺水肿症状

当患儿出现极度呼吸困难,端坐呼吸,皮肤苍白或发绀,口唇发绀,咳嗽频繁,咳粉红色泡沫样痰,此时应考虑发生急性肺水肿。

4.观察体循环瘀血

肝脏肿大,肝脏在短时间内迅速增大,是体循环瘀血最早、最常见、最主要的体征。年长儿身体下垂部位水肿,坐位时颈静脉怒张、肝颈静脉回流征阳性;婴幼儿水肿及颈静脉怒张可不明显,可通过观察体重增加情况来判断水肿程度。当出现食欲不振、恶心、呕吐时,常因胃肠道静脉瘀血所致;肾脏瘀血时可致尿量减少。

5.用药观察

应用强心剂期间注意观察药物作用及副作用,观察洋地黄制剂达到疗效的主要指标,如心率减慢、肝缩小、气促改善,安静、胃纳好转、尿量增加。注意洋地黄类药物的毒性反应,观察有无心律失常发生,如房室传导阻滞、期前收缩、阵发性心动过速、心动过缓等;胃肠道反应有食欲不振、恶心、呕吐;神经系统症状如嗜睡、头晕,视觉、色觉异常等。密切观察心率、心律变化及心功能恢复情况;应用利尿剂时注意观察尿量及电解质变化,观察患儿有无低钾表现,有无精神萎靡、乏力、腹胀、心音低钝、心律失常等;应用血管扩张剂时应注意观察有无鼻塞、面红、心悸、头痛、恶心、血压改变等副作用。

(二)休息

病室安静舒适,宜取半坐卧位或怀抱,使横膈下降,有利于呼吸运动。休息以心力衰竭程度而定,Ⅰ度心力衰竭可起床活动,增加休息时间;Ⅱ度心力衰竭应限制活动。延长卧床休息时间;Ⅲ度心力衰竭须绝对卧床休息,婴儿避免剧烈哭闹,以免加重心脏负担。

(三)饮食

以高维生素、高热量、少油、富含钾、镁及适量纤维素的食物,少量多餐,避免刺激性食物。轻者可给少盐饮食,指每日饮食中钠盐不超过 0.5~1.0g。重者无盐饮食,即在食物烹调时不加食盐或其他含盐食物。保持大便通畅。

(四)氧气吸入

有呼吸困难、发绀、低氧血症者给予面罩或鼻导管吸氧,氧浓度为 40%~50%。急性肺水肿患儿吸氧时,湿化瓶内可加入 30%~50%乙醇,以减低肺泡和泡沫的表面张力,促使肺泡破裂,提高肺泡氧分压,改善低氧血症,必要时应用正压人工呼吸机,以提高肺泡压力。痰多时及时吸痰,保持呼吸道通畅。

(五)病情观察

(1)及时发现早期心力衰竭临床表现,如发现患儿心率加快、乏力、尿量减少、心尖部闻及奔马律,应及时与医生联系,一旦出现急性肺水肿征兆,应及时抢救。

(2)心电监护监测心率、心律、呼吸、血压。

(3)控制输液速度和浓度静脉输液以小于 5mL/(kg·h)速度为宜。

(4)记录 24 小时出入液量,按时测量体重。

(六)用药护理

严格控制静脉输液量,每天总量一般不超过 75mL/kg,输注速度宜慢,最好采用微量注射泵或输液泵控制输液速度。使用洋地黄制剂前需了解近 2~3 周洋地黄使用情况,以防药物蓄积过量引起中毒。给药前及给药过程中应注意监测患儿脉搏、心率和心律变化,必要时进行心电监护。一般脉率在新生儿<120 次/min,婴儿<100 次/min,幼儿<80 次/min,学龄儿童<60 次/min 或出现心电图 P−R 间期较用药前延长 50%、出现心律失常时应及时报告医师决定是否停药。严格按体重计算剂量,按时给药。钙剂与洋地黄制剂有协同作用,应避免同时使用。应用血管扩张剂前及用药过程中密切监测血压、脉搏、心率、心律,根据患儿的反应,酌情调节滴速及药量,发现不良反应,应及时通知医师进行处理。应用硝普钠时要严格掌握剂量,密切监测血压。药液现用现配,输液装置需完全避光,以免药物遇光降解。根据利尿剂的起效时间合理安排给药时间,尽量在早晨或上午给药,以免夜间因排尿过多而影响休息,应用利尿剂期间应定时称体重及记录尿量,密切观察电解质失衡症状。长期应用利尿剂时应防止发生低血钾,必要时可进行心电图和血钾检查,用药期间应补充含钾丰富的食物,如香蕉、柑橘类、绿叶蔬菜等。

(七)心理护理

根据患儿的心理特点采用相应的对策,主动与患儿沟通,给予安慰鼓励,取得合作,避免患儿抗拒哭闹,加重心脏负担。

(八)健康教育

(1)宣教有关疾病的防治与急救知识。

(2)鼓励患儿积极治疗原发病,避免诱因,如感染、劳累、情绪激动等。

(3)用药知识:洋地黄制剂使用期间不能用钙剂。若遇患儿出现胃肠道反应、头晕、色视等应立即告诉经管护士。应用利尿剂期间应补充含钾丰富的食物,如香蕉、橘子、绿叶蔬菜等。

第四节　心律失常

心律失常是指心脏冲动的频率、节律、起源部位、传导速度与激动顺序的异常,可表现为心动过速、心动过缓、心律不齐或心搏骤停。心律失常的临床表现取决于节律和频率异常对血流动力学的影响,轻者出现心悸和运动耐量降低,重者可诱发或加重心功能不全,心搏骤停者可引起昏厥或心脏性猝死。心电图表现是主要的诊断依据,对复杂心律失常可进行心脏电生理检查帮助明确诊断。心律失常的治疗原则应在重视消除病因或诱因的基础上恢复心脏节律或控制心室率,抗心律失常药物、心脏电复律、心脏起搏和导管射频消融是心律失常的主要治疗方法。

一、窦性心律失常

(一)病因及发病机制

1.病因

(1)生理因素:某些生理因素如心理紧张、焦虑或饮用浓茶、咖啡、乙醇性饮料等常是快速性心律失常的诱发因素。

(2)心脏因素:器质性心脏病引起的心脏结构和功能异常是产生心律失常的重要原因或病理机制,如心肌缺血、心肌损伤或坏死、心肌炎症等均可引起各种类型的心律失常。

(3)非心脏因素。

1)循环系统之外的各系统疾病:如慢性阻塞性肺病、甲状腺功能亢进症、严重贫血等均可引起心律失常。

2)电解质紊乱和酸碱平衡失调:各种原因引起的血电解质异常,尤其是高钾血症和低钾血症均可导致心肌细胞电生理异常而发生心律失常。

3)理化因素和中毒:物理因素如电(雷)击伤、化学毒物、农药或动植物毒素中毒均可引起心律失常。

4)医源性因素:多与诊疗性操作和药物治疗有关。

(4)遗传因素:目前已有研究表明,某些心脏结构和功能正常者发生的"特发性心律失常"与遗传因素有关。

2.发病机制

(1)冲动形成异常。

1)正常节律点自律性异常:窦房结的自律性增强或减弱可引起窦性心动过速、过缓或停搏。位于房室交界区或心室的次级节律点自律性增强且超过窦房结时,可发生非阵发性房室交界区心动过速或加速性室性自主心律,若自律性减弱,则在窦性停搏或房室传导阻滞时出现心室停搏。

2)异位节律点形成:在致病因素(如缺血、炎症、心肌肥厚或扩张等)作用下,心肌细胞产生自律性,形成异位节律点,出现期前收缩或心动过速。

3)触发活动:触发活动不同于自律性异常,单一触发激动和连续触发激动可引起期前收缩和心动过速。

(2)冲动传导异常。

1)传导途径异常:房室旁道是最常见的异常传导途径。

2)传导延迟或阻滞:传导阻滞可分为生理性传导阻滞(也称功能性传导阻滞)和病理性传导阻滞。

3)折返激动:冲动传导至某一部位,该部位存在病理性或功能性的两条或以上的途径,冲动循环往返于多条途径之间,即形成折返激动。

(二)分类

临床上常根据心律失常的发生机制、起源或发生部位、频率快慢而进行分类。

窦性心律失常是一组以窦房结自律性异常和窦房传导障碍为病理基础的快速性和缓慢性心律失常。

(三)临床表现

1.窦性心动过速

成人窦性心律的频率超过 100 次/分称为窦性心动过速。临床上心慌、乏力、运动耐量下降是常见表现,部分患者可诱发心绞痛,引起或加重心功能不全。

2.窦性心动过缓

成人窦性心律的频率低于 60 次/分称为窦性心动过缓。生理因素引起者多无明显症状,运动或代谢增强时窦性心律可加快至正常。各种疾病所伴随的窦性心动过缓其临床表现与原发病相关。

3.病态窦房结综合征(SSS)

轻者表现为心慌、心悸、记忆力减退、乏力和运动耐量下降;重者引起心绞痛、少尿、黑蒙、昏厥,晚期可出现心力衰竭、阿-斯综合征,甚至因心脏停搏或继发心室颤动而导致患者死亡。

(四)辅助检查

1.窦性心动过速心电图特点

窦性 P 波的频率>100 次/分,伴有房室传导或室内传导异常者,P-R 间期可延长或 QRS 波群宽大畸形。

2.窦性心动过缓心电图特点

窦性 P 波的频率<60 次/分,伴有窦性心律不齐时,P-P 间期不规则,但各 P-P 间期之差小于 0.20 秒。

3.病态窦房结综合征

(1)心电图特点主要包括。

1)持续而显著的窦性心动过缓(50次/分以下)。

2)窦性停搏和窦房传导阻滞。

3)窦房传导阻滞与房室传导阻滞并存。

4)心动过缓－心动过速综合征(慢－快综合征)。

5)房室交界区性逸搏心律等。

(2)动态心电图:可表现为24小时总心跳次数低于8万次(严重者低于5万次),反复出现大于2秒的长间歇。

(五)诊断

1.窦性心动过速

心慌、心悸症状,心率>100次/分,心电图表现符合窦性心动过速的特点。

2.窦性心动过缓

静息状态下心率慢于60次/分,心电图表现符合窦性心动过缓的特点。

3.病态窦房结综合征

依据症状和特征性的心电图表现,并排除生理因素、药物作用和其他疾病等对窦房结功能的影响,可诊断病态窦房结综合征。

(六)治疗

1.窦性心动过速

控制病因或消除诱因,也可选用β受体拮抗药或钙离子通道阻滞剂。

2.窦性心动过缓

除有效治疗原发病外,还可适当使用M受体拮抗药、β肾上腺能受体兴奋剂等提高心率。

3.病态窦房结综合征

控制病因,M受体拮抗药或β肾上腺能受体兴奋剂药物治疗以及心脏起搏治疗。

(七)护理

1.护理评估

(1)身体评估:评估患者意识状态,观察脉搏、呼吸、血压有无异常。询问患者饮食习惯与嗜好、饮食量和种类。评估患者有无水肿,水肿部位、程度;评估患者皮肤有无破溃、压疮、手术伤口及外伤等。

(2)病史评估。

1)评估患者窦性心律失常的类型、发作频率、持续时间等;询问患者有无心悸、胸闷、乏力、头晕、昏厥等伴随症状。

2)评估患者此次发病有无明显诱因:体力活动、情绪激动、饮茶、喝咖啡、饮酒、吸烟,应用肾上腺素、阿托品等药物。

3)评估患者有无引起窦性心律失常的基础疾病。甲状腺功能亢进症、贫血、心肌缺血、心力衰竭等可引起窦性心动过速;甲状腺功能减退症、严重缺氧、颅内疾患等可引起窦性心动过缓;窦房结周围神经和心房肌的病变、窦房结动脉供血减少、迷走神经张力增高等可导致窦房结功能障碍。

4)查看患者当前实验室检查结果以及心电图、24小时动态心电图。

5)询问患者目前服用药物的名称、剂量及用法,评估患者有无药物不良反应,询问患者有无明确药物过敏史。

6)评估患者既往史及家族史。

7)询问患者有无跌倒史。

8)心理－社会状况:评估患者对疾病知识的了解程度、对治疗及护理的配合程度、经济状况等,采用综合医院焦虑抑郁量表(HADS)评估患者焦虑、抑郁程度。

2.护理措施

(1)一般护理。

1)保证休息:嘱患者心律失常发作时卧床休息,采取舒适体位,尽量避免左侧卧位,因左侧卧位时患者常能感觉到心脏的搏动而使不适感加重,注意保证充足的休息与睡眠。

2)给氧:遵医嘱给予患者氧气吸入,将安全用氧温馨提示牌挂于患者床头,告知患者不可自行调节氧气流量。

3)预防跌倒:病态窦房结综合征的患者可出现与心动过缓有关的心、脑等脏器供血不足的症状,严重者可发生昏厥,属于跌倒高危患者。对跌倒高危者悬挂跌倒高危标识,每周两次评估患者跌倒的危险程度,调低病床高度。定时巡视患者,将呼叫器置于患者随手可及之处,协助完成生活护理。嘱患者避免剧烈运动、情绪激动、快速变换体位等,患者外出检查时应有专人(家属、护工)陪伴。

(2)病情观察:严密监测患者的心律、心率、脉搏及血压的变化。测量心率、脉搏时应连续测定1分钟。对于患者心率小于60次/分或者大于100次/分或出现胸闷、心悸、心慌、头晕、乏力等症状时应及时通知医生,配合处理。

(3)用药护理:严格遵医嘱按时按量给予抗心律失常药物,静脉给药时应严格控制输液速度。观察患者意识和生命体征,必要时监测心电图变化,注意用药前、用药过程中及用药后的心率、心律、P－R间期、Q－T间期等的变化,以判断疗效和有无不良反应。

(4)辅助检查护理。

1)心电图检查:心电监护发现心律失常或患者有不适主诉时,遵医嘱进行心电图检查。告知患者检查时的注意事项,检查过程中注意保暖及隐私保护。

2)24小时动态心电图检查:告知患者在行此项检查期间不要淋浴,向患者强调如出现不适症状需记录发生的时间、活动内容及不适症状。

(5)心理护理:指导患者避免引起或加重窦性心律失常的因素,保持良好心态。情绪激动时交感神经兴奋可使心率增快,激发各种类型的心律失常;反之,情绪重度低迷时,迷走神经兴奋可使心率减慢,出现心动过缓或停搏。

(6)行起搏器植入术患者的护理:有症状的病态窦房结综合征的患者应接受起搏器治疗。

(7)健康宣教。

1)饮食指导:告知患者应少食多餐,避免过饱。饮食过饱会加重心脏负担,加重原有的心律失常。告知患者禁烟酒、浓茶,少食咖啡及辛辣食物。

2)活动指导:存在明显症状的患者,应卧床休息,尽量减少机体耗氧;偶发、无器质性心脏病的心律失常者,不需卧床休息,可做适当活动,注意劳逸结合;有血流动力学改变的心律失常患者应适当休息,避免劳累;严重心律失常患者应绝对卧床休息,至病情好转后再逐渐起床活动。

3)用药指导:告知患者服药方法、时间及剂量,嘱患者按时服药。告知患者用药后可能出现的不良反应,一旦发生,应及时就诊。

4)教会患者及家属自测脉搏的方法,嘱患者出院后如有不适及时就诊。

二、房性心律失常

房性心律失常主要包括房性期前收缩、房性心动过速、心房扑动及心房颤动,是常见的快速性心律失常。

(一)临床表现

1.房性期前收缩

部分患者无明显症状,频发者胸闷、心悸是其常见症状。心脏听诊可闻及心律不齐,提前出现的心搏伴有第一心音增强,之后可出现代偿间歇。

2.房性心动过速

房性心动过速简称房速,患者可有阵发性心悸、胸闷,发作呈短暂、间歇或持续性。严重者可引起心绞痛,诱发或加重心功能不全。

3.心房扑动

心房扑动简称房扑,其临床表现取决于房扑持续时间和心室率快慢,以及是否存在器质性心脏病。房扑心室率不快时,患者可无症状;房扑伴极快的心室率,并存器质性心脏病时可诱发心绞痛与心力衰竭。

4.心房颤动

心房颤动简称房颤,其临床表现与其发作的类型、心室率快慢、心脏结构和功能状态,以及是否形成心房附壁血栓有关。心房颤动症状的轻重受心室率快慢的影响。心室率不快时可无症状,但多数患者有心悸、胸闷,心室率超过150次/分时可诱发心绞痛或心力衰竭。房颤合并体循环栓塞的危险性甚大,栓子来自左心房,多在左心耳部。二尖瓣狭窄或二尖瓣脱垂合并房颤时,脑栓塞的发生率更高。心脏听诊第一心音强弱不等、心律绝对不齐、常有脉搏短绌。

(二)辅助检查

1.房性期前收缩心电图特点

(1)房性期前收缩的P波提前发生,与窦性P波形态不同。

(2)其后多见不完全性代偿间歇。

(3)下传的QRS波群形态通常正常,少数房早未下传则无QRS波群发生,伴差异性传导则出现宽大畸形的QRS波群。

2.房性心动过速心电图特点

房速P波的形态异于窦性P波,频率多为150~200次/分,常出现二度Ⅰ型或Ⅱ型房室传导阻滞,P波之间的等电线仍存在,刺激迷走神经不能终止心动过速,仅加重房室传导阻滞,发作开始时心率逐渐加速。

3.心房扑动心电图特点

(1)典型房扑心电图表现为窦性P波消失,代之以振幅、间期较恒定的房扑波,频率为

250～350 次/分,多数患者为 300 次/分左右,房扑波首尾相连,呈锯齿状,房扑波之间无等电位线。

(2)心室律规则或不规则,取决于房室传导是否恒定,不规则的心室律系由于传导比率发生变化所致。

(3)QRS 波群形态正常,伴有室内差异传导或原有束支传导阻滞者 QRS 波群可增宽、形态异常。

4.心房颤动心电图特点

(1)P 波消失,代之以大小不等、形态不一、间隔不匀的 f 波,频率为 350～600 次/分。

(2)心室率通常在 100～160 次/分,心室律极不规则。

(3)QRS 波群形态一般正常,当心室率过快,伴有室内差异性传导时 QRS 波群增宽变形。

(三)诊断

1.房性期前收缩

心慌、心悸伴有心跳停顿者应疑诊为房性期前收缩,心电图表现是确诊的可靠依据。

2.房性心动过速

根据房性心动过速的临床表现和心电图特点可明确诊断。

3.心房扑动

房扑的诊断应根据临床表现和心电图特点。部分短阵发作者需行动态心电图记录以协助诊断。

4.心房颤动

根据心房颤动症状和心脏听诊可以拟诊心房颤动,心电图表现是确诊的依据。

(四)治疗

1.房性期前收缩

应重视病因治疗和消除诱因,症状明显、房性期前收缩较多或诱发房性心动过速甚至心房颤动者,可使用Ⅰ类或Ⅲ类抗心律失常药物治疗。

2.房性心动过速

(1)房速发作期:对于心脏结构和功能正常的患者,可选择胺碘酮或普罗帕酮静脉注射,继之静脉滴注维持治疗,也可选择维拉帕米静脉注射。伴有心功能不全的房速或多源性房速,应选择胺碘酮或洋地黄类药物静脉注射,以减慢心室率或转复为窦性心律。

(2)预防房速复发:在病因治疗和消除诱因的基础上,对房速发作频繁的患者,可选择Ⅰa类、Ⅰc类、Ⅲ类或Ⅳ类抗心律失常药物口服治疗。

(3)射频消融治疗。

3.心房扑动

(1)控制心室率:对并发心功能不全的患者应选择洋地黄类药物来控制心室率和改善心功能。

(2)转复窦性心律:病情稳定或房扑心室率得到有效控制的患者,可选择静脉或口服Ⅲ类、Ⅰa 和Ⅰc类药物来转复,Ⅲ类药物中胺碘酮最常用,静脉注射伊布利特转复为窦性心律成功率较高。对于房扑 1:1 传导或并存心室预激者,心室率极快,易引起急性肺水肿或心源性休克而危及患者生命,此时首选体外同步心脏电复律。

(3)射频消融治疗。

(4)预防血栓栓塞:可选择口服阿司匹林或华法林预防。

4.心房颤动

在控制相关疾病和改善心功能的基础上控制心室率、转复和维持窦性心律、预防血栓栓塞是心房颤动的治疗原则。

(五)护理

1.护理评估

(1)身体评估:评估患者意识状态,有无嗜睡、意识模糊、谵妄、昏睡及昏迷;观察脉搏、呼吸、血压有无异常及其异常程度;心房颤动患者评估有无脉搏短绌的发生;询问患者饮食习惯与嗜好、饮食量和种类;评估患者皮肤色泽,有无皮下出血、瘀紫、瘀斑及皮疹等;评估患者有无牙龈出血、鼻出血等;评估患者皮肤有无破溃、压疮、手术伤口及外伤等;评估患者出凝血时间。

(2)病史评估。

1)评估患者房性心律失常的类型、发作频率、心室率、心房率及持续时间等;询问患者有无心悸、胸闷等伴随症状;评估患者有无心绞痛及心力衰竭的临床表现。

2)评估患者此次发病有无明显诱因,如情绪激动、运动或乙醇中毒等。

3)评估患者有无引起房性心律失常的基础疾病,如各种器质性心脏病患者均可发生房性期前收缩;心肌梗死、慢性阻塞性肺疾病、代谢障碍、洋地黄中毒特别是在低血钾发生时易发生房性心动过速;风湿性心脏病、冠心病、高血压性心脏病、心肌病等可发生心房扑动及心房颤动。

4)实验室及其他检查结果:查看患者当前实验室检查结果;查看心电图、24 小时动态心电图检查结果。

5)目前服药情况:询问患者目前服用药物的名称、剂量及用法,评估患者服药依从性及有无药物不良反应发生,询问患者有无明确药物过敏史。

6)出血及栓塞风险评估:采用 HAS－BLED 出血风险评分评估心房颤动患者出血风险,采用 CHA2DS2－VASc 积分评估心房颤动患者卒中及血栓栓塞风险。

7)评估患者既往史、家族史。

8)心理－社会状况评估:评估患者对疾病知识的了解程度(治疗、护理、预防与预后等)、对治疗及护理的配合程度、经济状况等,评估患者心理状态(有无焦虑、恐惧、悲观等表现),可采用综合医院焦虑抑郁量表(HADS)评估患者焦虑、抑郁程度。

2.护理措施

(1)一般护理。

1)休息:嘱患者心律失常发作时卧床休息,采取舒适体位,尽量避免左侧卧位,因左侧卧位时患者常能感觉到心脏的搏动而使不适感加重,注意保证充足的休息与睡眠。

2)给氧:遵医嘱给予患者氧气吸入,将安全用氧温馨提示牌挂于患者床头,告知患者不可自行调节氧气流量。

(2)病情观察:每日应由两人同时分别测量心率及脉率 1 分钟,并随时监测患者血压及心律的变化。出现胸闷、心悸等症状时应及时通知医生,进行心电图检查,必要时连接心电监护监测患者心律及心率的变化。

(3)用药护理。

1)抗凝药物。

①应用华法林的护理:慢性房颤患者若既往有栓塞病史、瓣膜病、高血压、糖尿病等,或是老年患者均应接受长期抗凝治疗。华法林存在治疗窗窄、个体反应差异大、受食物、药物影响、容易发生出血或栓塞等缺点,因此在使用华法林过程中要做到定时服用药物;定期监测凝血酶原时间国际标准化比值(INR),并根据结果来调节药物剂量;告知患者药物的不良反应及食物、药物对华法林抗凝效果的影响。患者如出现华法林的漏服,应及时通知医生,如漏服时间在4小时之内,可遵医嘱即刻补服,如漏服时间超过4小时,应复查INR,根据结果调整药物剂量。

由于华法林药理作用比较特殊,不良反应及注意事项较多,所以患者开始口服华法林后,责任护士与药剂师协作,共同完成患者的健康宣教工作。药剂师讲解完成后,会同患者及家属一起完成华法林知识掌握评价表,评价患者掌握程度。

②应用达比加群酯的护理:达比加群酯是新一代口服抗凝药物,可提供有效的、可预测的、稳定的抗凝效果,同时较少发生药物相互作用,无须常规进行凝血功能监测或剂量调整。如患者发生漏服,不建议剂量加倍,对于每天一次给药的患者如发现漏服距下次服药时间长于12小时,补服一次剂量。如果发现漏服时间距下次服药时间短于12小时,按下次服药时间服用;对于每天两次给药的患者发现漏服距下次服药时间长于6小时,补服一次,发现漏服距下次服药时间短于6小时,按下次服药时间服用。如患者不确定是否服药:对于每天一次给药的患者,服用当日剂量,次日按原计划服用;对于每天两次给药的患者,按下次服药时间给药。药物过量可导致患者出血风险增加,首先评估患者是否有出血,并监测凝血指标。

2)转复药物。

①胺碘酮:为Ⅲ类抗心律失常药物,具有钠通道、钙通道、钾通道阻滞及非竞争性α和β受体拮抗作用。对心脏的不良反应最小,是目前常用的维持窦性心律药物。a.适应证:室性心律失常(血流动力学稳定的单形性室性心动过速、不伴QT间期延长的多形性室性心动过速);心房颤动/心房扑动、房性心动过速;心肺复苏。b.不良反应:低血压、心动过缓、静脉炎、肝功能损害等。c.注意事项:如患者无入量限制,配制维持液时尽量稀释,选择上肢粗大血管穿刺,用药后立即给予水胶体透明敷料保护穿刺血管预防静脉炎的发生。每小时观察患者穿刺部位有无红肿,询问患者有无穿刺部位疼痛,一旦发生静脉炎立即更换穿刺部位并给予硫酸镁湿敷帖外敷。

②伊布利特:为Ⅲ类抗心律失常药物,具有抑制延迟性整流钾电流,促进平台期钠及钙内流的作用。a.适应证:近期发作的心房颤动/心房扑动。b.不良反应:室性心律失常,特别是致Q-T延长的尖端扭转性室性心动过速。c.注意事项:用药前连接心电监护,监测患者心律。静脉注射时应稀释,推注时间>10分钟,心房颤动终止立即遵医嘱停止用药。发生尖端扭转性室性心动过速的风险随着Q-T间期延长而逐渐增加,并且低血钾可加大这种风险,遵医嘱进行心电图检查,注意患者有无Q-T间期延长;监测电解质,注意有无低血钾表现。

3)控制心室率药物:常用药物为 β 受体拮抗药,主要包括美托洛尔及艾司洛尔。①β 受体拮抗药为Ⅱ类抗心律失常药物,可降低心率、房室结传导速度和血压,有负性肌力作用。②适应证:窄 QRS 心动过速;控制心房颤动/心房扑动心室率;多形性室性心动过速、反复发作单形性室性心动过速。③不良反应:低血压、心动过缓、诱发或加重心力衰竭。④注意事项:严格遵医嘱用药,高浓度给药(>10mg/mL)会造成严重的静脉反应,如血栓性静脉炎。给药前选择粗大血管穿刺,并注意观察有无静脉炎表现。用药期间注意监测患者心率及血压变化,发现异常及时通知医生并配合处理。

(4)电复律护理:最有效的终止心房扑动方法为同步直流电复律,房颤患者也可通过电复律恢复窦性心律。

(5)辅助检查护理。

1)心电图检查:心电监护发现心律失常及患者自觉不适时,遵医嘱进行心电图检查。告知患者检查时的注意事项,检查过程中注意保暖及保护隐私。

2)24 小时动态心电图检查:告知患者在行此项检查期间不要淋浴,向患者强调如出现不适需记录发生的时间、活动内容及不适症状。

(6)并发症的护理。

1)出血:HAS-BLED 出血风险评分可评价心房颤动患者的出血风险。对于评分>3 分的出血高危患者,责任护士应加强巡视,以便及时发现出血,并加强出血高危患者的健康宣教,指导患者学会自我保护和预防出血的方法。针对华法林的药理特点,心内科制订了华法林出血预防护理即"8H"护理。

2)血栓栓塞:房颤合并体循环栓塞的危险性甚大,二尖瓣狭窄或二尖瓣脱垂合并房颤时,脑栓塞的发生率更高。对于非瓣膜性房颤采用 CHA2DS2-VASc 积分评估心房颤动患者卒中及血栓栓塞风险,对于积分>2 分,表明患者卒中及血栓栓塞风险较高,密切观察患者神志、肢体活动、语言功能,发现异常及时通知医生,做好脑部 CT 准备。指导患者按时服用抗凝药,及时复查 INR。

3)心力衰竭:心房扑动与心房颤动伴极快的心室率(>150 次/分)时可诱发心力衰竭。责任护士应密切观察患者有无胸闷、憋气、呼吸困难等症状,记录 24 小时出入量,监测患者体重,警惕心力衰竭的发生。

4)心室颤动:预激综合征并发快速性房性心律失常,尤其是房扑或房颤,心室率极快,可诱发心功能不全、心源性昏厥,甚至发展为心室颤动而危及患者的生命。责任护士应注意监测患者心率、心律、血压变化,当发现患者出现心房扑动与心房颤动时,警惕心室颤动的发生,立即通知医生,同时将除颤器推至患者床旁,如患者伴有昏厥或低血压时,应立即配合医生电复律。

(7)心理护理:采用综合医院焦虑抑郁量表评估患者焦虑、抑郁状况,指导患者避免引起或加重窦性心律失常的因素,保持良好心态。情绪激动时交感神经兴奋可使心率增快,激发各种类型的心律失常;反之,情绪重度忧虑,迷走神经兴奋可使心率减慢,出现心动过缓或停搏。

(8)健康宣教。

1)向患者及家属讲解房性心律失常的常见病因、诱因及防治知识,说明遵医嘱服药的重要性,嘱患者不可自行减量、停药或擅自改用其他药物。告诉患者药物可能出现的不良反应,并嘱其有异常时及时就诊。

2)嘱患者劳逸结合、生活规律,保证充足的休息与睡眠;保持乐观、稳定的情绪;戒烟酒,避免摄入刺激性食物如咖啡、浓茶等,避免饱餐,避免劳累、感染,防止诱发心力衰竭。

3)嘱患者多食纤维素丰富的食物,保持大便通畅。指导患者保持稳定的膳食结构,某些富含维生素 K 的食物,虽能降低抗凝药效果,但只要平衡饮食,不必特意偏食或禁食此类食物。

4)教会患者自测脉搏的方法以便自我监测病情。

5)若需随访,告知患者随访的具体时间。

三、房室交界性心律失常

房室交界性心律失常包括房室交界性期前收缩、房室交界性逸搏和逸搏心律、非阵发性房室交界性心动过速、房室结折返性心动过速。

(一)临床表现

1.房室交界性期前收缩除

原发病相关的表现外,一般无明显症状,偶尔有心悸。

2.房室交界性逸搏和逸搏心律

是严重缓慢性心律失常(窦性心动过缓和高度或完全性房室传导阻滞)时出现的延迟搏动或缓慢性心律,是房室交界区次级节律点对心动过缓或停搏的代替反应,常不独立存在。患者可有心动过缓的相关症状和体征。

3.非阵发性房室交界性心动过速

心动过速发作时心率逐渐增快,终止时心率逐渐减慢,不同于阵发性心动过速。心率70～130 次/分,节律相对规则,心率快慢受自主神经张力变化的影响明显。心动过速很少引起明显的血流动力学改变,患者多无症状,少数人可有心悸表现。

4.房室结折返性心动过速(AVNRT)

心动过速呈有规律的、突发突止的特点,持续时间长短不一。症状的严重程度取决于发作时的心室率及持续时间以及有无器质性心脏病。阵发性心悸是主要的临床表现,其他表现包括胸闷、无力、头晕、恶心、呼吸困难等。心脏听诊时第一心音强弱恒定,心律绝对规整。

(二)辅助检查

1.房室交界性期前收缩心电图特点

提前出现逆行 P 波并可引起 QRS 波群,逆行 P 波可位于 QRS 波群之前(P－R 间期＜0.12秒)、之中或之后(R－P 间期＜0.20 秒)。QRS 波群形态正常,当发生室内差异性传导时,QRS 波群形态可有变化。

2.房室交界性逸搏心电图特点

多表现为窦性停搏或阻滞的长间歇后,出现一个正常的 QRS 波群,P 波可阙如或有逆行性 P 波,位于 QRS 波群之前或之后。房室交界性逸搏心律的频率一般为 40～60 次/分,QRS 波群形态正常,其前后可有逆行的 P 波,或窦性 P 波频率慢于心室率,形成房室分离。

3.非阵发性房室交界性心动过速心电图特点

心率在 70～130 次/分,节律规整,QRS 波群形态正常,逆行 P′波可出现在 QRS 波群之前,此时 P′－R 间期＜0.12 秒,但多重叠在 QRS 波群之中或出现在 QRS 波群之后,此时 P′－

R 间期<0.20 秒。当心动过速频率与窦性心律接近时,由于心室的激动可受到交界区或窦房结心律的交替控制,可发生干扰性房室分离。

4.房室结折返性心动过速心电图特点

(1)心动过速多由房性或交界性期前收缩诱发,其下传的 P－R 间期显著延长,随之引起心动过速。

(2)R－R 周期规则,心率在 150～240 次/分。

(3)QRS 波群形态和时限多正常,少数因发生功能性束支传导阻滞而使 QRS 波群宽大畸形。

(4)P′波呈逆行性(Ⅱ、Ⅲ、aVF 导联倒置),慢快型 AVNRT 其 P′波多埋藏在 QRS 波群中无法辨认,少数位于 QRS 波群终末部分,P′波与 QRS 波关系固定,R－P 间期<70ms,R－P′间期<P′－R 间期;快慢型 AVNRT 其 P′波位于下一 QRS 波之前,R－P′间期>P′－R 间期:慢慢型 AVNRT 其 P′波位于 QRS 波群之后,R－P′间期<P′－R 间期,但 R－P′间期>70ms。

(5)迷走神经刺激可使心动过速终止。

(三)治疗

1.房室交界性期前收缩

针对病因或诱因,症状明显者可口服 P 受体拮抗药或钙通道阻滞剂治疗。

2.房室交界性逸搏和逸搏心律

针对病因和原发的缓慢性心律失常治疗。

3.非阵发性房室交界性心动过速

由于不会引起明显的血流动力学异常,且通常能自行终止,非阵发性房室交界性心动过速本身不需要特殊处理,治疗上主要是针对基本病因。洋地黄中毒引起者,应立即停用洋地黄药物,同时给予氯化钾。

4.房室结折返性心动过速

其治疗主要包括复律治疗、根治治疗。

(四)护理

1.护理评估

(1)身体评估:评估患者意识状态,观察生命体征有无异常及异常程度;询问患者饮食习惯与嗜好。

(2)病史评估:评估患者心律失常发作频率、心室率、持续时间,是否突发突止,有无阵发性心悸、胸闷、头晕、恶心、呼吸困难等症状;评估患者本次发病有无明显诱因;评估患者既往心律失常发作情况以及对心动过速的耐受程度;评估患者是否知晓迷走神经刺激方法终止心动过速;询问患者目前服用药物的名称、剂量及用法,评估患者服药依从性及有无药物不良反应发生;询问患者有无明确药物过敏史。

(3)其他:评估患者的活动能力,判断患者发生跌倒、坠床、压疮的危险程度。

2.护理措施

(1)一般护理:患者心率增快时,嘱其立即卧床休息,减少活动,降低心肌耗氧量。连接心电监护,行心电图检查,开放静脉通路,并遵医嘱给氧、应用抗心律失常药物,准备好除颤器、急救车等抢救用物。

(2)病情观察:观察患者有无胸闷、头晕、心悸等症状。对房室结折返性心动过速的患者行心电监护,密切观察患者的神志、面色、心率、心律、血氧饱和度、血压变化。心率及心律变化时,遵医嘱进行心电图检查。如患者出现面色苍白、皮肤湿冷、昏厥、血压下降,应立即报告医生并做好抢救准备。

(3)刺激迷走神经的护理:对心功能和血压正常的房室结折返性心动过速患者,协助医生指导患者尝试应用刺激迷走神经的方法来终止心动过速的发作。目前临床多采用两种方法,一种是嘱患者深吸气后屏气同时用力呼气(Valsalva 动作),另一种是用压舌板等刺激患者咽喉部使其产生恶心感,压迫眼球法及按摩颈动脉窦法现已少用。刺激迷走神经过程中,连接心电监护,监测患者心律及心率变化。

(4)用药护理:血流动力学稳定的房室结折返性心动过速患者可选用静脉抗心律失常药。严格遵医嘱用药,注意观察患者的意识及用药过程中和用药后的心率、心律、P-R 间期、Q-T 间期、血压等的变化,以观察疗效和有无不良反应。临床常用维拉帕米及盐酸普罗帕酮终止心动过速,腺苷也可用于终止室上性心动过速。终止心动过速的治疗,有可能会出现窦性停搏、房室传导阻滞、窦性心动过缓等严重心律失常现象,责任护士给药前连接好心电监护,给药的同时观察患者心率、心律、血压变化,并备好抢救药物及器械。恢复窦性心律后,立即遵医嘱改用其他药物,并复查心电图。

1)盐酸普罗帕酮:为钠通道阻滞剂,属于Ⅰc类抗心律失常药物。①适应证:室上性心动过速。②不良反应:室内传导障碍加重,QRS 波增宽;诱发或使原有心力衰竭加重;口干,舌唇麻木;头痛、头晕、恶心等。③注意事项:盐酸普罗帕酮 70mg 稀释后缓慢静脉推注,若无效,10～15 分钟后重复。在静脉注射过程中,注意监测患者血压、心率及心律变化,一旦转为窦性心律,立即停止注射。

2)维拉帕米:为非二氢吡啶类钙拮抗药,属于Ⅳ类抗心律失常药物。①适应证:控制心房颤动/心房扑动心室率;室上性心动过速;特发性室性心动过速。②不良反应:低血压、心动过缓、诱发或加重心力衰竭。③注意事项:维拉帕米 2.5～5.0mg 稀释后缓慢静脉注射(注射时间不少于 2 分钟),密切监测患者血压、心率及心律变化,心动过速停止后即刻停止注射。

3)腺苷:可短暂抑制窦房结频率、抑制房室结传导。①适应证:室上性心动过速;稳定的单形性宽 QRS 心动过速的鉴别诊断及治疗。②不良反应:颜面潮红、头痛、恶心、呕吐、咳嗽、胸闷等,但均在数分钟内消失,不影响反复用药;窦性停搏、房室传导阻滞等;支气管痉挛。③注意事项:给药前备好除颤器及急救药物;告知患者腺苷起效快,半衰期短(小于 6 秒),用药过程中出现的药物不良反应很快会消失;腺苷稀释后应快速静脉注射,如无效,遵医嘱间隔 2 分钟可再次注射;用药过程中观察患者心率、心律变化,尤其注意患者有无窦性停搏的发生。

(5)电转复护理:患者一旦出现明显低血压和严重心功能不全,应立即给予同步电转复。

(6)射频消融术护理:射频消融术为根治心动过速的安全、有效的方法。

(7)经食管心房调搏术的护理:食管心房调搏可用于所有房室结折返性心动过速患者,特别适用于因各种原因无法用药物转复者,如有心动过缓病史的患者。

1)术前护理:告知患者术前保持情绪稳定,避免紧张、焦虑等不良情绪引起交感神经系统兴奋,使心脏窦房结及异位节律点自律性增高。告知患者经食管心房调搏术的过程、术中可能出现的不适及配合方法,取得患者理解与配合。

2)术中护理:如患者在床旁行经食管心房调搏术,术前备好急救药物及仪器,开放静脉通路。协助患者平卧,连接心电监护。备好消毒液体石蜡,便于医生润滑电极导管。当导管尖端抵达会厌时,嘱其做吞咽动作。如患者发生恶心、呛咳,协助其头偏向一侧,以防窒息。起搏刺激时因患者的敏感度不同,部分患者有胸骨下端烧灼不适感及胸闷、气促等。告知患者一旦发生,应及时通知医护人员,嘱患者平静呼吸,予以安慰分散其注意力。密切观察患者神志、心率、心律、血压变化,发现异常及时通知医生并配合处理。

3)术后护理:协助患者取舒适卧位,继续心电监护 24 小时。

(8)并发症护理:房室结折返性心动过速发作时,因心率增快,可致心排血量减少,极易出现低血压。责任护士应密切监测患者血压变化,预防跌倒、坠床的发生。患者一旦发生低血压,应协助患者卧床休息,立即通知医生,遵医嘱给药。在使用血管活性药物升压时,注意观察患者有无药物渗出及静脉炎的发生,并注意监测血压变化,遵医嘱及时调整药物剂量并记录。

(9)心理护理:耐心向患者或其家属讲解病情,讲解发生心律失常的诱因、常见病因及预防知识,使患者对疾病有正确认识,并给予患者安慰和鼓励,使患者精神上得到支持,树立战胜疾病的信心,以积极的态度去面对疾病。

(10)健康宣教:嘱患者注意劳逸结合、生活规律,保证充足的休息与睡眠,保持乐观、稳定的情绪。教会患者几种兴奋迷走神经而终止心动过速的方法,如 Valsaval 动作、咽喉刺激诱发恶心、冷水浸面等。指导患者自测脉搏的方法以利于自我监测病情,心律失常突发时要保持冷静,绝对就地休息,及时拨打急救电话。

四、室性心律失常

室性心律失常主要表现为快速性心律失常,包括室性期前收缩、室性心动过速、心室扑动和心室颤动。缓慢性室性心律失常不独立发生,如室性逸搏或室性逸搏心律,主要并存于严重窦性心动过缓或心脏停搏,以及高度或完全性房室传导阻滞。

(一)临床表现

1.室性期前收缩频发室性期前收缩

患者多有心慌、心悸、心跳停顿、咽喉牵拉感等不适。

2.室性心动过速

室性心动过速简称室速。非持续性室速患者症状较轻,类同于室性期前收缩。持续性室速频率不快(<160 次/分)或持续时间不长,且心功能正常者,其症状多类同于阵发性室上性心动过速。当室速频率快、持续时间长,或并存心室扩大和心功能不全者,常有严重的血流动力学影响,可诱发或加重心功能不全、急性肺水肿、心源性休克。部分多形性室速、尖端扭转性室速发作后很快发展为心室颤动,可导致心源性昏厥、心搏骤停、甚至引起心源性猝死。

3.心室扑动和心室颤动

发病突然,表现为意识丧失、抽搐、呼吸停顿,甚至死亡。触诊大动脉搏动消失,听诊心音消失,血压无法测到。

(二)辅助检查

1.心电图

(1)室性期前收缩。

1)室性期前收缩的心电图典型特征为提前出现的宽大畸形的 QRS 波群,时限多超过 0.12 秒,其前没有相关的 P 波,ST 段和 T 波常与 QRS 波群主波方向相反,代偿间歇完全。

2)频发室性期前收缩的心电图特征常呈联律出现,最多见的表现为二联律,即每个窦性心搏后出现一个室性期前收缩,也可为三联律或四联律,即表现 2 个或 3 个窦性心搏后出现一个室性期前收缩。室性期前收缩可单个出现,也可连续两个出现,称为成对或连发室性期前收缩。室性期前收缩的 R 波落在前一个 QRS−T 波群的 T 波上称 RonT 现象。起源于相同部位的室性期前收缩在同一导联上形态相同,称为单形性或单源性室性期前收缩,同一导联形态不同者提示室性期前收缩为多源性,或称为多形性室性期前收缩。

(2)室性心动过速:室速频率多为 100~250 次/分,节律规则或轻度不齐。QRS 波群宽大畸形,时限>0.12 秒,ST 段和 T 波常融为一体,T 波多与 QRS 波群主波相反。

(3)心室扑动:呈正弦波图形,波幅大而规则,频率为 150~300 次/分。

(4)心室颤动:波形、振幅及频率均极不规则,无法辨认 QRS 波群、ST 段与 T 波。

2.动态心电图

动态心电图可客观评价室性期前收缩的数量、表现形式,是否触发心动过速,以及与患者临床症状的关系。

(三)诊断

心电图表现是确诊依据。部分偶发或间断发作的室性期前收缩,需记录动态心电图以协助诊断。心室扑动和心室颤动根据临床表现即可诊断,应立即实施救治。

(四)治疗

1.室性期前收缩的治疗

应在控制病因和消除诱因基础上进行。无器质性心脏病患者频繁室性期前收缩伴有明显症状者,可考虑给予抗心律失常药物治疗;对于有器质性心脏病的患者,可长期使用 β 受体拮抗药、ACEI 或 ARB 类药物改善心功能而减少或抑制室性期前收缩的发生;急性心肌缺血或梗死者,易发生恶性室性期前收缩,应尽早实施再灌注治疗,给予胺碘酮治疗,同时应注意补钾、补镁和尽早使用 β 受体拮抗药。

2.室性心动过速的治疗

终止室速并转复窦性心律、预防室速复发和防治心脏性猝死是室速治疗的重要原则。

3.心室扑动和心室颤动的治疗

院外发生时,目击者应立即实施徒手心肺复苏;住院发生时,应立即行非同步电除颤和心肺复苏。心肺复苏成功的患者,应积极治疗原发病和改善心功能,并考虑植入埋藏式心脏复律除颤器(ICD)以预防心脏性猝死的发生。

(五)护理

1.护理评估

(1)身体评估:评估患者意识状态及精神状态;评估患者心率、心律、血压、血氧饱和度有无异常;评估患者皮肤完整性,有无破溃、外伤等。

(2)病史评估:据心电图检查结果,评估患者心律失常类型、发作频率、持续时间;评估患者有无心悸、心跳停顿等症状,有无心功能不全、急性肺水肿、心源性休克、急性心肌缺血或梗死等临床表现,有无器质性心脏病、电解质紊乱、暂时性意识丧失、昏厥、阿-斯综合征病史;评估患者有无跌倒史;本次发病有无明显诱因;询问患者既往病史及家族史,有无活动耐力下降;询问患者目前服用药物的名称、剂量及用法,评估患者服药依从性及有无药物不良反应发生,询问患者有无明确药物过敏史;采用综合医院焦虑抑郁量表(HADS)评估患者焦虑、抑郁程度。

(3)其他:评估患者的活动能力,判断患者发生跌倒、坠床、压疮的危险程度。

2.护理措施

(1)一般护理。

1)休息:室性心动过速的患者应卧床休息,以减少心肌耗氧量,加强卧床期间的生活护理,减轻患者卧床的不适感。

2)给氧:遵医嘱给予吸氧,告知患者吸氧的必要性,取得配合。

3)开放静脉通路:对室性心律失常的患者,应开放静脉通路,备好急救车、除颤器等抢救仪器及物品。

4)饮食护理:按照患者有无基础疾病和诱因制订饮食计划,如患者有心肌梗死应给予低盐、低脂饮食;心力衰竭患者应注意钠和水的摄入;电解质紊乱的患者应定期复查电解质情况,并适时调整饮食。

(2)病情观察:给予心电监护并密切监测患者心律、心率、血压、血氧饱和度的变化。发现频发、多源性、多形性或呈 RonT 现象的室性期前收缩、室性心动过速时应立即通知医生。遵医嘱每日或病情变化时描记心电图。遵医嘱定期监测患者电解质和酸碱平衡情况,配合治疗,纠正诱因。

(3)药物护理:对于血流动力学稳定的室性心动过速,首先考虑应用抗心律失常药物控制心室率和终止心动过速,如胺碘酮、利多卡因、维拉帕米、盐酸普罗帕酮等。尖端扭转性室性心动过速患者在病因治疗的同时可静脉注射硫酸镁、β受体拮抗药等。

1)胺碘酮:为Ⅲ类抗心律失常药物,具有钠通道、钙通道、钾通道阻滞及非竞争性 α 和 β 受体拮抗作用。①适应证:室性心律失常(血流动力学稳定的单形性室性心动过速,不伴 Q-T 间期延长的多形性室性心动过速);心房颤动/心房扑动、房性心动过速。②不良反应:低血压、心动过缓、静脉炎、肝功能损害等。③注意事项:如患者无入量限制,配制维持液时应尽量稀释,可选择上肢粗大血管穿刺,用药后立即给予水胶体透明敷料保护穿刺血管,以预防静脉炎的发生。每小时观察患者穿刺部位有无红肿,询问患者有无穿刺部位疼痛,一旦发生静脉炎立即更换输液部位,应用硫酸镁湿敷帖外敷。

2)利多卡因:为Ⅰ类抗心律失常药物,具有钠通道阻断作用。①适应证:血流动力学稳定的室性心动过速(不做首选)、心室颤动、无脉室性心动过速(不做首选)。②不良反应:言语不清、意识改变、肌肉抽动、眩晕、心动过缓、低血压、舌麻木等。③注意事项:遵医嘱用药,静脉注射时 2~3 分钟内推注,用输液泵控制输液速度,用药期间观察患者心率、心律、血压变化,尤其注意观察有无用药不良反应发生。

3)硫酸镁:细胞内钾转运的辅助因子。①适应证:伴有 Q-T 间期延长的多形性室性心动过速。②不良反应:低血压、中枢神经系统毒性、呼吸抑制等。③注意事项:稀释后用药,用药时需监测血镁水平。

4)β受体阻滞剂:为Ⅱ类抗心律失常药物,可降低心率、房室结传导速度和血压,有负性肌力作用。①适应证:窄 QRS 心动过速;控制心房颤动、心房扑动心室率;多形性室性心动过速、反复发作单形性室性心动过速。②不良反应:低血压、心动过缓、诱发或加重心力衰竭。③注意事项:严格遵医嘱用药,高浓度给药(>10mg/mL)会造成严重的静脉反应,如血栓性静脉炎,给药前应选择粗大血管穿刺,并随时注意观察有无静脉炎表现。用药期间注意监测患者心率及血压变化,发现异常及时通知医生并配合处理。

5)肾上腺素:具有 α、β 受体兴奋作用。①适应证:心肺复苏;用于阿托品无效或不适用的症状性心动过缓患者,也可用于起搏治疗前的过渡。②不良反应:心悸、胸痛、血压升高、心律失常。③注意事项:用于心肺复苏时应快速静脉注射,用药过程中密切观察患者心率、血压变化,注意有无心律失常发生。如药物渗出可引起局部组织缺血坏死,给药前确保静脉通路通畅。

(4)心室扑动、心室颤动及无脉性室性心动过速的护理:如发现患者意识突然丧失,呼叫无反应时,应立即呼叫医生同时给予心肺复苏,准备除颤器,判断发生心室扑动、心室颤动、无脉性室性心动过速立即协助电除颤和抢救。

(5)并发症护理:心脏性猝死。严重心律失常患者,应持续心电监护,严密监测心率、心律、生命体征、血氧饱和度变化,每日或病情变化时及时描记心电图。发现恶性心律失常先兆表现时立即报告医生,同时开放静脉通路,备好急救物品及药品。一旦发生心脏性猝死,立即配合抢救。

(6)心理护理:耐心向患者或其家属讲解病情,讲解发生心律失常的诱因、常见病因及预防知识,使患者对疾病有正确认识,并给予患者安慰和鼓励,使患者精神上得到支持,树立战胜疾病的信心,以积极的态度去面对疾病。

(7)健康宣教:嘱患者注意劳逸结合、生活规律,保证充足的休息与睡眠,保持乐观、稳定的情绪。指导患者自测脉搏的方法以利于自我监测病情,心律失常突发时要保持冷静,就地休息,及时拨打急救电话。

五、心脏传导阻滞

心脏传导阻滞可发生在心脏传导系统的任何水平,临床上以窦房传导阻滞、房室传导阻滞和室内传导阻滞较为常见。

(一)临床表现

1.房室传导阻滞

一度房室传导阻滞通常无症状;二度房室传导阻滞患者可有心悸症状;三度房室传导阻滞患者症状的严重程度取决于心室率的快慢,常见症状有疲倦、乏力、头晕、昏厥、心绞痛、心力衰竭等。心室率过慢或出现长停搏(>3秒)可导致脑缺血而出现暂时性意识丧失、昏厥,甚至阿—斯综合征发作,严重者可发生猝死。

2.室内传导阻滞

单支和双支阻滞通常无临床症状,偶可闻及第一、第二心音分裂。三分支阻滞的临床表现与三度房室传导阻滞相同。

(二)辅助检查

主要为心电图检查,心电图特点如下:

1.房室传导阻滞

(1)一度房室传导阻滞:每个冲动都能传导至心室,但P−R间期超过0.20秒。

(2)二度房室传导阻滞:Ⅰ型:P−R间期进行性延长,相邻R−R间期进行性缩短,直至一个P波受阻不能下传至心室,由于P−R间期延长的数量逐渐减少,导致心搏脱落前的R−R间期逐渐缩短,包含受阻P波在内的R−R间期小于正常窦性P−P间期的两倍;Ⅱ型:P−R间期固定,时限多正常或延长,QRS波群间歇性脱漏,传导比多为2∶1,3∶1,或不等比阻滞。

(3)三度房室传导阻滞:心房与心室活动各自独立、互不相关;心房率快于心室率。

2.室内传导阻滞

(1)右束支阻滞(RBBB)。

1)$V_{1\sim2}$导联呈rsR型或宽大而有切迹的R波。

2)V_5、V_6导联呈qRs或Rs型。

3)Ⅰ导联有明显增宽的S波,aVR导联有宽R波。

4)T波与QRS波群主波方向相反。

5)QRS波群电轴轻度右偏。QRS波群时限>0.12秒为完全性右束支阻滞,QRS波群时限<0.12秒为不完全性右束支阻滞。

(2)左束支阻滞(LBBB)。

1)V_5、V_6导联R波宽大、顶端平坦或有切迹(M型R波),其前无q波。

2)V_1、V_2导联呈QS或rS型,S波宽大。

3)Ⅰ导联R波宽大或有切迹。

4)T波与QRS波群主波方向相反。

5)QRS波群电轴轻度左偏。QRS波群时限>0.12秒为完全性左束支阻滞,QRS波群时限<0.12秒为不完全性左束支阻滞。

(3)左前分支阻滞:额面平均QRS电轴左偏达−90°～−45°。Ⅰ、aVL导联呈qR波,Ⅱ、Ⅲ、aVF导联呈rS图形,QRS时限<0.12秒。

(4)左后分支阻滞:额面平均QRS电轴左偏达+90°～+120°(+80°～+140°)。Ⅰ导联呈rS波,Ⅱ、Ⅲ、aVF导联呈qR图形,且RⅢ>RⅡ,QRS时限<0.12秒。确立诊断前应首先排除常见的引起电轴右偏的病变,如右心室肥厚、肺气肿、侧壁心肌梗死与正常变异等。

(三)诊断

根据临床表现和心电图特点可明确诊断。动态心电图检查有助于间歇性房室传导阻滞的诊断。

(四)治疗

针对病因及诱因治疗;房室传导阻滞如发生心室率缓慢或心室停搏,病情紧急可给予临时心脏起搏;无心脏起搏条件时,可应用阿托品、异丙肾上腺素以提高心室率,尽早给予永久性心脏起搏治疗。单纯左、右束支阻滞本身无须特殊治疗,左后分支阻滞往往表示有较广泛而严重的心肌损害,需临床追踪观察。

(五)护理

1.护理评估

(1)身体评估:评估患者意识状态及精神状态,有无面色苍白及出汗,观察生命体征有无异常。评估患者皮肤完整性,有无破溃、外伤等;询问患者饮食习惯,测量体重、BMI。

(2)病史评估:评估患者传导阻滞发作时的心房率、心室率、持续时间,有无疲倦、乏力、头晕等症状,有无心绞痛、心肌梗死、心力衰竭等临床表现,有无电解质紊乱,如高钾血症等;评估患者有无低氧血症的临床表现,如呼吸急促、反常腹式呼吸等;评估患者有无暂时性意识丧失、昏厥、阿一斯综合征病史;评估患者有无跌倒史;评估患者本次发病有无明显诱因;询问患者是否吸烟、饮酒及饮用刺激性饮料;评估既往病史以及对心动过缓的耐受程度,有无活动耐力下降;询问患者目前服用药物的名称、剂量及用法,服药依从性及有无药物不良反应发生,有无明确药物过敏史;采用综合医院焦虑抑郁量表(HADS)评估患者焦虑、抑郁程度。

(3)其他:参考日常生活能力评定 Barthel 指数量表、北京大学第一医院患者跌倒危险因素评估、北京大学第一医院患者压疮 Braden 评分表,评估患者的活动能力,判断患者发生跌倒、坠床、压疮的危险程度。

2.护理措施

(1)一般护理。

1)休息:心室率缓慢或有头晕、昏厥、心力衰竭、心绞痛表现的患者应卧床休息,减少心肌耗氧,开放静脉通路,加强卧床期间的生活护理,减轻卧床的不适感。

2)给氧:心肌梗死后所致传导阻滞的患者及有心绞痛、心力衰竭表现的患者遵医嘱予以吸氧治疗。

3)饮食护理:按照患者有无基础疾病和诱因制订饮食计划,如患者有心肌梗死应予低盐、低脂饮食;心力衰竭患者应注意钠和水的摄入。

4)预防跌倒:对跌倒高危患者悬挂跌倒高危标识,每周两次评估患者跌倒的危险程度,调低病床高度,将呼叫器置于患者随手可及之处,定时巡视患者,协助完成生活护理,嘱其避免剧烈运动、情绪激动、快速变换体位等。患者外出检查时应有专人(家属、护工)陪伴。

(2)病情观察:心室率显著缓慢的患者给予心电监护并密切监测患者心律、心率、血压、血氧饱和度的变化。发现患者心室率过慢或出现长停搏(>3秒)、血压低时应立即通知医生,协助处理,并遵医嘱复查心电图。注意观察患者有无电解质紊乱的表现,尤其注意患者有无高血钾,高血钾时可引起心率减慢、心律不齐,遵医嘱监测电解质变化,血钾升高时及时用药。

(3)药物护理:熟悉各药物的配制方法,准确及时遵医嘱用药,应用输液泵控制输液速度。用药过程中注意观察患者心率、心律及血压变化,警惕药物不良反应的发生。

1)阿托品:M胆碱受体拮抗药。①适应证:窦性心动过缓、窦性停搏、房室结水平的传导阻滞(二度Ⅰ型房室传导阻滞)。②不良反应:口干、视物模糊、排尿困难。③注意事项:阿托品可使心肌梗死患者的缺血进一步加重,注意观察患者有无心肌缺血相关表现,观察患者心率、心律及血压有无变化。

2)异丙肾上腺素:具有 β_1、β_2 受体兴奋作用。①适应证:用于阿托品无效或不适用的症状性心动过缓患者;也可用于起搏治疗前的过渡。②不良反应:恶心、呕吐;心律失常。③注意事项:因异丙肾上腺素可导致心肌耗氧量增加,加重心肌缺血,产生新的心律失常,用药期间注意观察患者心律、心率变化,注意患者有无心肌缺血表现。应用输液泵控制输液速度。

(4)临时起搏器的护理:症状明显、心室率缓慢者,应尽早给予临时或永久起搏治疗。

(5)经皮起搏的护理:协助患者仰卧位,向清醒患者解释体外起搏电极的作用及起搏过程中可能出现的不适,尽量缓解患者紧张、焦虑情绪。检查患者胸前皮肤有无破溃、瘢痕,检查心电监护电极片位置,使之避开起搏电极位置,清洁皮肤,均匀涂抹导电糊。准备好与除颤器配套的体外起搏电极,与除颤器正确连接。协助医生放置体外起搏电极,电极片粘贴于患者心尖部和心底部,也可粘贴于前后胸。遵医嘱选择起搏模式,调节输出电流及起搏频率,观察患者心电监护波形有无起搏信号及有效起搏的表现,及时记录起搏模式及参数。定期观察患者粘贴电极处皮肤,保持清洁。

(6)并发症护理:阿—斯综合征即心源性脑缺血综合征,是指突然发作的严重的、致命的缓慢性或快速性心律失常,引起心排血量在短时间内锐减,产生严重脑缺血,导致神志丧失和昏厥等。患者一旦发生阿—斯综合征,应立即呼叫医生同时给予心肺复苏,协助抢救,尽快开放静脉通路,遵医嘱用药。准备除颤器、急救车、体外起搏电极、临时起搏器等急救用物。抢救结束后及时处理用物,记录抢救过程。

(7)心理护理:采用综合医院焦虑抑郁量表(HADS)评估患者焦虑、抑郁状况,指导患者避免引起或心律失常的因素,保持良好心态。情绪激动时交感神经兴奋可使心率增快,激发各种类型的心律失常,反之,情绪重度低迷,迷走神经兴奋可使心率减慢,出现心动过缓或停搏。

(9)健康宣教。

1)向患者及家属讲解传导阻滞的常见病因及防治知识。说明遵医嘱服药的重要性,嘱患者不可自行减量、停药或擅自改用其他药物。告诉患者药物可能出现的不良反应,嘱有异常时及时就诊。

2)嘱患者注意劳逸结合、生活规律,保证充足的休息与睡眠;保持乐观、稳定的情绪;戒烟酒,避免摄入刺激性食物如咖啡、浓茶等,避免饱餐,避免劳累、感染,防止诱发心力衰竭。

3)教会患者自测脉搏的方法以便于自我检测病情。

第五节　原发性高血压

高血压(HT)是一种以体循环动脉收缩期和/或舒张期血压持续升高为主要特点的全身性疾病。2010 年中国高血压防治指南推荐高血压的定义为:在未服用抗高血压药物的情况下,非同日 3 次测量,收缩压＞140mmHg 和/或舒张压＞90mmHg,可诊断为高血压。2013年,世界卫生组织首次把高血压防控作为世界卫生日的主题,强调要通过控制高血压来降低心脑血管病的危险,凸显了高血压防治的重要性。高血压可分为原发性高血压,即高血压,和继发性高血压,即症状性高血压两大类。其中原发性高血压占高血压的90%以上。

一、病因及发病机制

(一)病因

1.遗传和基因因素

高血压有明显的遗传倾向,流行病学研究提示高血压发病有明显的家族聚集性。

2.环境因素

体重超重、膳食中钠盐过多、过度饮酒、精神紧张、气候、昼夜等因素都可以对血压有较大的影响。

(二)发病机制

高血压的发病机制主要体现在以下几个环节:

(1)交感神经系统活动亢进。

(2)肾性水钠潴留。

(3)肾素-血管紧张素-醛固酮系统(RAAS)激活。

(4)细胞膜离子转运异常。

(5)胰岛素抵抗。

二、临床表现

(一)症状

大多数患者早期症状不明显,最常见的症状有头晕、头痛、心悸、后颈部或颞部搏动感,少数患者可能会出现失眠、健忘、注意力不集中、耳鸣等症状,经常是在体检或就医检查过程中发现血压升高。

许多患者在高血压的中、晚期可能会累及心脑血管、眼底、肾脏等靶器官,继而产生相应的并发症或症状。累及脑血管时可发生脑卒中、脑出血、高血压脑病;合并冠心病时可有心绞痛、心肌梗死或猝死;肾脏受累时可导致高血压肾病,严重者可出现肾功能不全的表现;影响到眼底血管可造成视力进行性减退。此外高血压并发症中还会出现高血压危象、主动脉夹层等。

(二)体征

心脏听诊可闻及主动脉瓣区第二心音亢进及收缩期杂音。

(三)高血压的分级

2010年中国高血压防治指南推荐,根据患者血压升高水平,将高血压进一步分为1级、2级和3级高血压。

(四)高血压伴随的心血管危险因素

临床病史采集危险因素包括以下几个方面:

(1)高血压和心血管疾病的个人史或家族史。

(2)血脂异常的个人史或家族史。

(3)糖尿病的个人史或家族史。

(4)吸烟习惯。

(5)饮食习惯。

(6)肥胖;活动量。

(7)性格。

(五)高血压伴随的靶器官损坏

靶器官损害对高血压患者心血管病危险的判断是十分重要的,高血压主要损坏心、脑、肾及血管,此时脏器损害表现主要在客观检查上,患者还没有临床表现或症状,但这已经表明高血压患者的重要靶器官已受到影响。

(六)高血压的危险分层

高血压及血压水平是影响心血管事件发生和预后的独立危险因素,因此必须对患者进行心血管风险的评估并分层。根据血压水平、心血管危险因素、靶器官损害、是否伴临床疾患,心血管风险分为低危、中危、高危和极高危四个层次。

三、辅助检查

(一)测量血压

是诊断高血压和评估其严重程度的主要依据,包括:诊室测量血压、家庭自测血压和动态血压监测。

(二)常规检查

尿液检查、血生化检查、X线胸片、心电图、超声心动检查、动态血压监测(ABPM)、踝臂血压指数(ABI)、臂踝脉搏波传导速度(baPWV)检查、眼底检查等。

四、诊断

18岁以上成年人高血压定义为:在未服抗高血压药物情况下收缩压≥140mmHg和/或舒张压≥90mmHg。患者既往有高血压史,目前正服用抗高血压药物,即使血压已低于140/90mmHg,仍应诊断为高血压。

五、治疗

高血压有效的治疗方式应是在患者耐受的情况下,逐步使血压降至正常水平,最大限度地降低心脑血管并发症的发生与死亡。

(一)非药物治疗

利用对不良生活方式的干预来预防或延迟高血压的发生,降低心血管风险:通过避免精神压力、戒烟限酒、控制体重、控制钠盐的摄入量等方法降低血压,提高降压药物的疗效。

(二)药物治疗

1.降压药适用范围

(1)高危、很高危或3级高血压患者。

(2)确诊的2级高血压患者。

(3)1级高血压患者在生活方式干预数周后,血压仍≥140/90mmHg时。

2.目前常用于降压的口服药物

主要有以下5类:钙离子拮抗药(CCB)、血管紧张素转换酶抑制剂(ACEI)、血管紧张素Ⅱ受体拮抗药(ARB)、利尿剂、β受体拮抗药。

六、护理

(一)护理评估

1.身体评估

评估患者意识状态,有无注意力不集中、倦怠等表现;评估心率、双侧肢体血压变化;评估体重、腹围、腰围、BMI、膳食结构、有无水肿;评估有无留置针及留置针是否通畅、有无静脉炎、药物渗出等;评估患者排泄形态、睡眠形态是否改变。

2.病史评估

测量基础血压值及血压波动范围,评估患者高血压分级;评估患者此次发病的经过,有无头晕、搏动性头痛、耳鸣等症状,有无靶器官损害的表现;了解目前服药种类及剂量;评估患者有无心血管危险因素、既往高血压史、家族史、过敏史;采用高血压患者生活方式调查表评估患者生活方式;了解患者有无烟酒嗜好、性格特征、自我保健知识掌握程度;了解家属对高血压的认识及对患者给予的理解和支持情况。

3.相关辅助检查评估

评估患者在测量血压前是否做到静息 30 分钟,询问患者是否规律测量血压,采用何种血压计,测量血压时是否做到四定,方法是否正确。

(二)护理措施

1.一般护理

(1)患者出现症状时应立即卧床休息,监测血压变化;遵医嘱给氧,开通静脉通路,及时准确给药。

(2)皮肤护理:出现水肿的患者,密切观察其水肿出现的部位、严重程度及消退情况。双下肢水肿患者可抬高双下肢以促进静脉回流。保持皮肤清洁、床单位平整,避免皮肤破溃引发感染。

(3)合理膳食:优化膳食结构,控制能量摄入,遵医嘱给予低盐(<3g/d)、低脂等治疗饮食。

(4)生活护理:如患者头晕严重,协助患者床上大小便。呼叫器置于患者床边可触及处,实施预防跌倒护理措施。如患者呕吐后应协助漱口,保持口腔清洁,及时清理呕吐物,更换清洁病号服及床单位。对于卧床的患者,嘱其头偏向一侧,以免误吸。若恶心、呕吐症状严重,遵医嘱应用药物治疗。告知患者待血压稳定后恶心、呕吐症状会好转。

2.病情观察

密切监测血压变化;严密观察患者神志及意识状态,有无头痛、头晕、恶心、呕吐等症状。

3.用药护理

高血压需要长期、终身服药治疗,向患者讲解服用药物的种类、方法、剂量、服药时间、药物的不良反应等。告知患者在服用降压药物期间,定时测量血压、脉搏,做好自我监测,当血压有变化时应及时就医,降压药物不可擅自增减或停药。

(1)利尿剂:通过利钠排水、降低细胞外高血容量、减轻外周血管阻力,从而达到降低血压的目的。常用药物有呋塞米、螺内酯、托拉塞米、氢氯噻嗪。

1)适应证:主要用于轻中度高血压,尤其是老年人高血压或并发心力衰竭时、肥胖者、有肾衰竭或心力衰竭的高血压患者。

2)不良反应:低钾血症、胰岛素抵抗和脂代谢异常等。

(2)β受体拮抗药:通过抑制过度激活的交感神经活性、抑制心肌收缩力、减慢心率发挥降压作用。常用药物有美托洛尔、比索洛尔等。

1)适应证:主要用于轻中度高血压,尤其是静息心率较快的中青年患者或合并心绞痛者。

2)不良反应:心动过缓、心肌收缩抑制、糖脂代谢异常等。

(3)CCB:通过血管扩张以达到降压目的。在具有良好降压效果的同时,能明显降低心脑血管并发症的发生率和病死率,延缓动脉硬化进程。常用药物有氨氯地平、硝苯地平控释片、硝苯地平缓释片、地尔硫䓬等。

1)适应证:老年高血压、单纯收缩期高血压、稳定型心绞痛、脑卒中患者。

2)不良反应:血管扩张性头痛、颜面潮红、踝部水肿等。

(4)ACEI:通过抑制血管紧张素转换酶阻断肾素血管紧张素系统发挥降低血压的作用。可有效降低高血压患者心力衰竭发生率及病死率。常用药物有贝那普利、福辛普利钠等。

1)适应证:适用于伴有糖尿病、慢性肾衰竭、心力衰竭、心肌梗死后伴心功能不全、心房颤动的预防、肥胖以及脑卒中的患者。

2)不良反应:干咳、高钾血症、血管神经性水肿等。

(5)ARB:通过阻断血管紧张素 Ⅱ 受体发挥降压作用。常用药物有氯沙坦、缬沙坦、厄贝沙坦、替米沙坦。作用机制与 ACEI 相似,但更加直接。患者很少有干咳、血管神经性水肿。

4.并发症护理

(1)高血压危象护理:患者应绝对卧床休息,根据病情选择合适卧位,遵医嘱立即给予吸氧、开通静脉通路、使用降压药物。在使用药物降压过程中密切观察患者神志、心率、呼吸、血压及尿量的变化,发现异常时立即通知医生调整用药。硝普钠是治疗高血压危象的首选药物。静脉滴注硝普钠过程中注意药物配伍禁忌,注意避光,现用现配,配制后 24 小时内使用;滴注时使用微量泵控制滴注速度,硝普钠对血管作用较强烈,可引起血压下降过快,要密切监测患者的血压变化。

(2)高血压脑病护理:严密观察患者脉搏、心率、呼吸、血压、瞳孔、神志、尿量变化,观察患者是否出现头晕、头痛、恶心、呕吐等症状。在用药过程中血压不宜降得过低、过快,对神志不清、烦躁的患者应加床档,防止发生坠床。抽搐的患者应于上下齿之间垫牙垫,以防咬伤舌头,并注意保持患者呼吸道通畅。

(3)主动脉夹层动脉瘤护理:密切观察患者血压、心率、呼吸、血氧饱和度变化,对疑似病例的患者应密切观察患者有无疼痛发作及部位,注意双侧肢体血压有无差异,发现异常及时协助患者卧床休息、给氧并遵医嘱给予处理。

5.心理护理

高血压患者常表现为紧张、易怒、情绪不稳,这些又都是使血压升高的诱因。嘱咐患者改变自己的行为方式,培养对自然环境和社会的良好适应能力,避免情绪激动及过度紧张、焦虑,遇事要冷静、沉着,当有较大的精神压力时设法释放,向朋友、亲人倾诉,或参加轻松愉快的业余活动,从而达到维持、稳定血压的目的。

6.健康宣教

(1)分层目标教育:健康教育计划的总目标可分为不同层次的小目标,每个层次目标设定为患者可以接受、并通过努力能达到,前一层次目标达到后再设定下一层次目标。对不同人群、不同阶段进行健康教育也应分层、分内容进行。

(2)健康教育方法。

1)门诊教育：门诊可采取口头讲解，发放宣传手册、宣传单，设立宣传栏等形式开展健康教育。

2)开展社区调查：利用各种渠道宣传、普及高血压相关健康知识，提高社区人群对高血压及其危险因素的认识，提高健康意识。

3)社会性宣传教育：利用节假日或专题宣传日（全国高血压日等），积极参加或组织社会性宣传教育、咨询活动，免费发放防治高血压的自我检测工具（盐勺、油壶、计步器等）。

(3)活动指导：嘱咐患者要劳逸结合，保证充足的睡眠。为了防止直立性低血压的发生，指导患者做到"下床 3 步曲"：第一步将病床摇起，在床上坐半分钟；第二步将下肢垂在床旁，坐于床沿休息半分钟；第三步站立于床旁，扶稳，活动下肢半分钟，再缓慢移步。告知患者运动可降低安静时的血压，一次 10 分钟以上、中低强度运动的降压效果可以维持 10~22 小时，长期坚持规律运动，可以增强运动带来的降压效果。嘱患者应根据血压情况合理安排休息和活动，每天应进行适当的、30 分钟以上中等强度的有氧活动，每周至少进行 3~5 次。应避免短跑、举重等短时间内剧烈使用肌肉和需要屏气的无氧运动，以免血压瞬间剧烈上升引发危险。安静时血压未能很好控制或超过 180/110mmHg 的患者暂时禁止中度及以上的运动。

(4)饮食指导：饮食以低盐（<3g/d）、低脂、低糖、清淡食物为原则。减少动物油和胆固醇的摄入，减少反式脂肪酸摄入，适量选用橄榄油，每日烹调油用量<25g（相当于 2.5 汤匙）。适量补充蛋白质，高血压患者每日蛋白质的量为每千克体重 1g 为宜，如高血压合并肾功能不全时，应限制蛋白质的摄入。主张每天食用 400~500g（8 两~1 斤）新鲜蔬菜，1~2 个水果，对伴有糖尿病的高血压患者，在血糖控制平稳的前提下，可选择低糖或中等含糖的水果，包括苹果、猕猴桃等。增加膳食钙摄入，补钙最有效及安全的方法是选择适宜的高钙食物，保证奶类及其制品的摄入，即 250~500mL/d 脱脂或低脂牛奶。多吃含钾、钙丰富，而含钠低的食品。

(5)用药指导：高血压患者需长期坚持服药，不能自己随意加减药物种类及剂量，避免血压出现较大幅度的波动。

(6)戒烟限酒：告诫患者应做到绝对戒烟；每日乙醇摄入量男性不应超过 25g，女性减半。

(7)控制体重：成年人正常体重指数为 18.5~23.9kg/m²，患者应适当降低体重，减少体内脂肪含量，最有效的减重措施是控制能量摄入和增加体力活动。减肥有益于高血压的治疗，可明显降低患者的心血管危险，每减少 1kg 体重，收缩压可降低 2mmHg。

(8)血压监测：告知患者及家属做好血压自我监测，让患者出院后定期测量血压，1~2 周应至少测量 1 次。条件允许，可自备血压计，做到定时、定部位、定体位、定血压计进行测量，并做好记录。

(9)延续护理：告知患者定期门诊复查。血压升高或过低、血压波动大时，或出现眼花、头晕、头痛、恶心呕吐、视物模糊、偏瘫、失语、意识障碍、呼吸困难、肢体乏力等异常情况随时就医。

第六节 心力衰竭

　　心力衰竭简称心力衰竭,是由于各种心脏结构或功能异常导致心室泵血功能低下的一种临床综合征,主要表现为呼吸困难、疲乏和液体潴留。心力衰竭按发病缓急可分为慢性心力衰竭和急性心力衰竭;按发生部位可分为左心力衰竭、右心力衰竭和全心力衰竭;按生理功能分为收缩性心力衰竭和舒张性心力衰竭。

一、慢性心力衰竭

　　慢性心力衰竭是不同病因引起器质性心血管病的主要综合征。我国一项对 35～74 岁城乡居民 15518 人的随机抽样调查显示,心力衰竭患病率为 0.9%,且随着年龄增高呈增加态势。引起慢性心力衰竭的病因中,冠心病居首位,高血压明显上升,而风湿性心脏瓣膜病明显下降。心力衰竭患者的死亡原因依次为泵衰竭、心律失常和猝死。

(一)病因

1.基本病因

(1)心肌病变:包括心肌梗死、心肌炎、心肌病引起的原发性心肌损害和内分泌代谢病、结缔组织病、心脏毒性药物等引起的继发性心肌损害。

(2)心脏负荷过度:包括高血压、主动脉瓣狭窄、肺动脉高压等导致的压力负荷过度(后负荷过度)和先心病右向左或左向右分流、严重贫血、甲状腺功能亢进,主动脉瓣、二尖瓣、肺动脉瓣和三尖瓣关闭不全等导致的容量负荷过度(前负荷过度)。

2.诱因

包括感染、发热、心律失常、心肌缺血、肺栓塞、肾功能不全、液体摄入过多、劳累过度、妊娠分娩、贫血、出血、电解质紊乱等。

(二)临床表现

1.左心力衰竭

(1)症状:可出现不同程度的呼吸困难,包括劳力性呼吸困难、夜间阵发性呼吸困难、端坐呼吸、急性肺水肿;咳嗽、咳痰和咯血;体力下降、乏力和虚弱。

(2)体征:可有呼吸频率增快,肺部湿性啰音、哮鸣音及干性啰音;左心室扩大引起的心尖搏动点左下移动,心率加快、舒张早期奔马律、P2 亢进,心尖部收缩期杂音等;严重呼吸困难者可出现口唇发绀,外周血管收缩出现四肢末梢苍白、发冷等。

2.右心力衰竭

(1)症状:可有食欲缺乏、腹胀、恶心、呕吐、便秘、肝区疼痛、上腹饱胀等消化系统症状;少量蛋白尿、尿素氮氮升高等泌尿系统症状以及轻度的呼吸困难及气喘。

(2)体征:颈外静脉充盈,肝-颈静脉反流征;肝大和压痛;足、踝、胫前甚至全身水肿;胸腔积液、腹腔积液;心率快,右心室肥厚和扩大等。

3.全心力衰竭

见于心脏病晚期,同时具有左、右心力衰竭的临床表现。若为由左心力衰竭并发右心力衰竭者,其左心力衰竭的症状和体征有所减轻。

(三)辅助检查

1.化验检查

(1)常规化验检查:可为明确心力衰竭的诱因、诊断与鉴别诊断提供依据。包括:血常规、尿常规和肾功能检查、电解质和酸碱平衡检查、肝功能检查、内分泌功能检查。

(2)脑钠肽检查:检测血浆脑钠肽(BNP)和氨基末端脑钠肽前体(NTproBNP),有助于心力衰竭诊断和预后判断。

2.超声心动图检查

是心力衰竭诊断中最有价值的检查方法,便于床旁检查及重复检查。可用于诊断心包、心肌或瓣膜疾病;定量或定性房室内径、心脏几何形状、室壁厚度、室壁运动、左心室射血分数、左室收缩末期容量;区别舒张功能不全和收缩功能不全;估测肺动脉压,为评价治疗效果提供客观指标。

3.心电图检查

提供既往心肌梗死、左室肥厚、广泛心肌损害及心律失常信息。

4.X线胸片检查

提供心脏增大、肺淤血、肺水肿、肺部感染、原有肺部疾病的信息。

5.核素心室造影及核素心肌灌注成像检查

前者可准确测定左室容量、左心室射血分数及室壁运动;后者可诊断心肌缺血和心肌梗死。

6.心脏磁共振

可以准确评价心脏结构功能,并且能够提供心肌病变信息。

(四)诊断

根据心力衰竭的典型症状如休息或活动时呼吸困难、劳累、踝部水肿;心力衰竭的典型体征如心动过速、呼吸急促、肺部啰音、颈静脉充盈、周围性水肿、肝大及静息时心脏结构和功能的客观证据如心脏扩大、超声检查心功能异常、血浆脑钠肽升高等不难做出诊断。

(五)治疗

1.病因治疗

包括冠心病、心瓣膜病、心肌炎、心肌病等基本病因治疗以及去除心力衰竭诱因,如感染、心律失常、肺梗死、贫血和电解质紊乱的治疗。

2.一般治疗

包括监测体重以判断是否有液体潴留,指导调整利尿剂的应用;限钠、限水、低脂饮食、控制体重、戒烟戒酒、适当休息和运动、氧气治疗等。

3.药物治疗

(1)改善血流动力学的治疗:利尿剂、洋地黄、正性肌力药物及血管扩张剂的应用。

(2)延缓心室重构的治疗:ACEI、β受体拮抗药、醛固酮受体拮抗药、ARB。

(3)抗凝和抗血小板治疗。

1)抗凝治疗:心力衰竭伴房颤患者应长期应用华法林抗凝治疗。

2)抗小板治疗:心力衰竭伴有冠心病、糖尿病和脑卒中,有二级预防适应证的患者,必须应用阿司匹林。

4.非药物治疗

包括心脏再同步化治疗(CRT)和心脏移植。

(六)护理

1.护理评估

(1)身体评估:神志与精神状况;生命体征,如体温、呼吸状况、脉率、脉律、有无交替脉和血压降低等;体位,是否采取半卧位或端坐位;水肿的部位及程度,有无胸腔积液、腹腔积液;营养及饮食情况;液体摄入量、尿量、近期体重变化;睡眠情况(有无呼吸困难的发生);皮肤完整性,有无发绀,有无压疮、破溃等;有无静脉通路、血液透析管路及心包、胸腔引流管等;穿刺的时间、维护情况、是否通畅、有无管路滑脱的可能。

(2)病史评估。

1)评估患者本次发病的诱因、呼吸困难的程度,咳嗽、咳痰的情况,劳累及水肿的程度;评估消化系统症状如食欲缺乏、腹胀、恶心、呕吐、上腹痛;评估泌尿系统症状如夜尿增多、尿少、血肌酐升高等;评估有无发绀、心包积液、胸腔积液、腹腔积液等。

2)评估既往发作情况,有无过敏史、家族史,有无烟酒嗜好。

3)评估目前的检查结果、治疗情况及效果、用药情况及有无不良反应。

4)心理社会状况:评估患者的心理-社会状况及对疾病的认知状况,经济情况、合作程度,有无焦虑、悲观情绪。

(3)心功能评估:6分钟步行试验:要求患者在平直的走廊里尽可能快地行走,测定6分钟的步行距离。根据步行距离将心力衰竭划分为轻、中、重3个等级。426～550m为轻度心力衰竭;150～425m为中度心力衰竭;＜150m为重度心力衰竭。

(4)其他:评估患者自理能力及日常生活能力、压疮、跌倒/坠床的风险。

2.护理措施

(1)一般护理。

1)休息与活动:保证患者体位的舒适性,有明显呼吸困难者给予高枕卧位或半卧位;端坐呼吸者可使用床上小桌,必要时双腿下垂;伴胸腔积液、腹腔积液者宜采取半卧位;下肢水肿者可抬高下肢,促进下肢静脉回流。协助卧床患者定时改变体位,以防止发生压疮;卧床期间可给予气压式血液循环驱动泵,或指导患者进行踝泵运动,以促进下肢血液循环;必要时加床档防止坠床、跌倒的发生。长期卧床者易发生静脉血栓形成甚至发生肺栓塞,因此应根据其心功能分级制订活动计划,可按照半卧位、坐位、床边摆动肢体、床边站立、室内活动、短距离步行等方式逐步进行。

2)吸氧:遵医嘱给予氧气吸入,指导患者及家属安全用氧,嘱其不可自行调节氧流量。

3)皮肤护理:保持床单位清洁、干燥、平整,可使用气垫床。指导并告知患者变换体位的方法、间隔时间及其重要性。膝部及踝部、足跟、背部等骨隆突处可垫软枕以减轻局部压力,必要时可用减压敷料保护局部皮肤。翻身及床上使用便器时动作轻巧,避免拉、拽等动作,防止损伤皮肤。严重水肿患者可给予芒硝湿敷并及时更换。

4)饮食:遵医嘱给予低盐、清淡、易消化饮食,少食多餐,伴低蛋白血症者可给予高蛋白饮食。

(2)病情观察:密切观察并记录患者体温、心率、心律、血压、呼吸、血氧饱和度等,发现异常及时通知医生。水肿患者每日观察水肿变化,下肢水肿患者测量腿围并记录,腹腔积液患者测量腹围并记录,胸腔积液及心包积液患者观察呼吸困难的程度,准确记录 24 小时出入量,每日测量体重,以便早期发现液体潴留,协助做好相应检查及抽液的配合。

(3)用药护理:静脉输液速度不宜过快,输液量不宜过多,可遵医嘱使用输液泵控制输液速度。

1)利尿剂:包括呋塞米、托拉塞米、螺内酯、氢氯噻嗪等。不良反应主要有电解质紊乱、直立性低血压、头晕、疲乏、胃肠道反应。嘱患者用药后应缓慢改变体位,并遵医嘱监测电解质、体重、血压及尿量的变化。

2)洋地黄制剂:包括地高辛、毛花苷 C 等。洋地黄中毒的临床表现主要有心脏毒性反应、神经毒性反应、胃肠道症状等。用药期间,注意定期监测地高辛浓度,按时给药,口服给药前若患者心率低于 60 次/分或节律不规则时应暂停给药,并通知医生处理;静脉使用洋地黄制剂时,应缓慢给药,同时监测心率、心律变化。若出现洋地黄中毒症状应立即停药,遵医嘱根据电解质结果给予补钾及使用抗心律失常药物处理。

3)正性肌力药物:包括多巴酚丁胺,多巴胺等。使用时注意观察患者的心率和血压变化,定时观察输液及穿刺部位血管的情况,及时发现血管活性药物对穿刺部位血管的刺激情况,必要时重新更换穿刺部位,防止发生静脉炎或药物渗出,保证患者的用药安全。

4)血管扩张剂:常选用硝酸酯类药物,其不良反应包括搏动性头痛、头晕、疲乏、胃肠道反应、昏厥、低血压、面部潮红等,使用时注意观察患者用药的反应及血压变化。

5)ACEI:包括贝那普利、福辛普利钠等。其不良反应主要有皮疹、直立性低血压、干咳、头晕、疲乏、胃肠道反应,与保钾利尿剂合用时易致血钾升高。服药时若出现不明原因的干咳应通知医生,遵医嘱减量或更换药物,并每天监测患者的血压、体重,记录出入量。

6)β受体拮抗药:常用药物为美托洛尔,必须从小剂量开始逐渐加大剂量,不良反应有直立性低血压、头晕、疲乏、水肿、心力衰竭、心率减慢等。应用期间每天要注意监测患者的心率、血压,防止出现传导阻滞使心力衰竭加重,告知患者变换体位时宜缓慢。

7)抗凝和抗血小板药物:如阿司匹林、华法林等,服药期间观察患者有无牙龈、鼻黏膜、皮下出血等表现,遵医嘱监测出凝血时间。

(4)心理护理:慢性心力衰竭患者因病程长且多次反复发作,易产生焦虑及抑郁情绪。对于此类患者,护士要热情、耐心地给予护理并加以安慰。护士通过耐心讲解疾病诱因、治疗、预后等知识,使其对所患疾病有所了解,积极地参与及配合治疗,增强战胜疾病的信心。此外家庭成员还需营造和谐的家庭气氛,给予患者心理支持。鼓励患者参加各种娱乐活动,使其增添生活情趣,转移注意力,调整心情,提高免疫力,加强身体素质,从而减少心力衰竭的发生。

(5)健康宣教。

1)监测体重:每日测量体重,评估是否有体液潴留。如在 3 天内体重突然增加 2kg 以上,应考虑钠、水潴留的可能,需要及时就医,调整利尿剂的剂量。

2)饮食指导:指导患者清淡饮食,少食多餐,适当补充蛋白质的摄入,多食新鲜水果和蔬菜,忌辛辣刺激性食品及咖啡、浓茶等刺激性饮料,戒烟酒,避免钠含量高的食品如腌制、熏制食品,香肠、罐头、海产品、苏打饼干等,以限制钠盐摄入。一般钠盐(食盐、酱油、黄酱、咸菜等)可限制在每天 5g 以下,病情严重者在每天 2g 以下。液体入量以每日 1.5～2L 为宜,可适当根据尿量、出汗的情况进行调整。告知患者及家属治疗饮食的重要性,需要家属鼓励和督促患者执行。

3)活动指导:在患者活动耐力许可范围内,鼓励患者尽可能做到生活自理。心功能Ⅰ级患者,不需限制一般体力活动,叮适当参加体育锻炼,但应避免剧烈运动,心功能ⅱ级患者需适当限制体力活动,增加午睡时间,可进行轻体力劳动或家务劳动;心功能Ⅲ级患者,应以卧床休息为主,严格限制一般的体力活动,鼓励患者日常生活自理;心功能Ⅳ级患者应绝对卧床休息,日常生活由他人照顾。心力衰竭症状改善后可增加活动量,应首先考虑增加活动时间和活动频率,再考虑增加活动强度。应以有氧运动作为主要形式,如走路、游泳、骑自行车、爬楼梯、打太极拳等。运动时间以 30～60 分钟为宜,包括运动前热身、运动及运动后整理时间。体力虚弱的慢性心力衰竭患者,建议延长热身时间,以 10～15 分钟为宜,正式运动时间以 20～30 分钟为宜。运动频率以每周 3～5 次为宜。运动强度根据运动时的心率来确定,从最大预测心率(HRmax)[HRmax=220－年龄(岁)]的 50%～60% 开始,之后逐步递增。

4)用药指导:告知患者及家属目前口服药物的名称、服用方法、剂量、不良反应及注意事项,嘱咐患者不能自行更改药物或停药,如有不适及时就诊。

5)避免诱发因素:避免过度劳累、剧烈运动、情绪激动、精神过于紧张、受凉、感染。

(6)延续护理。

1)进行电话及门诊随访,指导患者科学地休息活动、按时服药、定期复查、避免诱发心力衰竭加重的因素等。

2)告知患者出现药物不良反应、呼吸困难进行性加重、尿少、体重短期内迅速增加、水肿时应到医院及时就诊。

3)嘱咐使用抗凝、抗血小板治疗患者定期复查出凝血功能。

二、急性心力衰竭

急性心力衰竭简称急性心力衰竭,是指心力衰竭的症状和体征急性发作或急性加重,导致以急性肺水肿、心源性休克为主要表现的临床综合征。临床上以急性左心力衰竭较为常见。急性心力衰竭通常危及患者的生命,必须紧急实施抢救和治疗。

(一)病因及发病机制

急性心力衰竭通常是由一定的诱因引起急性血流动力学变化。

1.心源性急性心力衰竭

(1)急性弥漫性心肌损害:急性冠状动脉综合征、急性心肌损害如急性重症心肌炎,使心肌收缩力明显降低,心排血量减少,肺静脉压增高,引起肺淤血、急性肺水肿。

(2)急性心脏后负荷过重:如动脉压显著升高、原有瓣膜狭窄、突然过度体力活动、急性心律失常(快速型心房颤动或心房扑动、室性心动过速)并发急性心力衰竭,由于后负荷过重导致肺静脉压显著增高,发生急性肺水肿。

（3）急性容量负荷过重：如新发心脏瓣膜反流，使容量负荷过重导致心室舒张末期容积显著增加、肺静脉压升高，引起急性肺水肿。

2.非心源性急性心力衰竭

无心脏病患者由于高心排血量状态（甲亢危象、贫血、败血症）、快速大量输液导致容量骤增、肺动脉压显著升高（哮喘、急性肺栓塞、房颤射频消融术后等），引起急性肺水肿。

(二)临床表现

1.症状

发病急骤，患者突然出现严重的呼吸困难、端坐呼吸、烦躁不安，呼吸频率增快，达30～40次/分，咳嗽，咳白色泡沫痰，严重时可出现咳粉红色泡沫痰，并可出现恐惧和濒死感。

2.体征

患者面色苍白、发绀、大汗、皮肤湿冷、心率增快。开始肺部可无啰音，继之双肺满布湿啰音和哮鸣音，心尖部可闻及舒张期奔马律，肺动脉瓣第二心音亢进。当发生心源性休克时可出现血压下降、少尿、神志障碍等。

急性右心力衰竭主要表现为低心排血量综合征、右心循环负荷增加、颈静脉怒张、肝颈静脉征反流阳性、低血压。

(三)辅助检查

1.心电图

主要了解有无急性心肌缺血、心肌梗死和心律失常，可提供急性心力衰竭病因诊断依据。

2.X线胸片

急性心力衰竭患者可显示肺淤血征。

3.超声心动图

床旁超声心动图有助于评估急性心肌梗死的机械并发症、室壁运动失调、心脏的结构与功能、心脏收缩与舒张功能，了解心脏压塞。

4.脑钠肽检测

检查血浆BNP和NT－proBNP，有助于急性心力衰竭快速诊断与鉴别，阴性预测值可排除急性心力衰竭。诊断急性心力衰竭的参考值：NT－proBNP＞300pg/mL，BNP＞100pg/mL。

5.有创的导管检查

安置漂浮导管进行血流动力学检测，有助于指导急性心力衰竭的治疗。急性冠脉综合征的患者酌情可行冠状动脉造影及血管重建治疗。

6.血气分析

急性心力衰竭时常有低氧血症；酸中毒与组织灌注不足可有二氧化碳潴留。

(四)诊断

根据急性呼吸困难的典型症状和体征、NT－proBNP升高即可诊断。

(五)治疗

1.一般治疗

协助患者取坐位，使其双腿下垂；给予鼻导管或面罩高流量（6～8L/min）吸氧；给予心电监护;快速利尿;扩张血管等。

2.镇静

必要时给予吗啡镇静。

3.药物治疗

应用利尿药、扩张血管药、正性肌力药物、支气管解痉药物等。

4.机械通气

无创或有创通气治疗。

5.主动脉内球囊反搏治疗

改善心肌灌注,降低心肌耗氧,增加心排血量。

(六)护理

1.护理评估

(1)身体评估:评估患者神志、面色,是否有发绀、大汗、肢体湿冷等情况;评估体温、心率、呼吸、血压等生命体征变化情况;评估有无水肿及皮肤、出入量情况;评估患者有无静脉管路及其他引流管;评估患者睡眠及饮食营养状况。

(2)病史评估:评估患者呼吸困难的程度、咳嗽、咳痰的情况;评估患者有无急性心力衰竭的诱发因素,如输液过快、入量过多、感染等;评估患者的既往史、家族史、过敏史及相关疾病病史;了解目前治疗用药情况及其效果;评估患者的心理－社会状况,如经济情况、合作程度,有无焦虑、悲观、恐惧情绪等。

(3)其他:评估患者自理能力及日常生活能力,发生压疮、跌倒、坠床的风险。

2.护理措施

(1)一般护理。

1)休息:协助患者取坐位,使其双腿下垂,以减少静脉回流。患者烦躁不安时要注意及时拉起床档,防止发生跌倒、坠床。

2)吸氧:给予高流量吸氧(6～8L/min)。观察患者的神志,防止患者将面罩或鼻导管摘除,必要时予以保护性约束。病情严重使用无创通气的患者,应指导其如何适应呼吸机,不要张嘴呼吸,并预防性使用减压敷料,以防止无创面罩对鼻面部的压伤。如果患者喉部有痰或出现恶心、呕吐时,要及时为患者摘除面罩,清理痰液及呕吐物,避免发生误吸和窒息。

3)开通静脉通道:迅速开通两条静脉通道,遵医嘱正确给药,观察疗效和不良反应。注意观察穿刺部位皮肤情况,如出现红肿、疼痛,要重新更换穿刺部位,以防止发生静脉炎或药液渗出,必要时协助医生留置中心静脉导管。

4)皮肤护理:患者发生急性心力衰竭时常采取强迫端坐位,病情允许时可协助患者改变体位,防止发生骶尾部压疮。抢救时由于各种管路以及导线较多,患者改变体位后要及时观察整理,防止其对皮肤造成损害。

(2)病情观察:密切观察患者心率、心律、血压、呼吸(频率、节律、深浅度)、血氧饱和度,发现异常时及时通知医生,并记录;观察患者皮肤温湿度、色泽及甲床、口唇的变化;观察患者痰液性状及颜色,使用无创呼吸机的患者鼓励患者咳痰,并及时帮助患者清理痰液;观察并控制患者输液、输血的速度(必要时使用输液泵控制输液速度),避免增加心脏负荷,加重心力衰竭的症状；密切观察并准确记录患者的出入量。

（3）用药护理。

1）吗啡：可使患者镇静、减少躁动，同时扩张小血管而减轻心脏负荷。应用时注意观察患者有无呼吸抑制、心动过缓、血压下降等不良反应。

2）利尿剂：可以有效降低心脏前负荷。应用时严密观察患者尿量，准确记录出入量，根据尿量和症状的改善状况及时通知医生调整药物剂量。

3）支气管解痉剂：如氨茶碱等。使用时应注意观察患者心率、心律的变化。

4）血管扩张剂：包括硝普钠、硝酸甘油、乌拉地尔等。可扩张动静脉，使收缩压降低，减轻心脏负荷，缓解呼吸困难。用药期间严格监测患者的血压变化，根据患者的血压变化和血管活性药物使用的剂量调整测量血压的间隔时间，同时做好护理记录。

5）正性肌力药物：包括洋地黄类、多巴胺、多巴酚丁胺等。可缓解组织低灌注所致的症状，保证重要脏器的血液供应。用药期间注意观察患者心率、心律、血压的变化。

（4）心理护理：发生急性心力衰竭时，患者常有恐惧或焦虑的情绪，可导致交感神经系统兴奋性增高，使呼吸困难加重。医护人员在抢救时必须保持镇静，在做各种操作前用简单精练的语言向患者解释其必要性和配合要点，使其能够更好地接受和配合。操作要熟练、合理分工，使患者产生信任与安全感。避免在患者面前讨论病情，以减少误解。同时，医护人员与患者及家属要保持良好的沟通，提供情感和心理支持。

（7）健康宣教。

1）向患者讲解心力衰竭的基本症状和体征，使患者了解可反映心力衰竭加重的一些临床表现，如疲乏加重、运动耐力降低、静息心率增加＞15～20次/分、活动后喘憋加重、水肿（尤其是下肢）重新出现或加重、体重增加等。

2）嘱咐患者注意下列情况：①避免过度劳累和体力活动，避免情绪激动和精神紧张等。②避免呼吸道感染及其他各种感染。③勿擅自停药、减量，勿擅自加用其他药物，如非甾体消炎药、激素、抗心律失常药物等。④应低盐饮食。⑤避免液体摄入过多。

3）嘱咐患者出现下列情况时应及时就诊：心力衰竭症状加重、持续性血压降低或增高（＞130/80mmHg）、心率加快或过缓（≤55次/分）、心脏节律显著改变（从规律转为不规律或从不规律转为规律、出现频繁期前收缩且有症状）等。

第五章　泌尿系统疾病的护理

第一节　泌尿系感染

泌尿系感染(UTI)是儿科常见的感染性疾病之一,6 岁以内儿童 UTI 累计发病率女孩为 6.6%,男孩为 1.8%。且婴幼儿 UTI 常合并膀胱输尿管反流(VUR)等先天性尿路畸形(VUR 在婴幼儿发热性 UTI 中可高达 20%～40%)。VUR 和反复 UTI 可导致持续性的肾脏损害和瘢痕化,从而可能引起高血压和慢性肾衰竭。早期发现和诊断婴幼儿 UTI,并给予合理处置尤为重要。

一、疾病知识

(一)儿童首次泌尿道感染的诊断

1.临床症状

急性 UTI 症状随患儿年龄的不同存在着较大的差异。婴幼儿 UTI 临床症状缺乏特异性,需给予高度关注,3 月龄以下婴幼儿的临床症状可包括:发热、呕吐、哭吵、嗜睡、喂养困难、发育落后、黄疸、血尿或脓尿等;3 月龄以上儿童的临床症状可包括:发热、食欲缺乏、腹痛、呕吐、腰酸、尿频、排尿困难、血尿、脓血尿、尿液混浊等。在检查和诊断过程中还需注意是否存在女婴外阴炎、男婴包茎合并感染等情况。

2.实验室检查

(1)尿液分析:①尿常规检查:清洁中段尿离心沉渣中白细胞≥5 个/HPF,即可怀疑为 UTI。血尿也很常见,肾盂肾炎患儿还可出现中等蛋白尿、白细胞管型尿及晨尿的比重和渗透压减低。②试纸条亚硝酸盐试验和尿白细胞酯酶检测:试纸条亚硝酸盐试验对诊断 UTI 的特异度高(75.6%～100%)而敏感度较低(16.2%～88.1%),若采用晨尿进行检测可提高其阳性率。尿白细胞酯酶检测对诊断 UTI 的特异度和敏感度分别为 69.3%～97.8% 和 37.5%～100%。两者联合检测对诊断 UTI 的特异度和敏感度分别为 89.2%～100% 和 30.0%～89.2%。

(2)尿培养细菌学检查:尿细菌培养及菌落计数是诊断 UTI 的主要依据,而尿细菌培养结果的诊断意义与恰当的尿液标本收集方法相关。通常认为清洁中段尿培养菌落数>10⁵/mL 可确诊,10⁴～10⁵/mL 为可疑,<10⁴/mL 系污染。但结果分析应结合患儿性别、尿液收集方法、细菌种类及繁殖力综合评价其临床意义。对临床高度怀疑 UTI 而尿普通细菌培养阴性者,应作 L－型细菌和厌氧菌培养。

3.影像学检查

目的在于:①辅助 UTI 定位;②检查泌尿系有无先天性或获得性畸形;③了解慢性肾损害或瘢痕进展情况。

常用的影像学检查有 B 超、排泄性膀胱尿路造影(MCU)、静态核素肾扫描等。

(1)B 超：建议伴有发热症状的 UTI 者均行 B 超检查。B 超检查主要是发现和诊断泌尿系统发育畸形。

(2)核素肾静态扫描($^{99m}Tc-DMSA$)：①诊断急性肾盂肾炎(APN)的金标准：APN 时，由于肾实质局部缺血及肾小管功能障碍致对 DMSA 摄取减少。典型表现呈肾单个或多个局灶放射性减低或缺损，但无容量丢失，也可呈弥漫的放射性稀疏伴外形肿大。其诊断该病的敏感性与特异性分别为 96％和 98％。但由于价格昂贵，多用于特殊需要时。②肾瘢痕的发现：国内外学者均发现首次 UTI 的患儿在 DMSA 无异常发现情况下罕见 VUR 存在，而在 DMSA 发现肾瘢痕的患儿中 VUR 的阳性率相当高。推荐在急性感染后 3～6 个月行$^{99m}Tc-DMSA$以评估肾瘢痕。

(3)排泄性膀胱尿路造影(MCU)：系确诊 VUR 的基本方法及分级的"金标准"。MCU 常用检查方法：通过导尿管将稀释后的造影剂(目前常用碘普胺，用 0.9％生理盐水以 1：3 的比例进行稀释)注入膀胱至患儿有排尿感(≤2 岁注入 30～50mL，3～6 岁 50～100ml)，然后拔出导尿管并嘱患儿排尿，同时进行摄片。

1)＜2 岁的患儿：UTI 伴有发热症状者，无论男女，在行尿路 B 超检查后无论超声检查是否异常，均建议在感染控制后行 MCU 检查。如说服后家属对 MCU 仍有顾虑者，宜尽早行 DMSA 检查：①如 DMSA 肾实质损害较严重或合并双侧肾实质损害，需尽早行 MCU 检查；②如 DMSA 肾实质损害较轻，也可在交代可能性后暂缓 MCU 检查，且在 3 个月后随访 DMSA(其间建议应用预防量抗生素即 1/3 治疗量睡前顿服)；③B 超显像泌尿系异常者需在感染控制后立即行 MCU 检查。

2)＞4 岁的患儿：B 超显像泌尿系异常者需在感染控制后进行 MCU 检查。

3)2～4 岁可根据病情而定。

4.上/下泌尿道感染的鉴别

上泌尿道感染又称急性肾盂肾炎，主要指菌尿并有发热(≥38℃)，伴有腰酸、激怒等不适。下泌尿道感染或称膀胱炎有菌尿，但无全身症状和体征。C 反应蛋白在临床上无鉴别作用。

如果患儿有明确的尿液检查异常。UTI 的诊断即可初步建立，在进一步取得尿液细菌学培养结果的同时可以开始临床抗生素治疗。

(二)儿童首次泌尿道感染的治疗

治疗目的是根除病原体、控制症状、去除诱发因素和预防再发。

1.一般处理

急性期需卧床休息，鼓励患儿多饮水以增加尿量，女童还应注意外阴部的清洁卫生。鼓励患儿进食，供给足够的热卡、丰富的蛋白质和维生素，并改善便秘。

2.抗菌药物治疗

选用抗生素的原则：①感染部位：对肾盂肾炎应选择血浓度高的药物，对膀胱炎应选择尿浓度高的药物；②对肾功能损害小的药物；③根据尿培养及药敏试验结果，同时结合临床疗效选用抗生素；④药物在肾组织、尿液、血液中都应有较高的浓度；⑤选用的药物抗菌能力强，抗菌谱广，最好能用强效杀菌剂，且不易使细菌产生耐药菌株；⑥若没有药敏试验结果，对上尿路感染/急性肾盂肾炎推荐使用二代以上头孢菌素、氨苄西林/棒酸盐复合物。

(1)上尿路感染/急性肾盂肾炎的治疗:疗程 7~14d。①≤3 月龄婴儿:全程静脉敏感抗生素治疗 l0~14d。②>3 月龄:若患儿有中毒、脱水等症状或不能耐受口服抗生素治疗,可先静脉使用敏感抗生素治疗 2~4d 后改用口服敏感抗生素治疗,总疗程 10~14d(目前尚没有研究比较急性肾盂肾炎的最适治疗疗程,英国的方案为 7~10d。③静脉抗生素治疗后继用口服抗生素治疗与全程应用静脉抗生素治疗相比同样有效和安全,两组在退热时间、复发率等方面均没有差别。④在抗生素治疗 48h 后需评估治疗效果,包括临床症状、尿检指标等。若抗生素治疗 48h 后未能达到预期的治疗效果,需重新留取尿液进行尿培养细菌学检查。⑤如影像学相关检查尚未完成,在足量抗生素治疗疗程结束后仍需继续予以小剂量(1/3~1/4 治疗量)的抗生素口服治疗,直至影像学检查显示无 VUR 等尿路畸形。

(2)下尿路感染/膀胱炎的治疗:①口服抗生素治疗 7~14d(标准疗程)。②口服抗生素 2~4d(短疗程):短疗程(2~4d)口服抗生素治疗和标准疗程(7~14d)口服抗生素治疗相比,两组在临床症状持续时间、菌尿持续时间、UTI 复发、药物依从性和耐药发生率方面均无明显差别。指南推荐短疗程。③在抗生素治疗 48h 后需评估治疗效果,包括临床症状、尿检指标等。若抗生素治疗 48h 后未能达到预期的治疗效果,需重新留取尿液进行尿培养细菌学检查。

(三)复发性泌尿道感染的诊治

1.定义

复发性 UTI 包括:①UTI 发作 2 次及以上且均为 APN;②1 次 APN 且伴有 1 次及以上的下尿路感染;③3 次及以上的下尿路感染。

与 UTI 复发相关的因素包括小年龄(小于 2.5 岁)、排尿障碍如夜尿症、摄入减少、大便失禁、特发性高钙尿症、DMSA 显示肾实质缺损、VUR 特别是双侧或 Ⅲ 级及以上反流等。因此,对 UTI 反复发作者,需寻找有无相关的基础疾病并给予相应治疗。

2.预防性抗生素治疗

对复发性 UTI 者在控制急性发作后需考虑使用预防性抗生素治疗。如果患儿在接受预防性抗生素治疗期间出现了尿路感染,需换用其他抗生素而非增加原抗生素的剂量。预防用药期间,选择敏感抗生素治疗剂量的 1/3 睡前顿服,首选呋喃妥因或磺胺甲基异噁唑。若小婴儿服用呋喃妥因伴随消化道副反应剧烈者,可选择阿莫西林-克拉维酸钾或头孢克洛类药物口服。

儿童泌尿道感染的诊治原则在过去的数十年里颇受重视,特别是其中的影像学检查和预防性抗生素在儿童的首次泌尿道感染后较广泛的使用。但是,近年来受到了一些质疑和讨论。特别是英国 NICE2007 版的指南中有了较大的改动,如儿童的首次泌尿道感染后影像学检查的严格选择和不主张应用预防性抗生素的观点引起关注,但也提到需谨慎,特别需要家长的相关知识和关注。

二、护理

(一)基础护理

泌尿系统患儿临床症状有全身症状变化,护理中需密切观察各项体征变化,如神经系统症状、消化道情况以及体温情况等。若患儿有明显哭闹、高热表现,需按医嘱给予镇静、药物或物理降温措施。同时注意鼓励患儿多饮水,在排尿次数增加下有助于炎症的排出。另外,应注意勤换尿布,尿布使用前需经过煮沸、消毒处理,护理人员也需指导家属如何做会阴部清洁。

(二)心理护理

泌尿系统感染患儿大多年龄较小,机体不适下主要有哭闹表现,而难以以言语表达,要求护理人员做好心理护理干预工作,如采用奖励小礼物方式,鼓励患儿积极配合治疗。或采取卡通漫画、卡通书籍方式,可帮助转移患儿不适感。

(三)用药护理

泌尿系统感染患儿治疗中,一般以抗菌药物的应用较为常见,由于部分患儿抗菌药物服用后,可能有不良反应如食欲减退、呕吐、恶心等,需及时停药。为使胃肠道副作用减轻,可指导患儿饭后服药,若副作用症状仍较为明显,需按医嘱进行用量调整,或改为其他药物。需注意若用药中涉及磺胺药,应鼓励患儿多喝水,并观察等是否存在尿闭、尿少或血尿情况,一旦有该类症状,需及时停药。

(四)对症护理

泌尿道感染的婴幼儿常有高热,可采用物理降温(冷敷额头、温水擦浴等)或药物降温。鼓励患儿多喝水或多吃水果,使尿量增多,以便冲洗尿道,使细菌不利于生长繁殖,并可促进炎性分泌物和细菌毒素的排出。要保持会阴部清洁干燥,要勤换尿布,而且尿布需用开水烫洗,阳光下晒干,或者煮沸消毒。

(五)其他护理

患儿接受泌尿系统感染治疗中,由于需做尿培养,要求在留尿时做外阴消毒清洁,取尿后及时送往检查,尿标本的收集需借助无菌尿袋。部分患儿治疗中可能需留置尿管,要求插管前做好插管消毒工作,且注意妥善固定处理。同时,患儿治疗期间,护理人员需为患儿制定相应的饮食计划,告知患儿家属尽可能选择高蛋白含量较高食物作为患儿进食食物,如蛋类、鱼类等,通过营养支持使患儿抵抗力提高。另外,对于出院患儿,护理人员应留下联系方式,定期做好随访工作,如通过电话随访了解患儿情况,一旦发现异常需及时安排就诊治疗。

第二节 急性肾小球肾炎

急性肾小球肾炎是一组肾小球弥漫性或局灶性非化脓性免疫性炎症,临床表现为突然发生的血尿和(或)蛋白尿、少尿、水肿和高血压,同时伴不同程度肾小球滤过功能下降,也称急性肾炎综合征,简称急性肾炎。急性肾炎可由多种病因引起。是小儿时期最常见的一种肾脏病,发病年龄以 3~8 岁多见,2 岁以下罕见。男女比例约为 2:1。

一、疾病知识

(一)病因及发病机制

(1)A 族 β 溶血性链球菌感染引起的免疫性肾小球肾炎:发病前 1~3 周有呼吸道或皮肤的链球菌感染史。

（2）非链球菌感染肾炎：除肺炎球菌、金黄色葡萄球菌、表皮葡萄球菌、肺炎杆菌、脑膜炎球菌、伤寒杆菌等均有报道外，还有某些病毒、原虫引起本病的报道。

(二)临床表现

1.前驱感染

90%的病例有链球菌感染史，多在发病前 1~3 周，以皮肤感染及上呼吸道感染为主（呼吸道感染者 9~11 天，皮肤感染 14~28 天）。

2.典型表现

急性期多有全身不适，倦怠乏力，食欲不振，头热、头痛、呕吐、腰痛等。随后出现水肿，表现为下行性、非凹陷性，先见于颜面部，也可表现为全身水肿、肉眼血尿或镜下血尿，同时伴有高血压、少尿等症状。也有表现单纯镜下血尿，或者有水肿、高血压或急性循环充血或高血压脑病，但尿常规改变轻微或正常，或者以大量蛋白尿为突出表现的急性肾小球肾炎的非典型表现。

(三)诊断与检查

1.临床诊断

往往有前期链球菌感染史，急性起病，具备血尿、蛋白和管型尿、水肿及高血压等特点，急性期血清 ASO 滴度升高，补体浓度降低，均可临床诊断急性肾炎。做出 APSGN 等诊断多不困难，肾穿刺活检只在考虑有急进性肾炎或临床、化验不典型或病情迁延者进行，以确定诊断。

2.辅助检查

尿液检查，可呈肉眼血尿或镜下血尿，尿中红细胞形态检查呈肾小球性血尿改变（多型的、严重变形的红细胞）。尿沉渣可见红细胞管型，有时还见白细胞、肾小管上皮细胞、颗粒管型。尿蛋白检查一般为＋~＋＋。外周血检查，常见轻度贫血，白细胞计数视原发链球菌感染灶是否仍存在而异。血沉常增快。有关链球菌感染的细菌学和血清学检查，包括咽或皮肤病灶处细菌培养，抗链球菌溶血素 O 滴度（ASO）增高。血补体检查于急期起病 6~8 周内总补体及 C3 常明显下降。肾功能检查常示有程度不等的肾小球滤过率下降，一过性氮质血症，尿素氮及肌酐可轻度增加。

(四)治疗

急性肾小球肾炎尚缺乏特效的药物治疗，主要是对症治疗，纠正病理生理改变，防止并发症，保护肾功能，以利其恢复。

1.卧床休息

急性期应卧床休息 2~3 周，至肉眼血尿消失、水肿减退、血压恢复，方可逐渐起床活动，然后再观察 2 个月，直至病情稳定，尿常规检查和 12 小时尿细胞计数（艾迪计数）基本正常，可恢复上学或试行复工。但仍应密切随访，每 1~2 周复查尿常规 1 次，若半年复查均正常时，即可认为痊愈。

2.饮食

有水肿、血压高者应限盐（每日＜3g），有氮质血症者限制蛋白质（＜0.5g/kg），有少尿、循环充血者则应限水，每日不超过 1500mL，小儿酌减。到水肿消退，血压正常时，可逐渐恢复正常饮食。处于生长发育期的儿童，可适当增加优质蛋白质的摄入量。

3.清除感染灶

常用青霉素,每次 400 万 U,每 12 小时 1 次,静脉注射,疗程 7～10 天。对青霉素过敏者,可改用红霉素(每次 0.5g,每日 1 次,静脉注射)、克林霉素(每日 0.6～1.2g,分 2～4 次,静脉滴注)或头孢类抗菌药(如头孢唑啉,每次 3.0g,每 8～12 小时 1 次,静脉滴注)。抗生素的应用是为了彻底清除原发病灶内残存的溶血性链球菌,而对急性肾小球肾炎本身作用不大。

4.利尿

经控制水盐入量仍有水肿、血压高、尿少者应给予利尿剂。可选用:①氢氯噻嗪 2～4mg/(kg·d),分 2～3 次,口服;②袢利尿剂:如呋塞米每次 1～2mg/kg,每日 1～2 次,口服、肌内注射或缓慢静脉注射。禁用保钾利尿剂。

5.降压

经休息、限盐、利尿治疗,血压仍高者应予降压治疗。可选用:①血管扩张剂,如肼屈嗪 10～20mg,每日 3 次,口服。②α1 受体阻滞剂,如哌唑嗪 0.5～2.0mg,每日 3 次,口服。③钙通道阻滞剂,如氨氯地平 5～10mg,每日 1 次,口服;或硝苯地平缓释片 20～40mg,每日 2 次,口服。

6.特殊治疗

(1)充血性心力衰竭的治疗:除限制水、钠的摄入外,重点是给予利尿、降压及减轻心脏前后负荷。临床上常用袢利尿剂,再配合硝普钠:静脉滴注,开始按 0.5μg/(kg·min),根据治疗反应以 0.5μg/(kg·min)递增,根据血压逐渐调整剂量(通常血压控制在 110/70mmHg 左右,不宜太低),常用剂量为 3μg/(kg·min),极量为 8μg/(kg·min),总量为 3.5mg/kg(配制方法:50mg 溶解于 5mL5％葡萄糖溶液中,再稀释于 250mL、500mL 或 1000mL5％葡萄糖溶液中,在避光输液瓶中静脉滴注)。因急性肾炎主要不是心肌收缩力下降所致,故一般不用洋地黄类强心剂。如药物治疗无效,可应用血液透析或血液滤过治疗。

(2)高血压脑病的治疗:关键在于迅速降压止惊。①硝普钠,用法:50mg 溶于 5％葡萄糖注射液 500mL 中,以 1～2μg/(kg·min)速度静脉滴注,滴注过程中需每 5 分钟测血压 1 次,并依降压效果调整滴数,但最高不得超过 8g/(kg·min)。一旦血压降至正常,即可逐渐减直至停药。②乌拉地尔,重症先静脉注射,12.5mg 用生理盐水稀释后缓注,其后可静脉滴注维持。③止惊治疗:轻者可予地西泮 10mg,静脉注射,重症可予生理盐水 100～200mL 加地西泮 40mg 维持静脉滴注。

(3)急性肾功能不全:一般治疗同急性肾衰竭。出现下列情况之一应给予透析治疗:①少尿或无尿 2 天。②血肌酐＞442μmol/L,BUN＞21mmol/L。③血钾高于 6.5mmol/L。④高血容量、左心衰竭、肺水肿。⑤严重的代谢性酸中毒,难以纠正。⑥尿毒症严重。可选用腹膜透析或血液透析。

二、护理

(一)休息与饮食护理

急性期绝对卧床休息 2 周。水肿消退、肉眼血尿消失、血压正常,可下床活动;血沉正常、尿红细胞＜10 个/HP,可上学,但要避免体育活动。阿迪计数(12h 尿沉渣计数)多次正常后,可恢复正常生活。急性期对蛋白和水应予一定限制。对有水肿高血压者应限钠盐及水,钠盐以 60～120mg/(kg·d)为宜,水分一般以不显性失水加尿量计算;有氮质血症时应限蛋白,可给优质动物蛋白 0.5g/(kg·d);供给高糖饮食以满足小儿热量的需要;尿量增加、水肿消退、血压正常后,可恢复正常饮食,以保证儿童生长发育的需要。

(二)体液过多的护理

限制钠、水摄入:有助于减轻水肿及循环充血,减轻肾脏负荷。尿少时限制水的摄入,一般为前 1d 液体排出量加 500mL。

遵医嘱用利尿剂:为减轻水、钠潴留和循环充血,早期凡具有明显浮肿、少尿、高血压及全身循环充血者,均应按医嘱给予利尿剂,应用利尿剂前后注意观察体重、尿量、水肿变化并做好记录。

肾区(腰部)保暖(热敷)可促进血液循环,解除肾血管痉挛,增加肾血流量,以增加尿量,减轻水肿。了解水肿增减情况和治疗效果。按医嘱取晨尿送检,每周 2 次,了解病情变化。

(三)观察病情变化

观察尿量、尿色,准确记录 24h 出入水量,应用利尿剂时每日测体重,每周留尿标本送尿常规检查 2 次。患儿尿量增加,肉眼血尿消失,提示病情好转。如尿量持续减少,出现头痛、恶心、呕吐等,要警惕急性肾功能衰竭的发生。观察血压变化,若突然血压升高、剧烈头痛、一过性失明、惊厥等,提示高血压脑病,应立即配合医生救治。给予降压、镇静、脱水治疗,并监测血压。观察有无呼吸困难、青紫、颈静脉怒张、心率增加表现,警惕严重循环充血发生。

(四)应急护理措施

患儿出现头痛、恶心、呕吐、尿量持续减少等急性肾衰竭的症状时立即报告医生,做好透析准备工作。出现血压突然升高、剧烈头痛、呕吐、眼花等高血压脑病征象时,迅速建立两条静脉通道,分别给予降压、镇静药物及脱水剂,监测血压。如发生循环充血,将患儿置于半卧位,按医嘱准确给予强心药,给予氧气吸入。氧浓度不超过 40%。

(五)用药护理

(1)抗生素:遵医嘱早期使用对链球菌敏感的抗生素,以清除病灶内残存的细菌,常用青霉素肌内注射,或根据培养结果换用其他敏感抗生素。

(2)利尿剂:本病多数于起病后 1～2 周内自发利尿消肿,一般水肿不必用利尿剂。尿少、水肿显著者,可给氢氯噻嗪、呋塞米、依他尼酸,禁用保钾性利尿剂和渗透性利尿剂。氢氯噻嗪应餐后服药,以减轻胃肠道刺激;依他尼酸宜深部肌内注射,减轻局部疼痛。利尿剂应于清晨或上午给药,以免夜尿过多影响休息。应用利尿剂前后注意观察体重、尿量、水肿变化,有无脱水、低血容量、电解质紊乱的症状,并做好记录。

(3)降压药:如利舍平,主要为外周阻力下降,伴有心率减慢,但不影响心排血量。其降压作用主要是由于交感神经节后纤维递质耗竭所致。可引起中枢抑制,如嗜睡、抑郁、帕金森病等。副交感占优势现象,如鼻塞、腹泻、心跳减慢、胃液分泌增加而加重溃疡等。加强基础护理:指趾甲要短,皮肤、会阴清洁,预防再感染。

(六)心理护理

为使患儿很好休养,心情愉快地接受治疗,要创造一个良好的休养环境。病室布置适合儿童心理特点,阳光充足,空气新鲜,室温维持在 20～22℃,不宜过凉,因为过凉可致肾小动脉发生反射性痉挛而影响肾功能。护理人员态度要和蔼,多与患儿交谈及游戏,与其交朋友,以减轻陌生环境造成的心理压力。护理人员要经常巡视病房,发现患儿存在的问题,及时给予解决,如帮助卧床时间较长的患儿进食、大小便,解除由活动受限带来的紧张情绪。合理安排陪护时间和家人的探望,酌情延长家长陪护时间,对年幼患儿可允许其家长 24h 陪护,以增加患儿的安全感,减轻其焦虑;对年长儿可帮助联系其同学及老师前来探望,给予心理支持。

第三节　肾病综合征

肾病综合征(NS)是由于肾小球滤过膜对血浆蛋白的通透性增高、大量血浆蛋白自尿中丢失而导致一系列病理生理改变的一种临床综合征,以大量蛋白尿、低白蛋白血症、高脂血症和水肿为其主要临床特点,可分为原发性、继发性和先天性 NS3 种类型,而原发性肾病综合征(PNS)约占小儿时期 NS 总数的 90%,是儿童常见的肾小球疾病。国外报道儿童 NS 年发病率约 2~4/10 万,患病率为 16/10 万,我国部分省、市医院住院患儿统计资料显示,PNS 约占儿科住院泌尿系疾病患儿的 21%~31%。

一、疾病知识

(一)病因及发病机制

原发性肾病综合征的发病机制尚不能确定,有下列研究表明。

(1)肾小球毛细血管壁结构或电化学的改变导致蛋白尿。

(2)非微小病变型肾内常见免疫球蛋白或补体成分沉积,局部免疫病理过程可损伤滤过膜的通透性而发生蛋白尿。

(3)肾小球滤过膜静电屏障损伤可能与细胞免疫损伤有关。

大量蛋白尿是肾病综合征最基本的病理生理改变,也是诊断的必需条件。大量蛋白丢失的直接后果就是低蛋白血症,它是本病的病理生理的中心环节,对机体内环境的稳定,尤其是渗透压和血容量以及多种物质代谢有多方面影响,当血白蛋白低于 25g/L 时,血浆胶体渗透压下降,体液发生异常分布,除间质区液体增加致水肿外,而且还可导致血容量缩小。此外低蛋白血症还可导致脂代谢发生异常发生高脂血症。

(二)诊断与检查

1.诊断标准

(1)大量蛋白尿:l 周内 3 次尿蛋白定性(+++)~(+++),或随机或晨尿尿蛋白/肌酐(mg/mg)≥2.0;24h 尿蛋白定量≥50mg/kg。

(2)低蛋白血症:血浆白蛋白低于 25g/L。

(3)高脂血症:血浆胆固醇高于 5.7mmol/L。

(4)不同程度的水肿。

以上 4 项中以 1 和 2 为诊断的必要条件。

2.临床分型

(1)依据临床表现可分为单纯型 NS 和肾炎型 NS。

尚具有以下 4 项之 1 或多项者:①2 周内分别 3 次以上离心尿检查 RBC≥10 个/高倍镜视野(HPF),并证实为肾小球源性血尿者;②反复或持续高血压(学龄儿童≥130/90mmHg,学龄前儿童≥120/80mmHg;1mmHg=0.133kPa),并除外使用糖皮质激素(GC)等原因所致;③肾功能不全。并排除由于血容量不足等所致;④持续低补体血症。

(2)按糖皮质激素(简称激素)反应,可分以下 3 型:①激素敏感型 NS(SSNS):以泼尼松足量[2mg/(kg·d)或 60mg/(m²·d)]治疗≤4 周尿蛋白转阴者。②激素耐药型 NS(SRNS):以泼尼松足量治疗＞4 周尿蛋白仍阳性者。③激素依赖型 NS(SDNS):指对激素敏感,但连续两次减量或停药 2 周内复发者。

3.NS 复发与频复发

(1)复发:连续 3d,晨尿蛋白由阴性转为(＋＋＋)或(＋＋＋)。或 24h 尿蛋白定量≥50mg/kg 或尿蛋白/肌酐(mg/mg)≥2.0。

(2)频复发(FR):指肾病病程中半年内复发≥2 次,或 1 年内复发≥3 次。

4.NS 的转归判定

(1)临床治愈:完全缓解,停止治疗＞3 年无复发。

(2)完全缓解(CR):血生化及尿检查完全正常。

(3)部分缓解(PR):尿蛋白阳性<(＋＋＋)。

(4)未缓解:尿蛋白≥(＋＋＋)。

(三)治疗

1.初发 NS 的治疗

(1)激素治疗:可分以下两个阶段。①诱导缓解阶段:足量泼尼松(泼尼松龙)60mg/(m²·d)或 2mg/(kg·d)(按身高的标准体重计算),最大剂量 80mg/d,先分次口服,尿蛋白转阴后改为每晨顿服,疗程 6 周。②巩固维持阶段:隔日晨顿服 1.5mg/d 或 40mg/m²(最大剂量 60mg/d),共 6 周,然后逐渐减量。

应用激素时注意以下几方面:①初发 NS 的激素治疗:须足量和足够疗程,足量和足够的疗程是初治的关键,可降低发病后 1~2 年复发率。不建议激素的疗程过长,国外研究建议不超过 7 个月,我国主张 9~12 个月。②激素用量:有性别和年龄的差异。初始的大剂量泼尼松对＞4 岁的男孩更有效,男孩最大剂量可用至 80mg/d。③对＜4 岁的初发患儿,每日泼尼松 60mg/m²·4 周,然后改为隔日 60mg/m²·4 周,以后每 4 周减 10mg/m² 至停药,此种长隔日疗法比每日 60mg/m²·6 周,然后改为隔日 40mg/m²·6 周的方法能减少患儿的复发率。④诱导缓解时:采用甲泼尼龙冲击治疗 3 次后口服泼尼松治疗与口服泼尼松治疗相比,经 1 年随访观察,缓解率并无区别,因此不建议初治时采用甲泼尼龙冲击治疗。

(2)激素加环孢素治疗:不推荐所有初发患儿采用激素加环孢素(CsA)的治疗方案[泼尼松治疗 12 周(每日 60mg/m²·6 周,隔日 40mg/m²·6 周),在尿蛋白转阴后 3d 加 CsA150mg/(m²·d)治疗 8 周],仅对部分年龄＜7 岁、发病时血清总蛋白＜44g/L 的患儿可考虑采用 3 个月泼尼松加 2 个月 CsA 的疗法。

2.非频复发 NS 的治疗

(1)积极寻找复发诱因,积极控制感染,少数患儿控制感染后可自发缓解。

(2)激素治疗:①重新诱导缓解:泼尼松(泼尼松龙)每日 60mg/m² 或 2mg/(kg·d)(按身高的标准体系计算),最大剂量 80mg/d,分次或晨顿服,直至尿蛋白连续转阴 3d 后改 40mg/m² 或 1.5mg/(kg·d)隔日晨顿服 4 周,然后用 4 周以上的时间逐渐减量。②在感染时增加激素维持量:患儿在巩固维持阶段患上呼吸道感染时改隔日口服激素治疗为同剂量每日口服,可降低复发率。

3.FRNS/SDNS 的治疗

(1)激素的使用:①拖尾疗法:同上诱导缓解后泼尼松每 4 周减量 0.25mg/kg,给予能维持缓解的最小有效激素量(0.5～0.25mg/kg),隔日口服,连用 9～18 个月。②在感染时增加激素维持量:患儿在隔日口服泼尼松 0.5mg/kg 时出现上呼吸道感染时改隔日口服激素治疗为同剂量每日口服,连用 7d,可降低 2 年后的复发率。③改善肾上腺皮质功能:因肾上腺皮质功能减退患儿复发率显著增高,对这部分患儿可用氢化可的松 7.5～15mg/d 口服或促肾上腺皮质激素(ACTH)静脉滴注以预防复发。对 SDNS 患儿可予 ACTH0.4U/(kg·d)(总量不超过25U)静脉滴注 3～5d,然后激素减量,再用 1 次 ACTH 以防复发。每次激素减量均按上述处理,直至停激素。④更换激素种类:地氟可特与相等剂量的泼尼松比较,能维持约 66% 的SDNS 患儿缓解,而副作用无明显增加。

(2)免疫抑制剂治疗。

环磷酰胺(CTX):剂量:2～3mg/(kg·d)分次口服 8 周,或 8～12mg/(kg·d)静脉冲击疗法,每 2 周连用 2d,总剂量≤200mg/kg,或每月 1 次静脉注射,500mg/(m²·次),共 6 次。①口服治疗 8 周,与单独应用激素治疗比较,可明显减少 6～12 个月时的复发率,但无证据表明进一步延长疗程至 12 周能再减少 12～24 个月时的肾病复发。②口服大剂量 CTX3mg/(kg·d)联合泼尼松治疗的效果较小剂量 2mg/(kg·d)联合泼尼松的效果好。③静脉每月 1次冲击治疗,与口服治疗相比,两者有效率无差异,而 WBC 减少、脱发、感染等不良反应较口服法轻。④治疗时患儿的年龄大于 5.5 岁效果较好,缓解率为 34%,而＜5.5 岁患儿的缓解率为 9%。⑤FRNS 治疗效果好于 SDNS,FRNS2 年和 5 年的缓解率分别为 72% 和 36%,SDNS2 年和 5 年的缓解率分别为 40% 和 24%。

环孢素 A(CsA):剂量:3～7mg/(kg·d)或 100～150mg/(m²·d),调整剂量使血药谷浓度维持在 80～120mg/mL,疗程 1～2 年。①CsA 治疗 6 个月时的疗效和 CTX 或苯丁酸氮芥(CHL)无差异,但后二者在 2 年时维持的缓解率明显高于 CsA。②CsA 用药时能维持持续缓解,停药后即刻或 90d 内 90% 患儿复发,30% 的患儿重复使用时无效。③每日较小剂量单次服用 CsA 治疗,可增加药物的峰浓度,对谷浓度无影响,能达到同样的治疗效果,同时可减少不良反应,并能增加患儿的依从性。④联合应用 CsA 和小剂量酮康唑(50mg/d),可提高 CsA的血药浓度,减少 CsA 用量,不仅能达到同样的疗效,还可减轻肾损害的发生率,降低治疗费用。⑤CsA 治疗时间＞36 个月、CsA 治疗时患儿年龄＜5 岁及大量蛋白尿的持续时间(＞30d)是 CsA 肾毒性(CsAN)发生的独立危险因素,发生 CsAN 的患儿复发率明显高于无CsAN 的患儿。应对连续长时间使用 CsA 的患儿进行有规律监测,包括对使用 2 年以上的患儿进行肾活检明确有无肾毒性的组织学证据,如果患儿血肌酐水平较基础值增高 30%,即应减少 CsA 的用量。

霉酚酸酯(MMF):剂量:20~30mg/(kg·d)或 800~1200mg/m²,分两次口服(最大剂量 1g,每天 2 次),疗程 12~24 个月。①长疗程 MMF 治疗可减少激素用量、降低复发率,未见有明显的胃肠道反应和血液系统副作用。②对 CsA 抵抗、依赖或 CsA 治疗后频复发患儿,MMF 能有效减少泼尼松的用量和 CsA 的用量,可替代 CsA 作为激素的替代剂。③MMF 停药后,68.4%患儿出现频复发或重新激素依赖,需其他药物治疗。

他克莫司(FK506):剂量,0.10~0.15mg/(kg·d),维持血药浓度 5~10μg/L,疗程 12~24 个月。①FK506 的生物学效应是 CsA 的 10~100 倍,不良反应较 CsA 小。②对严重 SDNS 治疗的效果与 CsA 效果相似。

利妥昔单抗(RTX):剂量:375mg/(m²·次),每周 1 次,用 1~4 次。

对上述治疗无反应、副作用严重的 SDNS 患儿,RTX 能有效地诱导完全缓解,减少复发次数,能完全清除 CD19 细胞 6 个月或更长,与其他免疫抑制剂合用有更好的疗效。

长春新碱(VCR):剂量:1mg/m²,每周 1 次,连用 4 周,然后 1.5mg/m²,每月 1 次,连用 4 个月。能诱导 80%SDNS 缓解,对部分使用 CTX 后仍 FR 的患儿可减少复发次数。

其他免疫抑制剂:①苯丁酸氮芥(CHL):CHL 可明显减少 6 个月、12 个月时的复发,且与 CTX 的疗效相似,但其致死率、感染率、诱发肿瘤、惊厥发生率均高于 CTX。其性腺抑制剂量与治疗有效剂量十分相近,故目前已很少推荐用于临床。②硫唑嘌呤:与单纯激素治疗和安慰剂治疗相比,硫唑嘌呤治疗在 6 个月时的复发率无差别,现已不建议临床应用。③咪唑立宾:与安慰剂相比,咪唑立宾治疗的复发率无差别。现已不建议临床应用。

(3)免疫调节剂左旋咪唑:一般作为激素辅助治疗,适用于常伴感染的 FRNS 和 SDNS。剂量:2.5mg/kg,隔日服用 12~24 个月。①与单纯激素治疗相比,加用左旋咪唑可降低 SDNS 和 FRNS 复发风险。②左旋咪唑治疗 6 个月以上,其降低复发效果相当于 CTX8~12 周的效果,可降低 6 个月、12 个月、24 个月复发风险。③左旋咪唑在治疗期间和治疗后均可降低复发率,减少激素的用量,在某些患儿可诱导长期的缓解。

经过近半个世纪的探索,FRNS 和 SDNS 的治疗已取得长足进步。经循证医学分析,CTX、CsA 和左旋咪唑等有比较充分的证据能延长缓解期和减少复发,可作为首选的非激素治疗药。长达 5 年的随访显示,CTX 治疗的患儿复发率较 CsA 更低,无复发时间更长,但使用时需注意患儿的年龄,尤其对青春期应予高度的重视。从循证医学的证据看 MMF、FK506、RTX 等在治疗方面也显示出明显的效果,但国内尚缺乏相关研究证据。因此,对 SDNS 和 FRDS 患儿用药时,应考虑免疫抑制剂的不良反应、治疗的时间和费用,结合患儿的个体差异和对药物的耐受情况,由医生和患儿(或家属)共同选择,同时要避免过度和不恰当的使用,以避免药物的滥用和不良反应。

二、护理

(一)心理护理

小儿肾病综合征患者的年龄为 3~12 岁,心理承受能力较弱,且不易被接触、沟通交流,所以对于小儿肾病综合征患儿,不仅需要做好其心理护理,还需要对其家属采取一定的心理护理措施。护理人员应尽可能选择年龄较小的,容易与患儿沟通交流,语气应尽可能温和幽默,使得患儿全身心放松,将患儿的病情往好的方面引导,以消除其恐惧情绪。此外,对患儿家属应如实告知病情,并详细介绍与疾病相关的常识与医院的设备资源、人才资源,以消除其顾虑,使得家属与患儿均能够积极地配合治疗。

(二)用药护理

患儿的年龄偏小,自身的免疫力较弱,但其治疗过程中往往需要长期大量的使用糖皮质激素,极容易出现消化道溃疡、精神异常、血栓等不良反应。对此,在护理时,必须时刻关注患儿的反应,主要对其并发症与异常反应现象进行观察,一旦出现,必须立即通知主治医师。

(三)饮食护理

对肾病综合征患者而言合理的饮食非常重要,患儿需要摄入一定的优质蛋白,确保体内的热量,$\geqslant 30 \sim 35 kcal/(kg \cdot d)$。患儿若全身都出现水肿、尿少或者高血压等症状时,需要摄入低盐甚至是无盐的食物。为了降低患儿的高脂血症,需要减少饱和脂肪酸食物的摄入量,尽可能多摄入多聚不饱和脂肪酸的食物和可溶性纤维素食物。患儿出现肾病综合征时,体内的肾小球基底膜通透性会逐渐增加,大量蛋白质丢失,同时还会丢失部分微量元素。低钾患儿需要多摄入钾含量较高的食物,同时还需要摄入钙元素含量较高的食物,不但能够促进小儿发育,还能够预防骨质疏松。

(四)出院指导

(1)定时服药:严格按照医嘱进行服药,坚决避免擅自更改药量或者停药现象的发生,避免复发现象的出现,复发后的药物治疗效果一般较差。

(2)尽量不要打闹、奔跑,防止骨折、摔伤等导致的复发现象。

(3)尽量少去公共场所,避免患儿感冒或者感染其他病症,避免劳累,暂时不要接种任何育苗。

(4)多摄入含维生素、纤维量较高的物质,禁止摄入高蛋白、脂肪的物质,适当控制患儿的饭量。

(5)观察患儿的尿色、量和蛋白含量的变化,若尿泡沫变多,需要及时复诊。

第六章　血液系统疾病的护理

第一节　儿童再生障碍性贫血

再生障碍性贫血(AA)是一组以骨髓有核细胞增生减低和外周全血细胞减少为特征的骨髓衰竭性疾病。AA是儿童期较为常见且严重的血液病之一。我国属于再障高发地区,儿童处于高发年龄段。由于儿童处于生长发育阶段,骨髓抗病与代偿能力均不及成人,故重型再障(SAA)比例较高。近期国外文献资料显示,儿童再障中SAA、中型再障(MAA)和轻型再障(非重型再障,NSAA)的分布分别为74.07%、22.22%和3.71%。虽然再障年发病率(2/10万)低于急性白血病(3.5/10万),但由于相当部分慢性再障(CAA)患儿自然病程较长,绝对患者数可能并不低于白血病。此外,由于SAA的外周血常规已经下降到非常严重的程度,任何有效治疗的起效时间均比较滞后,不似急性白血病在短时间能获得缓解,故SAA的严重程度和临床处置难度可能并不亚于白血病。

AA分为先天性和获得性两大类。先天性AA主要包括Fanconi贫血、先天性角化不良、Shwachman-Diamond综合征、DiamondBlackfan贫血和先天性无巨核细胞性血小板减少症等。如因明确病因(如药物、放射损伤、病毒感染等)所致获得性AA称为继发性获得性AA;无明确致病因素的获得性AA称为特发性获得性AA。

一、疾病知识

(一)发病机制

1.免疫功能异常

(1)细胞免疫:①T淋巴细胞亚群分布及转录因子表达异常:T淋巴细胞具有高度异质性,根据其表面标志和功能特征,可分为不同亚群,各亚群之间相互调节,共同发挥其免疫功能。健康儿童辅助型T淋巴细胞1/辅助型T淋巴细胞2(Th1/Th2)类细胞因子处于动态平衡状态。②T-bet:属于T-box家族的转录因子,选择性地表达于Th1细胞,而GATA3是GATA家族中的一员,对于Th2细胞的分化不可缺少。再障患者体内,T-bet呈高表达,而GATA3呈低表达,可能也是Th1细胞优势分化的重要原因。③调节性T淋巴细胞(Tregs)数目改变与T淋巴细胞异常活化:Tregs在再障发病机制中的作用也是近年研究热点之一。Tregs是一组具有免疫抑制特性的T淋巴细胞亚群,免疫表型为CD4$^+$、CD25$^+$、FOXP3$^+$。Tregs经T淋巴细胞受体介导的信号激活后,可抑制Th细胞和细胞毒性T淋巴细胞(TC)的活化与增殖,并抑制自身反应性T淋巴细胞应答,使机体免遭损伤。近期研究发现,再障患者外周血及骨髓Tregs数量较健康人群均减少,免疫抑制治疗(IST)有效者的Tregs数量可明显增高,无效者Tregs则无变化,表明Tregs数目减少,无法充分发挥其免疫抑制特性,从而使骨髓造血功能受损,导致再障发病。既往普遍认为,再障患者Tregs减少,导致其分泌的负调控因子[IL-10、IL-35、转化生长因子-β(TGF-β)]减少,维持免疫耐受的能力降低,从而体内自身反应性 T 淋巴细胞大量增殖,细胞免疫亢进,从而导致再障的发生。但近期研究证实,Tregs 主要通过降低趋化因子受体 4(CXCR4)的表达来破坏 T 淋巴细胞的迁移能力,而不是通过抑制自身反应性 T 淋巴细胞大量增殖来发挥免疫抑制作用。此发现为 Tregs 在再障发病机制中的作用提供了新的概念。④T 淋巴细胞克隆性增殖:近期,利用 T 淋巴细胞受体(TCR)Vp24 个亚家族基因谱互补决定区 3(CDR3)长度的高度多样性特点,采用反转录聚合酶链反应(RT-PCR)和基因扫描分析 CDR3 长度检测 T 淋巴细胞克隆性增殖已广泛应用于再障的研究。如 JereZ 等利用大颗粒淋巴细胞(包括 CD3NK 细胞和 CD3$^+$ T 淋巴细胞群)STAT3 突变作为克隆标志发现,7%的再障患者存在大颗粒淋巴细胞克隆性增殖,且存在这种异常增殖的患者组 IST 有效率较高,因此 T 淋巴细胞克隆的检测对预测 IST 效果和指导治疗可能具有一定的参考价值。

(2)非特异性免疫:①树突状细胞(DC):DC 作为专职抗原提呈细胞,其主要功能是摄取、加工处理和提呈抗原,从而启动免疫应答。Shao 等通过再障患者的外周血与健康对照组比较,发现再障患者 mDC、mDC/pDC 显著增加,且高表达 CD80/CD86 等共刺激分子,导致提呈抗原激发免疫应答能力增强,可能是 T 淋巴细胞异常活化的重要因素,从而引起细胞免疫亢进,导致骨髓造血组织损伤。②NK 细胞:NK 细胞不表达特异性抗原识别受体,是不同于 T、B 淋巴细胞的第三类淋巴细胞。重型再障患者外周血中 NK 细胞及其亚群均低于健康人群,重型再障患者 NK 细胞上表达的穿孔蛋白、CD158a、NK 细胞活化受体(NKG2D 和 NKp46)均显著高于健康人群,经有效 IST 后,NK 细胞及其亚群均可显著升高。提示 NK 细胞总数目减少,穿孔蛋白、CD158a、NKG2D 和 NKp46 高表达,可能导致 T 淋巴细胞功能异常,致使骨髓造血干细胞免疫损伤而诱发再障。

(3)自身抗体与再障:自身抗体与再障发病关系的研究近年来也在深入展开中。Goto 等通过对 28 例再障患者的研究发现,再障患者血清 IgG 型自身抗体[抗胞内氯离子通道蛋白 1(抗 CLIC1)、抗人热休克蛋白 11(HSPB11)、抗核糖体蛋白 27(RPS27)等]阳性率高于健康人群,上述抗体阳性患者的 IST 有效率明显高于阴性患者。

细胞免疫异常为主的"免疫介导机制"仍是再障的主要发病机制,再障患者机体内 DC、NK 细胞的异常及自身抗体的发现,均为再障发病机制的研究提供了新的思路。但目前有关非特异性免疫与儿童获得性再障发病关系的报道仍较少,尚需进一步深入研究予以阐明。

2.造血微环境异常

(1)骨髓间充质干细胞(MSCs)异常:MSCs 是构成骨髓微环境的重要组成,具有多向分化潜能。近期研究显示,再障患者骨髓 MSCs 形态学、表型、成骨细胞分化潜能与对照组无明显差异,但其脂肪化能力明显增强,且脂联素、FABP 基因及蛋白显著高表达。动物实验通过病毒载体发卡样核糖核酸(RNA)质粒构建方法发现,除 MSCs 中趋化因子(CXCL12)、肝细胞生长因子(HGF)、白细胞介素 18-1 型受体(IL-18R1)、纤维母细胞生长因子 18(FGF18)或核苷酸还原酶 M2(RRM2)基因,可使骨髓发生类似儿童再障患者骨髓样变化,其中 MSCs 中 CXCL12 基因低表达的骨髓,再引入 CXCL12 基因,可较大程度恢复骨髓功能。上述研究表明 MSCs 基因型及脂肪化能力的异常,所导致的造血微环境异常,也可能是导致再障骨髓功能衰竭的原因之一。但近期 Bueno 等通过对再障患者骨髓 MSCs 体外培养,其免疫表型与分化潜能与健康人对比无明显差异;且无论体内外试验,其均能支持 CD34$^+$ 细胞的造血功能,并维持免疫抑制及抗炎能力,认为 MSCs 在再障的发病过程中并无直接或间接影响。因此,有关 MSCs 与再障发病间的关系尚存争议。

(2)细胞外基质改变。

造血负调控因子堆积:再障患者 T 淋巴细胞亚群分布失衡及 T 细胞异常活化,可导致肿瘤坏死因子-α(TNF-α)和 IFN-γ 等造血负调控因子水平增高,抑制骨髓造血功能。在研究口服去铁螯合剂改善骨髓造血机制的体外实验中发现,去铁螯合剂通过抑制核转录因子-kB(NF-kB)依赖的转录过程,减少 TNF-α 的产生,能明显改善骨髓造血。诸多体外实验表明,IFN-γ 可抑制髓系祖细胞增殖与分化,且对爆式红系集落形成单位(BFU-E)和粒细胞及巨噬细胞集落形成单位(CFU-GM)的生长起明显抑制作用。此外,再障患者血清 IL-27 水平升高,且与 Th1 呈正相关,体外细胞培养显示,IL-27 能显著上调 Th1、T-bet 和 IFN-γmRNA 水平,加重对骨髓的免疫损伤。

微血管系统受损:微血管系统是造血微环境的重要组成部分,而血管内皮生长因子(VEGF)是骨髓微血管生成的关键调节因子。Wu 等发现再障患者骨髓内微血管密度(MVD)和 VEGF 表达水平显著低于健康人群。进一步实验证实,在疾病早期提高再障患者体内 VEGF 水平,可能有助于防止再障病情恶化,提示骨髓微血管生成和 VEGF 表达水平下降,也是导致或加重再障患者的骨髓功能衰竭的因素之一。因此,深入研究及阐明造血微环境与再障的关系,对于探索有效治疗可能具有重要临床意义。

造血干细胞(HSC)异常:HSC 又称多能干细胞,CD34 是其特异性标志。近期报道,患儿骨髓 CD34$^+$ 细胞较健康对照减少,而 CD34$^+$ 细胞表面的相关凋亡诱导配体(TRAIL)表达增加。但再障患儿经 IST 治疗有效后,TRAIL 表达可显著增加。如能明确 TRAIL 表达增加先于再障发生,则相关检测或将为预测 IST 疗效提供新的线索。

3.基因水平异常

(1)人类白细胞抗原(HLA)表型多样性:HLA 在体内与调节免疫应答有关。近期国内外报道显示 HLA 表型与再障发病存在明显相关性。例如,Taj 等发现再障患者的 HLAB5 频率(26.0%)明显高于健康人群(5.9%)。而一项对 96 例重型再障患者研究发现,HLA-A02:01,A02:06,B13:01,DRB107:01,DRB1 09:01,DRB1 15:01 和 DQB1 06:02 呈高表达;极重型再障中,HLA-DRB1 15:01 和 DQB1 06:02 呈高表达。然而上述报道数据仅限于流行病学范畴,HLA 特殊表型与再障相关性的机制,有待于进一步研究。

(2)端粒缩短与端粒酶基因突变:端粒是存在于真核细胞线状染色体末端的一小段 DNA 蛋白质复合体,与端粒结合蛋白组成特殊结构,具有保持染色体完整性的功能,而端粒长度的维持需要端粒酶的存在。有关端粒缩短及端粒酶基因突变与再障发病之间的关系,也是近年再障研究热点之一。Winkler 等研究表明,约 10% 再障患者中检测出端粒酶基因突变,其中 TERC、TERT 基因突变各占约 4%。而最新研究通过对再障患者的线粒体 DNA 和端粒长度序列分析,发现线粒体基因突变和端粒长度改变存在一定相关性,且上述二者与再障患者骨髓无效造血密切相关。故认为线粒体 DNA 受损,影响线粒体功能,导致端粒缩短,从而影响细胞的分裂复制,最终导致骨髓造血功能衰竭。可见端粒和端粒酶异常与再障发生发展具有一定相关性,但端粒和端粒酶异常与再障发病间是否存在因果关系,端粒及端粒酶系统的改变是再障发病的始发因素还是中间环节,仍需深入研究。

获得性再障的发病机制极为复杂,可能是在相关基因表达异常的基础上,以细胞免疫异常为主的免疫介导机制为主要环节,同时伴有造血微环境和 HSC 异常等因素综合作用所致。深入研究上述导致获得性再障发病的相关因素及其相互作用途径,将有助于阐明儿童获得性再障的确切发病机制,以指导疾病的早期诊断,探索更为有效的药物疗法,以及疗效预测和预后判断等提供新的思路与线索。

(二)诊断和分型标准

1.诊断标准

(1)临床表现:主要表现为贫血、出血、感染等血细胞减少的相应临床表现。一般无肝、脾、淋巴结肿大。

(2)实验室检查。

血常规检查:红细胞、粒细胞和血小板减少,校正后的网织红细胞$<1\%$。至少符合以下 3 项中的 2 项:①血红蛋白$<100g/L$;②血小板$<100\times10^9/L$;③中性粒细胞绝对值$<1.5\times10^9/L$(如为两系减少则必须包含血小板减少)。

骨髓穿刺检查:骨髓有核细胞增生程度活跃或减低,骨髓小粒造血细胞减少,非造血细胞(淋巴细胞、网状细胞、浆细胞、肥大细胞等)比例增高;巨核细胞明显减少或缺如,红系、粒系可明显减少。由于儿童不同部位造血程度存在较大差异,骨髓穿刺部位推荐首选髂骨或胫骨(年龄小于 1 岁者)。

骨髓活检:骨髓有核细胞增生减低,巨核细胞减少或缺如,造血组织减少,脂肪和(或)非造血细胞增多,无纤维组织增生,网状纤维染色阴性,无异常细胞浸润。如骨髓活检困难可行骨髓凝块病理检查。

(3)除外可致全血细胞减少的其他疾病。

2.分型诊断标准

符合上述 AA 诊断标准者,根据骨髓病理及外周血细胞计数分型。

(1)重型 AA(SAA)。

骨髓有核细胞增生:增生程度 $25\%\sim50\%$,残余造血细胞少于 30% 或有核细胞增生程度低于 25%。

外周血象:外周血象至少符合以下 3 项中的 2 项:①中性粒细胞绝对值$<0.5\times10^9/L$;②血小板计数$<20\times10^9/L$;③网织红细胞绝对值$<20\times10^9/L$,或校正后的网织红细胞$<1\%$。

(2)极重型 AA(vSAA):除满足 SAA 条件外,中性粒细胞绝对值$<0.2\times10^9/L$。

(3)非重型 AA(NSAA):未达到 SAA 和 vSAA 诊断标准。

(三)治疗

1.对症支持治疗

(1)一般措施:避免剧烈活动,防止外伤及出血,尽量避免接触对骨髓有损伤作用的药物;注意饮食和口腔卫生,定期应用消毒剂(如西吡氯漱口水、盐水等)清洁口腔。

（2）感染防治：出现发热时，应按"中性粒细胞减少伴发热"的治疗处理。

（3）成分血输注：预防性血小板输注指征为血小板$<10\times10^9$/L，存在血小板消耗危险因素者可放宽输注阈值。对严重出血者应积极给予成分血输注，使血红蛋白和血小板达到相对安全的水平。血小板输注无效者推荐 HLA 配型相合血小板输注。强调成分血输注，有条件时建议对血液制品进行过滤和（或）照射。

（4）造血生长因子的应用：对于粒细胞缺乏伴严重感染者可应用粒细胞集落刺激因子。

（5）铁过载的治疗：对于反复输血所致铁过载，当血清铁蛋白$>1000\mu$g/L 时可考虑祛铁治疗。

（6）疫苗接种：推荐免疫抑制治疗（IST）期间及停药半年内避免接种一切疫苗。停用 IST 半年后，如免疫功能大部分恢复或基本恢复可接种必要的灭活或减毒疫苗。

2.造血干细胞移植治疗

造血干细胞移植是治疗 AA 的有效方法，具有起效快、疗效彻底、远期复发和克隆性疾病转化风险小等特点。移植时机与疾病严重程度、供体来源、HLA 相合度密切相关，应严格掌握指征。

（1）适应证：SAA、vSAA 或 IST 治疗无效的输血依赖性 NSAA。

（2）移植时机及供者的选择：SAA、vSAA 患儿如有同胞相合供者，应尽快进行造血干细胞移植治疗；预计在短期（1～2 个月）内能找到 9～10/10 位点相合的非血缘相关供者并完成供者体检的 SAA、vSAA 患儿，可在接受不包括 ATG 的 IST 治疗后直接进行造血干细胞移植；其余患儿则在接受了包括 ATG 在内的 IST 治疗 3～6 个月无效后再接受造血干细胞移植治疗，应尽可能选择相合度高的非血缘或亲缘相关的供者进行移植。

（3）造血干细胞的来源：骨髓是最理想的造血干细胞来源，外周血干细胞次之，脐血移植治疗 AA 的失败率较高，应慎重选择。

（4）注意事项：①SAA 和 vSAA 患儿一经确诊应尽早进行 HLA 配型。②输血依赖性 NSAA 的移植策略同 SAA。③持续的粒细胞缺乏常使 SAA，尤其是 vSAA 患儿面临难以控制的感染，且活动性感染并非移植的绝对禁忌证。而移植后粒细胞重建较快，通过移植重建的中性粒细胞来控制感染，可能是这些患儿生存的唯一希望。然而，由于这类移植的风险性高，因此，建议在具有相当移植经验的医院对患儿的疾病状态进行严格的评估，并在取得家长积极配合的前提下进行。④移植前需避免输注亲缘血液，尽量输注去除白细胞的血液制品以减少移植失败的概率。

3.IST

IST 是无合适供者获得性 AA 的有效治疗方法。目前常用方案包括抗胸腺/淋巴细胞球蛋白（ATG/ALG）和环孢菌素 A（CsA）。

（1）ATG/ALG。

适应证：①无 HLA 相合同胞供者的 SAA 和 vSAA；②血象指标中有一项达 SAA 标准的 NSAA 和输血依赖的 NSAA，且无 HLA 相合同胞供者；③第一次 ATG/ALG 治疗后 3～6 个月无效，且无合适供者行造血干细胞移植的患儿。ATG/ALG 治疗应在无感染或感染控制后、血红蛋白 80g/L 以上和血小板 20×10^9/L 以上时进行。

药物剂型与剂量：临床上 ATG 的应用相对比 ALG 更多，但疗效因动物来源和品牌的不同而存在差异。药物剂量参照相应产品说明书。

不良反应和注意事项：①ATG/ALG 急性不良反应包括超敏反应、发热、僵直、皮疹、高血压或低血压及液体潴留等，应给予泼尼松 $1\sim2mg/(kg \cdot d)$ 或相应剂量其他糖皮质激素进行预防。②血清病：包括关节痛、肌痛、皮疹、轻度蛋白尿和血小板减少等，一般发生在 ATG/ALG 治疗后 1 周左右，糖皮质激素应足量应用至治疗后 15d，随后减量，一般 2 周减完（总疗程 4 周）。若血清病严重，糖皮质激素剂量根据患儿情况进行调整。

（2）CsA。

适应证：①ATG/ALG 治疗的 SAA/vSAA 患儿；②NSAA 患儿。

使用方法：一旦确诊，应尽早治疗。口服起始剂量为 $5mg/(kg \cdot d)$。服药 2 周后监测 CsA 血药浓度，建议全血谷浓度维持在 $100\sim200\mu g/L$，在保持谷浓度的前提下尽量将峰浓度维持在 $300\sim400\mu g/L$。疗效达平台期后 12 个月方可减量。应按原剂量的 $10\%\sim20\%$ 递减，每 3 个月减量 1 次。减量期间密切观察血象，如有波动需慎重减量。一般 CsA 总疗程应在 $2\sim3$ 年，减量过快可能增加复发风险。

不良反应与处理：主要不良反应为消化道症状、齿龈增生、色素沉着、肌肉震颤、肝肾功能损害，极少数患儿可发生头痛和血压增高，但大多症状轻微或对症处理后减轻，必要时可调换 CsA 剂型或选择其他免疫抑制剂。服药期间应定期监测血药浓度、肝肾功能和血压等。

（3）其他 IST：①大剂量环磷酰胺（HD-CTX）；②普乐可复（FK506）；③抗 CD52 单抗。对于难治、复发的 SAA 患儿可能有效，应用经验多来源于成人 SAA，且仍为探讨性治疗手段。

4.其他药物治疗

雄激素有促造血作用，主要副反应为男性化。如能被患儿和家长接受则推荐全程应用。用药期间应定期复查肝肾功能。

（四）疗效标准

1.完全缓解（CR）

中性粒细胞绝对值 $>1.5\times10^9/L$，血红蛋白 $>110g/L$，血小板 $>100\times10^9/L$，脱离红细胞及血小板输注，并维持 3 个月以上。

2.部分缓解（PR）

中性粒细胞绝对值 $>0.5\times10^9/L$，血红蛋白 $>80g/L$，血小板 $>20\times10^9/L$，脱离红细胞及血小板输注，并维持 3 个月以上。

3.未缓解（NR）

未达到 PR 或 CR 标准。

（五）随访

随访观察点为 IST 开始后 3、6、9 个月，1、1.5、2、3、4、5、10 年。治疗后 6 个月内血常规至少每 $1\sim2$ 周检查 1 次，治疗 6 个月后血常规至少每月检查 1 次，肝肾功能至少每月检查 1 次。血红蛋白 $>120g/L$ 后转入维持治疗。建议患儿每年进行 PNH 克隆筛查。

二、护理

(一)心理护理

慢性再生障碍性贫血直接影响患者的生活质量,长期的治疗很容易使患者产生疾病恐惧心理,患者担心自己成为完全依赖于他人的残疾者,甚至丧失生命,精神处于高度紧张状态之中。为克服患者这种恐惧心理,护理人员要给予针对性的心理护理,使患者正确认识疾病并树立治疗的信心;耐心听取患者倾诉,经常与患者沟通,可以谈论工作、家庭、生活等方面的事情,使患者不良情绪及时得以发泄和转移,向患者介绍成功范例,采用质优价廉药物以降低治疗费用,鼓励患者积极参加社会活动和户外运动,使之保持积极乐观的心态,帮助患者制定长期治疗计划,消除顾虑。

(二)症状的护理

(1)口鼻腔出血的护理:尽量保持患者口腔清洁卫生,使患者每日早晚刷牙,但不易用力过重,并且用漱口水清洁口腔。如牙龈出血时,可用肾上腺素棉球或吸收性吸收性明胶海绵片贴敷牙龈,用棉签蘸漱口液将牙具擦洗干净,嘱患者切勿使用牙签剔牙。如患者出血倾向较重,则不可用牙刷清洁口腔。平素用液状石蜡为患者滴鼻,以防止鼻腔黏膜干裂引发出血。若患者鼻腔少量出血时,应用消毒干棉球或1:1000肾上腺素棉球填塞鼻腔压迫止血,同时采取局部冷敷协助止血。患者鼻腔严重出血时,可用油纱条在鼻腔内进行填塞,填塞后定时将液状石蜡滴入其中。

(2)皮肤出血的护理:首先要保持患者皮肤、黏膜、毛发的清洁,除日常洗漱外,还应定时洗澡、理发、修剪指甲、更换衣物。如患者病情严重,不能自如活动,应在病床上擦浴,并及时更换衣服及床单,定时翻身及变换体位,并给予患者按摩以促进血液循环,防止褥疮及肌肉萎缩。帮助患者清洁皮肤时应选用刺激较小的肥皂,避免用热水和酒精擦洗,同时不应用力过重,避免患者皮肤受摩擦挤压及碰伤。剪短指甲,以免抓伤皮肤,导致出血。其次,要定时检查皮肤出血点、瘀斑及出血部位,肢体皮下或深层组织出血可将肢体抬高,深部组织血肿也可采用局部压迫方式积极止血。再者,对患者外阴及肛周的清洁亦十分重要,为预防感染,大便后坐浴,患者有痔疮者尤其需预防感染。

(3)颅内出血的护理:嘱患者尽量保持安静,充分休息,避免剧烈活动引起出血。若患者有恶心、呕吐、头晕、颈僵等症时,应警惕有无颅内出血倾向,应紧急处理。

(三)饮食护理

慢性再生障碍性贫血患者应以高蛋白、高维生素、高热量、易消化食物为主。为了保证营养供给,高蛋白类食物必不可少,食物包括豆制品、动物内脏、家禽、水产、蛋、奶等;多种维生素直接参与肝脏的代谢、促进造血功能,维生素B12在核酸的形成中起重要作用,它能促进肝脏能造血功能,食物包括奶制品、鱼、海藻、麦芽、酵母及其提取物、排骨等;维生素C可以改善铁质吸收与血液的再生,食物包括新鲜的绿色蔬菜和枸橼类水果;高热量食物能够保证患者进行足量的活动与锻炼,食物包括高淀粉、高碳水化合物类食物;平时还可选用益气养血、填精补髓的中药与食物配伍做成药膳进补,如选择当归、党参制作归参鳝鱼羹,当归、党参、山药制作归参山药猪腰汤,麦门冬、黑芝麻等制作麦冬芝麻糖,乌骨鸡、冬虫夏草、怀山药等制作虫草乌鸡汤,核桃仁、羊肉、羊肾、大米等煮粥食用。

（四）用药护理

丙酸睾酮为油剂，肌内注射后常在患者身体局部产生硬结，不易被吸收。所以临床护理时，应尽量减少肌内注射次数，治疗尽量采用其他途径给药。在为患者进行注射时，应选用长针头，并且避开硬结处，进行深部肌肉注射，同时采用多部位轮换注射法，注射后需在针眼处进行按压 5～8 分钟，防止针孔处渗血。在输注脐血时开始速度不易过快，约 20 滴/分钟，观察 5 分钟后若无任何不良反应，再将滴速调整为 40～60 滴/分钟。输入过程中严密观察患者呼吸、脉搏等生命指征，注意患者是否出现输血反应，输血完毕后观察有无发热、肉眼血尿等症状。给予患者环孢菌素 A 时要仔细并及时检查牙龈情况，是否有牙龈肿胀、增生、坏死等，并定期复查血象、骨髓象及肝、肾功能等，若患者出现感染时要严格执行无菌操作。

（五）健康指导

避免接触有毒物质，辐射及对骨髓有影响的药物，贫血出血较重时要卧床休息，减少活动，必要时住院治疗。注意口腔卫生，饭后睡前漱口，刷牙宜用软牙刷，保持皮肤清洁，擦洗皮肤不宜过重，不去人多的公共场所。自我保健，预防并发症，坚持治疗，不擅自停药，定期复诊，适当锻炼。

第二节　白血病

白血病是一类常见的造血干细胞的恶性克隆性疾病。主要由于白血病细胞增殖失控、分化障碍、凋亡受阻，从而在骨髓和其他造血组织中大量增生积聚，并浸润全身各种组织与脏器，而正常造血受到抑制。

根据白血病细胞的成熟程度和自然病程，白血病可分为急性和慢性两大类。急性白血病（AL）以原始及早期幼稚细胞为主，病情发展迅速，自然病程仅数个月。慢性白血病（CL）则多为成熟和较成熟的细胞，病情发展慢，自然病程为数年。AL 按 FAB 协作组分类法分为急性淋巴细胞性白血病（ALL）和急性非淋巴细胞性白血病（ANLL）两类，其中 ALL 按原幼淋巴细胞形态学又分为 L1、L2 和 L3 3 个亚型，ANLL 则分为 M1（急性粒细胞白血病，AML，未分化型）、M2（AML，部分分化型）、M3（急性早幼粒细胞白血病，APL）、M4（急性粒－单核细胞白血病，AMMoL）、M5（急性单核细胞性白血病，AMoL）、M6（急性红白血病，AEL）、M7（急性巨核细胞白血病，AMKL）和 M0（急性髓细胞白血病微分化型）等亚型。CL 分为慢性粒细胞白血病（CML）、慢性淋巴细胞白血病（CLL）、慢性粒－单核细胞白血病（CMML）、慢性单核细胞白血病（CMoL）等。其他还有一些少见类型白血病如毛细胞白血病、浆细胞白血病、淋巴肉瘤白血病等。

本书主要针对急性淋巴细胞性白血病（ALL）做介绍。

急性淋巴细胞性白血病（ALL）是最常见的儿童肿瘤性疾病，是指前体 B、T 或成熟 B 淋巴细胞发生克隆性异常增殖所致的恶性疾病。白血病细胞起源于骨髓，确诊时骨髓中的正常造血成分通常被白血病细胞所代替，并经血行播散，累及骨髓外组织和器官（如肝脏脾脏、淋巴结等），引起相应的临床表现。

二、疾病知识

(一)儿童 ALL 的临床表现与诊断

1.临床症状、体征

早期多表现为发热、倦怠、乏力；可有骨、关节疼痛；皮肤黏膜苍白；皮肤出血点、瘀斑、鼻衄也是常见症状；半数患儿有肝、脾、淋巴结肿大等浸润表现。

2.血象改变

血红蛋白及红细胞计数大多降低，血小板减少，多数有白细胞计数增高但也可正常或减低，淋巴细胞比例增高，分类可发现数量不等的原始、幼稚淋巴细胞。

3.中枢神经系统白血病(CNSL)的诊断

符合以下任何一项，并排除其他原因引起的中枢神经系统病变时，可诊断 CNSL。①在诊断时或治疗过程中以及停药后脑脊液中白细胞计数(WBC)≥5×106 个/L，并在脑脊液离心制片中存在形态学明确的白血病细胞；②有颅神经麻痹症状；③有影像学检查(CT/MRI)显示脑或脑膜病变、脊膜病变。

4.睾丸白血病(TL)的诊断

睾丸单侧或双侧无痛性肿大，质地变硬或呈结节状，缺乏弹性感，透光试验阴性，超声波检查可发现睾丸呈非均质性浸润灶，楔形活组织检查可见白血病细胞浸润。

(二)儿童 ALL 的分型

1.形态学、免疫学、细胞遗传学、分子生物学(MICM)分型

准确的 MICM 分型是 ALL 临床分型及治疗方案正确实施的基础与前提。

(1)细胞形态学分型：骨髓形态学改变是确诊本病的主要依据。骨髓涂片中有核细胞大多呈明显增生或极度增生，仅少数呈增生低下，均以淋巴细胞增生为主，原始＋幼稚淋巴细胞≥25%诊断为 ALL。按原始幼稚淋巴细胞形态学特点可分为 L1、L2 和 L3 型(FAB 分型)，但 Ll、12 型已不具有明显的预后意义。组织化学染色检查，有助于确定细胞的生物化学性质，并与其他类型的白血病鉴别。ALL 的组织化学特征为：①过氧化酶染色和苏丹黑染色阴性；②糖原染色(±)~(＋＋＋)；③酸性磷酸酶染色(－)~(±)，T 细胞胞质呈块状或颗粒状弱阳性，其他亚型为阴性；④非特异性酯酶染色阴性。

(2)免疫学分型：根据世界卫生组织(WHO)2008 分型标准，可将 ALL 分为前体 B－ALL 和前体 T－ALL 两型，将 FAB 分类中的 L3 型(Burkitt 型)归入成熟 B 细胞肿瘤。①前体 BALL：TdT、CD34、HLA－DR、CDl9、cytCD79a 阳性，多数 CDl0 阳性，CD22、CD24 和 CD20 多有不同程度的表达。CD45 可阴性。伴 t(4;11)(q21;q23)/MLL－AF4$^+$ 的患者 CD1O 和 CD24 阴性。成熟 B－ALL 表达单一轻链的膜 lgM 和 CD19、CD20、CD22 及 CD10、BCL6、TdT 和 CD34 阴性。②前体 T－ALL：TdT、CD34、cytCD3 和 CD7 阳性；CDla、CD2、CD4、CD5、CD8 有不同程度表达，多数 T 细胞受体克隆性重排阳性。ALL 中髓系相关抗原 CDl3、CD33 等可以呈阳性，该阳性不能排除 ALL 的诊断。

(3)细胞遗传学及分子生物学分型：①染色体数量改变：常见 2n＜45 的低二倍体和 2n＞50 的高超二倍体。②染色体结构改变：4 种常见的与预后相关的染色体易位及其形成的融合

基因有 t(12;21)(p13;q22)/TEL－AML1(ETV6－RUNX1)、t(1;19)(q23;p13)/E2A－PBX1(TCF3－PBX1)、t(9;22)(q34;q11.2)/BCR－ABL1 以及 MLL 基因重排,其中 t(4;11)(q21;q23)/MLL－AF4 最常见。

2.早期治疗反应评估

早期治疗反应评估的内容包括第 8 天泼尼松试验反应、第 15 天和第 33 天骨髓缓解状态、治疗早期的微小残留病(MRD)水平。前二者采用细胞形态学方法评估,MRD 水平采用免疫学和(或)分子生物学技术检测。

早期治疗反应具有重要的预后价值,有助于识别出那些具有高度复发风险的患儿,重新评估危险度,调整治疗强度,从而改善预后。调整危险度的原则如下:

(1)初诊危险度为低度危险(LR)组者,符合以下条件之一者,提升危险度到中度危险(IR)组:①诱导缓解治疗第 15 天骨髓原始及幼稚淋巴细胞≥25%;②诱导缓解治疗末(第 33 天)MRD≥1×10^{-4},且<1×10^{-2}。

(2)初诊危险度为 LR 或 IR 的患儿,符合以下条件之一者,提升危险度到高度危险(HR)组:①泼尼松反应不良(泼尼松试验治疗第 8 天外周血幼稚细胞数≥1×10^{9}/L);②初诊 IR 患者经诱导缓解治疗第 15 天骨髓原始及幼稚淋巴细胞≥25%;③诱导缓解治疗第 33 天骨髓未获得完全缓解(原始及幼稚淋巴细胞>5%);④诱导缓解治疗末(第 33 天)MRD≥1×10^{-2},或巩固治疗开始前(第 12 周)MRD≥1×10^{-3}。

3.临床危险度分型

在 MICM 分型、MRD 水平和其他临床生物学特点中,与儿童 ALL 预后确切相关的危险因素包括:①诊断时年龄<1 岁或≥10 岁。②诊断时外周血 WBC>50×10^{9}/L。③诊断时已发生 CNSL 或 TL。④免疫表型为 T 系 ALL。成熟 B－ALL 建议按Ⅳ期 B 细胞系非霍奇金淋巴瘤方案治疗。⑤细胞及分子遗传学特征:染色体数目<45 的低二倍体、t(9;22)(q34;q11.2)/BCRABL1、t(4;11)(q21;q23)/MLL－AF4 或其他 MLL 基因重排、t(1;19)(q23;p13)/E2A－PBX1。⑥泼尼松反应不良。⑦诱导缓解治疗第 15 天骨髓原始及幼稚淋巴细胞≥25%。⑧诱导缓解治疗结束(化疗第 33 天)骨髓未获得完全缓解,原始及幼稚淋巴细胞>5%。⑨MRD 水平:在具备技术条件的中心可以检测 MRD。一般认为,诱导缓解治疗结束(化疗第 33 天)MRD≥1×10^{-4},或巩固治疗开始前(第 12 周)MRD≥1×10^{-3}的患儿预后差。

在上述危险因素的基础上进行儿童 ALL 的临床危险度分型,一般分为 3 型:

(1)LR:不具备上述任何一项危险因素者。

(2)IR:具备以下任何 1 项或多项者:①诊断时年龄≥10 岁或<1 岁;②诊断时外周血 WBC≥50×10^{9}/L;③诊断时已发生 CNSL 和(或)TL;④免疫表型为 T 系 ALL;⑤t(1;19)(q23;p13)/E2A－PBX1 阳性;⑥初诊危险度为 LR,在诱导缓解治疗第 15 天骨髓原始及幼稚淋巴细胞≥25%;⑦诱导缓解治疗末(第 33 天)MRD≥1×10^{-4},且<1×10^{-2}。

(3)HR:具备以下任何 1 项或多项者:①t(9;22)(q34;q11.2)/BCR～ABL1 阳性;②t(4;11)(q21;q23)/MLL－AF4 或其他 MLL 基因重排阳性;③泼尼松反应不良;④初诊危险度为 IR 经诱导缓解治疗第 15 天骨髓原始及幼稚淋巴细胞≥25%;⑤诱导缓解治疗结束(化疗第 33 天)骨髓未获得完全缓解,原始及幼稚淋巴细胞>5%;⑥诱导缓解治疗结束(化疗第 33 天)

MRD$\geqslant 1\times 10^{-2}$,或巩固治疗开始前(第12周)MRD$\geqslant 1\times 10^{-3}$。

(三)儿童ALL的化疗

1.化疗原则

按不同危险度分型治疗,采用早期强化疗、后期弱化疗、分阶段、长期规范治疗的方针。治疗程序依次是:诱导缓解治疗、早期强化治疗、巩固治疗、延迟强化治疗和维持治疗,总疗程2.0~2.5年。

2.化疗方案组成

ALL治疗方案日趋成熟,治疗策略、原则大致相同。

3.方案释义

(1)泼尼松试验治疗:d1~d7(具体方法见化疗说明)。

(2)诱导缓解治疗:VDLD方案:长春新碱(VCR)1.5mg/(m²·d),静脉注射,d8、d15、d22、d29;柔红霉素(DNR)30mg/(m²·d),静脉滴注,LR:d8、d15,IR和HR:d8、d15、d22、d29;门冬酰胺酶(L－ASP)5000U/(m²·d),肌肉注射或静脉滴注,d8、d11、d14、d17、d20、d23、d26、d29;地塞米松(Dex)6~10mg/(m²·d),口服,d8~28,d29起每2天减半,1周内减停。各地可以根据医疗水平及患儿具体状况选用泼尼松代替地塞米松。LR:鞘注氨甲蝶呤(MTX)d1、d15、d33;IR和HR:鞘注MTXd1,三联鞘注d15、d33。

(3)早期强化治疗:CAM方案:环磷酰胺(CTX)1000mg/(m²·d),静脉滴注,d1;阿糖胞苷(Ara－C)75mg/(m²·d),静脉滴注,d3~d6、d10~d13;6－巯基嘌呤(6－MP)60mg/(m²·d),口服,d1~d14;LR:1次CAM,IR和HR:2次CAM。LR:鞘注MTX,d3、d10。IR和HR:三联鞘注,分别在2次CAM的d3。

(4)巩固治疗:大剂量MTX,LR:2g/(m²·d),IR:5g/(m²·d),静脉滴注,d8、d22、d36、dSO;6－MP25mg/(m²·d),口服,d1~56;LR:鞘注MTX,IR:三联鞘注,d8、d22、d36、d50,共4次。水化、碱化,足量四氢叶酸钙(CF)解救:每次15mg/m²,静脉注射3次,分别于42、48、54h;或者42h按每次15mg/m²解救,48h及以后按MTX血药浓度解救。HR巩固治疗采用2次(HR－1′、HR－2′、HR－3′)方案。

HR－1′.Dex20mg/(m²·d),口服或静脉滴注,每日3次,d1~5;VCR1.5mg/(m²·d),静脉注射,d1、d6;大剂量MTX5000mg/(m²·d),静脉滴注,d1;CTX每次200mg/m²,静脉滴注,每12小时1次共5次,d2~4;Ara－C每次2000mg/m²,静脉滴注,每12小时1次共2次,d5;LASP25000U/(m²·d),静脉滴注,d6。三联鞘注d1。

HR－2′.Dex、大剂量MTX和L－ASP用法同HR－1′;长春地辛(VDS)3mg/(m²·d),缓慢静脉注射,d1、d6;异环磷酰胺(IFO)每次800mg/m²,静脉滴注,每12小时1次共5次,d2~4;DNR30mg/(m²·d),静脉滴注,d5;三联鞘注d1,CNSL者在d5增加1次三联鞘注。

HR－3′.Dex和L－ASP用法同HR－1′;Ara－C每次2000mg/m²,静脉滴注,每12小时1次共4次,d1~2;依托泊苷(VPl6)每次100mg/m²,静脉滴注,每12小时1次共5次,d3~5。三联鞘注d5。

(5)延迟强化治疗:VDLD＋CAM方案:对于LR患儿,VCR1.5mg/(m²·d),静脉注射,

d1、d8、d15;阿霉素 25mg/(m² · d),静脉滴注,d1、d8、d15;L－ASP10000U/(m² · d),肌肉注射或静脉滴注,d1、d4、d8、d11;Dex10mg/(m² · d),口服,d1～7,d15～21,无须减停。CAM 方案剂量和用法同 LR 早期强化治疗。IR 患儿在插入 8 周维持治疗(6－MP＋MTX)后,再重复 1 次上述的(VDLD＋CAM)。高危延迟强化治疗(VDLD＋CAM):VCR1.5mg/(m² · d),静脉注射,d8、d15、d22、d29;阿霉素 25mg/(m² · d),静脉滴注,d8、d15、d22、d29;L－ASP10000U/(m² · d),肌内注射或静脉滴注,d8、d11、d15、d18;Dex10mg/(m² · d),口服,d1～21,9d 减停。CAM 方案剂量和用法与 IRALL 相同。

(6)维持治疗:LR 和 IR:6－MP＋MTX/VD 方案选择以下任 1 种:①6－MP50mg/(m² · d),口服 8 周;MTX20mg(m² · d),口服或肌内注射,每周 1 次,持续至终止治疗;每 4 周叠加 VD(VCR1.5mg/m²/d,静脉注射,d1;Dex6mg/(m² · d),口服,d1～5);②1 周 VD 与 3 周 6－MP＋MTX 序贯进行,每 4 周为 1 个循环。HR:(6－MP＋MTX/CA/VD):每 4 周 1 个循环,持续至终止治疗。第 1～2 周(6－MP＋MTX),6－MP50mg/(m² · d),口服,d1～14;MTX20mg/(m² · d),口服或肌肉注射,d1、d8。第 3 周(CA),CTX300mg/(m² · d),静脉滴注,d15;Ara－C300mg/(m² · d),静脉滴注,d15。从维持治疗的第 49 周开始,由 6－MP＋MTX 代替 CA。第 4 周(VD),VCR2mg/(m² · d),静脉注射,d22;Dex6mg/(m² · d),口服,d22～26。从维持治疗的第 81 周开始,由 6MP＋MTX 代替 VD。庇护所预防:LR:鞘注 MTX,d1,每 8 周 1 次共 6 次;IR:三联鞘注每 8 周 1 次,d1,共 4 次;T－ALL 及 HR:三联鞘注每 4 周 1 次,共 10 次。总疗程 LR 为 2 年,IR 和 HR:女孩 2.0 年,男孩 2.5 年。

(7)t(9;22)/BCR－ABL1 阳性患儿的治疗:t(9;22)(q34;Q11.2)/BCR－ABL1 阳性的儿童 ALL 应给予高危方案化疗,或进行造血干细胞移植。对有条件的患者儿在化疗的同时可应用酪氨酸激酶抑制剂。

(8)CNSL 和 TL 的治疗:初诊时合并 CNSL 的患儿在诱导治疗中每周 1 次三联鞘注治疗,直至脑脊液转阴至少 5 次。在完成延迟强化治疗后接受颅脑放疗,但＜1 岁不放疗;1～2 岁剂量为 12Gy;年龄≥2 岁裁量为 18Gy。复发的 CNSL 隔天 1 次三联鞘注治疗,直至脑脊液转阴,颅脑放疗同上。同时根据复发的阶段,重新调整全身化疗方案。初诊时合并 TL 的患儿在巩固治疗结束后进行楔形活检,确定是否睾丸放疗。TL 复发的患儿,一般作双侧睾丸放疗(即使为单侧复发),剂量 20～26Gy,对年龄较小的幼儿采用 12～15Gy 可保护正常的性腺功能。在作 TL 治疗的同时根据治疗的阶段,重新调整全身化疗方案。

4.化疗说明

(1)泼尼松试验 d1～7,从足量的 25％用起,根据临床反应逐渐加至足量,7d 内累积剂量≥210mg/m²,对于肿瘤负荷大的患者可减低起始剂量 0.2～0.5mg/(m² · d),以免发生肿瘤溶解综合征。第 8 天评估泼尼松反应,如在使用泼尼松过程中白细胞计数升高,表现泼尼松反应不良而被评估为高危患者,应转用 HR－ALL 方案。

(2)在诱导缓解治疗的 d15、d33 行骨髓形态学检查,LR 患者 d15 骨髓原始及幼稚淋巴细胞≥25％应转用 IR－ALL 方案;IR 患者 d15 骨髓原始及幼稚淋巴细胞≥25％应转用 HRALL 方案;d33 骨髓原始及幼稚淋巴细胞＞5％者应转用 HR－ALL 方案。

(3)MTX 鞘注治疗应在泼尼松实验治疗第 1 天内就进行(WBC＞100×10⁹/L 可延迟至

第 2~3 天进行),尽量避免穿刺损伤性出血,第 1 次腰椎穿刺应由有经验的医师来操作,操作前应注意血小板计数及出血情况。

(4)每个疗程化疗完成后,一旦血象恢复(外周血白细胞计数≥12.0×10^9^/L,中性粒细胞计数绝对值≥0.5×10^9^/L,血小板≥50×10^9^/L),肝肾功能无异常,须及时作下一阶段化疗,尽量缩短 2 个疗程之间的间隙时间(一般 2 周)。

(5)在每一化疗疗程中,一旦疗程未完成时出现白细胞水平低下,尤其是诱导过程中出现骨髓抑制时,不能轻易终止,应该作积极支持治疗的同时,继续完成化疗。一旦出现严重感染,应减缓或暂时中断化疗,待积极控制感染后继续尽快完成化疗。

(6)遇严重出血时,及时大力止血,注意防治弥漫性血管内凝血,血小板极低(<20×10^9^/L)时,及时输注足量单采血小板悬液,以免发生致死性颅内出血。初诊患儿如血小板低,为保证鞘注不出血也建议输注血小板。

(7)每个疗程前后必须检查肝肾功能,尤其是用大剂量 MTX 和 Ara-C 治疗前后。肝肾功能异常时,须及时积极治疗,以期尽早恢复。

(四)支持治疗及积极防治感染的要点

(1)尽可能清除急、慢性感染灶:对疑似结核病者需用抗结核等保护性治疗。

(2)加强营养,不能进食或进食极少者可用静脉营养;加强口腔、皮肤和肛周的清洁护理;加强保护隔离;预防和避免院内交叉感染。

(3)强烈化疗期间可酌情用成分输血,用少浆红细胞悬液或单采血小板悬液;还可酌情应用粒细胞集落刺激因子(G-CSF 或 GM-CSF)等。

(4)建议在诱导缓解治疗后长期服用复方新诺明 25mg/(kg·d),每周连用 3d,预防卡氏囊虫肺炎,积极预防和治疗细菌、病毒、真菌等感染。

(5)预防高尿酸血症,在诱导化疗期间充分水化及碱化尿液,白细胞水平>100×10^9^/L 时必须同时服用别嘌呤醇 200~300mg/(m^2^·d)连服 4~7d。

(五)造血干细胞移植

对诱导缓解治疗失败(诱导治疗第 33 天骨髓未达完全缓解)、t(4;11)(q21;q23)/MLLAF4 阳性、t(9;22)(q34;q11.2)/BCR-ABL1 阳性,特别是 MRD 持续高水平,以及骨髓复发的患者建议进行造血干细胞移植。

二、护理

(一)发热护理

卧床休息,减少活动量。观察 24h 体温的变化,测量体温 1 次/4h,并详细记录。体温在 38.5℃ 以下时可用饮水和减少穿衣盖被等方法物理降温,体温超过 38.5℃,给予以下措施行物理降温:温水擦浴、头枕冰袋、遵医嘱给予退热剂,但禁用阿司匹林等降温药。降温处理后观察降温效果。30min 后复测体温并记录。出汗后及时给患儿更换衣服,并注意保暖。保持床铺整洁、干燥。做好口腔护理,多饮水、多漱口,口唇干燥可涂护唇油。给予清淡、易消化的高热量、高蛋白、流质或半流质的饮食。鼓励患儿进食,食品、餐具要消毒,水果应洗净、去皮。

(二)贫血护理

临床休息,有心慌、气促给予氧气吸入,必要时予输注浓缩红细胞。

(三)出血护理

绝对卧床休息,以免加重出血或发生休克。将患儿安置在安全舒适的环境中,特别是在患儿发热、寒战、神志不清、虚弱时。在患儿行走时,应给予协助,防止患儿受伤。尽量避免肌内注射。如果必须注射,应选择较细的针头,注射后局部按压5～10min,必要时冷敷,并观察注射部位的渗血情况。在骨髓穿刺的部位加压包扎,在测血压时袖带充气不能过多。患儿发热时,不宜用酒精擦浴,因为酒精会引起毛细血管扩张,加重出血。禁止经直肠使用栓剂和测体温。牙龈出血的患者禁止刷牙,切记使用牙签。向患者及家属宣教,禁食坚硬食物,禁止用牙齿咬钢制玩具,如果有出血可用硼酸溶液或2.5%的碳酸氢钠水漱口。已经形成血痂时不要用力擦拭,以防出血不止。鼻衄的患者应观察出血部位,协助医生进行鼻腔填塞,加强护理,禁止挖鼻孔。如果出现鼻衄,轻者用0.1%付肾棉球填塞鼻腔,堵塞时间48～72h。密切观察病情变化。注意观察患儿的呕吐物及粪便的颜色、性状、量。有无消化道出血症状,大便时不要过度用力。要养成定时排便的习惯。注意有无头痛、呕吐、血压升高等颅内出血症状。出现时,立即报告医生。患儿头部制动,保持安静,卧床,一切生活护理在床上进行。遵医嘱给予降颅压药物,输血过程中,严格执行输血制度,一般先慢速滴注15min。若无不良反应,再根据患儿的年龄、心肺功能、急慢性贫血及贫血程度调节滴速。输血过程中。应密切观察输血引起的不良反应。

(四)预防感染的护理

严格与感染性疾病患者相隔离,以免交叉感染。粒细胞及免疫功能明显低下者,应置单人病室。有条件者置于超净单人病室、空气层流室或单人无菌层流床。普通病室或单人病室需保持室内空气新鲜,通风2次/d,15～20min/次,并注意保暖,室温18～22℃,湿度50%～70%,紫外线照射1次/d,1h/次。限制探视者的人数、次数。医务人员每次接触患者前后洗手。严格执行无菌技术操作,静脉穿刺时,消毒范围>5cm。指导患儿保持个人卫生。饭前便后认真洗手,应及时更换衣服,经常用温水擦浴或洗澡,便后用1:1000雷夫奴尔坐浴,坐浴后在肛周涂抗生素软膏。加强皮肤护理,防止压疮发生。加强口腔护理,化疗后常发生口腔溃疡,应用过氧化氢溶液漱口。

(五)应用化疗药物后的护理

了解药物的不良反应、剂量、给药途径及注意事项。以免影响疗效。因为化疗药毒性大,不良反应多,用药前应向家属宣教用药反应,做到心中有数,及时应对,鞘内注射时药物浓度不宜过大,药液量不宜过多,应缓慢推入,术后需平卧4～6h,减少不良反应,静脉给药应现用现配,推药后速度要慢,减轻对血管的刺激,穿刺静脉时从远到近,尽量做到"穿刺准确"。严禁药物外渗,造成组织坏死。如果外渗应及时局部硫酸镁外敷。由于光照可引起某些药物的分解,如氨甲蝶呤静脉滴注时需用黑纸包裹避光,以免药物分解,操作时最好戴一次性手套保护,以免药物污染操作者。

(六)心理护理

对年龄较大的患儿,理解他们的痛苦,尊重他们的感受,做耐心细致的思想工作,鼓励他们增强战胜疾病的信心,积极配合治疗。向家长介绍白血病的有关知识。与家长一起讨论预后,将患儿的实际情况及预后告知家长,以取得家长的配合和理解,争取良好的治疗效果。

（七）出院指导

患儿化疗结束出院时，嘱患儿必须按时进行维持治疗，定期复查，预防感冒，加强营养。如出现贫血、出血加重、发热等倾向后及时来院就诊。

第三节　儿童血友病

血友病是一组遗传性出血性疾病，为 X 性联隐性遗传。临床上分为血友病 A（凝血因子Ⅷ缺陷症）和血友病 B（凝血因子Ⅸ缺陷症）两型。临床特征为关节、肌肉、内脏和深部组织自发性或轻微外伤后出血难止，常在儿童期起病。

一、疾病知识

（一）临床表现

血友病患儿绝大多数为男性，女性患者罕见。血友病 A 和 B 的临床表现相似，很难依靠临床症状鉴别。

1.临床特点

延迟、持续而缓慢的渗血。血友病的出血在各个部位都可能发生，以关节最为常见，肌肉出血次之；内脏出血少见，但病情常较重。出血发作是间歇性的，数周、数月甚至多年未发生严重出血并不少见。除颅内出血外，出血引起的突然死亡并不多见，但年幼儿可因失血性休克致死。

2.出血程度

取决于患儿体内的凝血因子水平。血友病根据其体内凝血因子水平分为轻、中、重 3 种类型。①重型患儿常在无明显创伤时自发出血；②中型患儿出血常有某些诱因；③轻型极少出血，常由明显外伤引起，患儿常在外科手术前常规检查或创伤后非正常出血时被发现。部分女性携带者由于其因子水平处于轻度血友病的水平，也表现为与轻度男性血友病患儿相同的出血表现。

3.出血时间顺序

首次出血常为婴幼儿学步前皮肤、软组织青斑、皮下血肿；走路后关节、肌肉出血开始发生，若此时无合适治疗，关节出血常反复发生并在学龄期后逐步形成血友病性关节病，不仅致残而且影响患儿就学、参与活动、心理发育。

（二）实验室检查

由于血友病无特异性临床表现，实验室检查尤为重要。

1.筛选试验

内源途径凝血试验（部分凝血活酶时间，APTT）、外源途径凝血试验（凝血酶原时间，PT）、纤维蛋白原（Fg）或凝血酶时间（TT）、出血时间、血小板计数、血小板聚集试验等。以上试验除 APTT 外，其他均正常。

2.确诊试验

因子Ⅷ活性(FⅧ:C)测定和因子Ⅸ活性(FⅨ:C)测定可以确诊血友病A和血友病B,并对血友病进行分型;同时应行vWF:Ag和瑞斯托霉素辅因子活性测定(血友病患者正常)与血管性血友病鉴别。抗体筛选试验和抗体滴度测定诊断因子抑制物是否存在。

3.基因诊断试验

主要用于携带者检测和产前诊断。产前诊断可在妊娠8~10周进行绒毛膜活检确定胎儿的性别,以及通过胎儿的DNA检测致病基因;妊娠的15周左右可行羊水穿刺进行基因诊断。女性携带者与健康男性所生的男孩中50%为患者,女孩50%为携带者;而健康女性与血友病患者父亲所生男孩100%健康,女孩100%是携带者。

(三)诊断

本病是X连锁隐性遗传性出血性疾病,绝大多数患儿是男性,女性罕见,通过详细询问出血病史、家族史(如果无家族史也不能除外)、上述临床表现和实验室检查可以明确诊断;如父亲是血友病患者或兄弟中有血友病患者,则注意女性携带者的诊断。在血友病的诊断中实验室检查至关重要。

(四)治疗

替代治疗是血友病目前最有效的止血治疗方法。

1.按需治疗

定义:有出血表现时输入相应的凝血因子制品。

(1)治疗原则:早期,足量,足疗程。

(2)制剂选择:血友病A首选FⅧ浓缩制剂或基因重组FW,其次可以选择冷沉淀;血友病B首选FⅨ浓缩制剂或基因重组FⅨ或凝血酶原复合物;如上述制剂均无法获得,可选择新鲜冰冻血浆[≤10mL/(kg·次)]。伴随抑制物患者,可根据血友病类型选用凝血酶原复合物(PCC)或重组活化的凝血因子Ⅶ(rhFⅦa)制剂。

(3)治疗剂量。

计算方法:FⅧ首次需要量=(需要达到的FⅧ浓度−患者基础FⅧ浓度)×体重(kg)×0.5;在首剂给予之后每8~12小时输注首剂一半。

FⅨ首次需要量=(需要达到的FⅨ浓度−患者基础FⅨ浓度)×体重(kg);在首剂给予之后每12~24小时输注首剂一半。

2.急救处理

(1)危及生命的情况:中枢神经系统/头部出血、颈部/舌或喉部出血、胃肠道出血、腹腔内出血、髂腰肌出血、严重创伤出血等。

(2)处理原则:维持生命体征,尽早足量替代治疗。

3.手术等创伤性操作

血友病患儿可以进行有适应证的所有外科手术或有创性操作,但应注意:

(1)手术前:应进行抑制物检测确定没有抑制物存在,之后制定因子使用方案,行预防性替代治疗以保证手术或操作的安全。1−去氨基−8−D−精氨酸加压素(DDAVP)试验有效的轻型血友病A患儿,可根据操作类型选择DDAVP。

(2)手术中和围手术期:密切观察患儿出血情况,如有意外出血,则需要立即进行凝血状态评估。

4.辅助治疗

(1)RICE 原则:急性出血时执行,在没有因子的情况下也可部分缓解关节、肌肉出血。

(2)抗纤溶药物:适用于黏膜出血,但禁用于泌尿道出血并避免与 PCC 同时使用。使用剂量:静脉用氨甲环酸 10mg/(kg·次)[口服 25mg/(kg·次)],6－氨基己酸 50～100mg/(kg·次),每 8～12 小时 1 次,＞30kg 体重剂量同成人。也可漱口使用,尤其在拔牙和口腔出血时。该药的使用时间不宜超过 2 周。

(3)DDAVP 针剂:世界血友病联盟推荐轻型血友病 A 首选,适用于＞2 岁患儿,重型患儿无效。需要进行预试验确认有效,使用后因子浓度升高＞30％或较前上升＞3 倍为有效。有效患儿才可以在某些治疗(因子浓度提高范围内可治疗的出血)时使用,或在因子短缺的情况下同因子制品一起使用,减少因子制品的使用量。试验有效的患儿也可使用专供血友病患者使用的 DDAVP 鼻喷剂喷鼻来控制轻微出血。

(4)止痛药物:根据病情选用对乙酰氨基酚和(弱、强)阿片类药物,禁用阿司匹林和其他非甾体消炎药。

(5)补铁治疗:当反复出血时,患儿(尤其是年幼儿)常出现失血性缺铁性贫血,此时需要补充铁剂,纠正贫血。

(6)物理治疗和康复训练:可以促进肌肉、关节积血吸收。消炎消肿。维持正常肌纤维长度,维持和增强肌肉力量,维持和改善关节活动范围。在非出血期积极、适当的运动对维持身体肌肉的强壮并保持身体的平衡以预防出血非常重要。

5.预防治疗

定义:预防治疗是有规律地输入凝血因子,保证血浆中的因子(F Ⅷ:C/F Ⅸ:C)长期维持在一定水平,从而减少反复出血、致残,力争患儿能够健康成长。初级预防:婴幼儿在确诊后第 1～2 次出血时或 2 岁前即开始实施预防治疗。次级预防:患儿有明显的靶关节出血/关节损害后,才开始预防治疗。重型患儿和有关节病变的患儿应根据病情及早开始。

(1)预防治疗方式:①临时预防(单剂预防)法:在估计可能诱发出血的事件前,单一剂量保护性注射凝血因子制品。②短期预防法:在一段时期内(1～3 个月),定期注射凝血因子,以阻止"靶关节"反复出血的恶性循环或严重出血事件,防止损伤加重或延缓并发症的发生。③长期预防(持续预防)法:长期定期使用凝血因子制品,尽可能减少出血,以保证患儿维持接近正常同龄儿的健康生活。

(2)预防治疗方案:①血友病 A:标准剂量为浓缩凝血因子 Ⅷ 25～40U/(kg·次),每周 3 次或隔日一次。根据我国目前经济现状和治疗条件,可考虑减低剂量的方案,如小剂量方案,在国内一些临床实验中也取得了比较好的效果,即:浓缩凝血因子 Ⅷ 10U/(kg·次),每周 2 次。②血友病 B:标准剂量为浓缩凝血因子 Ⅸ 25～40U/(kg·次),每周两次。同上述原因,可考虑小剂量治疗方法。即:浓缩凝血因子 Ⅸ 制品或 PCC20U/(kg·次),每周 1 次。

（五）抑制物

1.抑制物的诊断

（1）临床表现：血友病患儿突发临床出血症状加重、频率增加，或对以往替代治疗措施无效。

（2）实验诊断：检测 $FⅧ/FⅨ$ 抑制物，并排除狼疮抗凝物（LA）和抗心磷脂抗体（ACA）存在。低滴度抑制物：抑制物滴度<5BU/mL；高滴度抑制物：抑制物滴度≥5BU/mL。

2.抑制物的治疗

（1）急性出血治疗：①血友病 A 患儿：低滴度者可以加大剂量使用凝血因子制品，高滴度者使用猪 $FⅧ$、$rhFⅦa$ 或凝血酶原复合物；②血友病 B 患儿：低滴度者可以加大剂量使用凝血因子制品，高滴度者使用 $rhFⅦa$ 控制出血。

（2）消除抑制物治疗：免疫耐受治疗，疗效肯定。规律性使用相同凝血因子制品 25～200U/kg，每天至隔日 1 次，连续数月至数年，减少抑制物的产生。还可使用免疫抑制剂（首选泼尼松、环磷酰胺、6-疏基嘌呤等），对获得性血友病疗效肯定，但对于血友病出现抑制物的疗效欠肯定。

（六）管理

作为伴随终生的疾病，血友病影响着患儿生长发育过程中的方方面面，患儿的健康成长需要专业综合管理团队来保障。该团队是来自儿科血液、理疗、心理、口腔、放射、感染、外科等多学科的协作组，其中专职血友病医生作为医疗核心、专职血友病协调护士作为管理核心。他们不仅需要处理患儿的急性出血；还要兼顾治疗血友病出血后以及其他伴发的各种病症；更需要进行长期随诊，在不同时期为患儿制定不同的治疗、护理计划，保证患儿的健康成长。

二、护理

（一）健康宣教

开展多种形式的血友病健康教育，向患儿及其父母普及疾病知识，增强患儿的自我保护意识。通过课堂讲授的方式向患儿及其家属讲解血友病的诊断、病因、遗传规律、治疗方法、护理要点、康复锻炼方法等基本知识；以家庭护理为主题，开展小型家庭经验座谈会，专科护士对各个家庭及患儿的家庭护理能力进行评估与指导，请有经验的家庭向其他人传授经验，重点向患儿宣传自我保护的重要性，如尽量避免剧烈运动，平时动作尽量轻柔，将指甲剪短，衣着宽松，时常保持口腔和鼻腔清洁，改正用手挖鼻痂、牙签剔牙的习惯，牙刷选用软毛的，以防止牙龈损伤导致出血。

（二）家庭干预

家庭干预是血友病护理工作中的重要一环，旨在让患儿父母负起监督责任。向每个家庭发放家庭治疗手册、出血记录本等，请患儿父母或其他监护人以此为基础对患儿进行家庭护理、监督患儿的日常行为，记录出血情况等。专科护士定期进行电话随访或登门造访，了解家庭治疗、护理情况，指出家庭护理的不足之处，协助其解决问题。

（三）心理干预

由于该病为终身性出血疾病，治疗费用昂贵，患儿及其家属在治疗过程中极易产生悲观、抑郁、焦虑等负性情绪，严重者甚至出现恐惧心理。因此，首先要与患儿及监护人建立良好的护患关系;患儿入院时给予热情接待,尽快带其熟悉医院,消除其对陌生环境的不适应;仔细倾听患儿的需求,深入了解其心理状态;对出现不安情绪的患儿及家属进行安抚,营造积极的治疗氛围,经常向其介绍成功缓解的病例。打造温馨的病房环境,消除患者的紧张感,可播放适宜的音乐配合治疗,减轻疼痛与紧张程度。平时护理过程中给予积极的心理暗示,培养乐观的态度。另外,对于家庭十分困难的患儿,可通过媒体呼吁社会进行援助,解决后顾之忧。

(四)饮食指导

鼓励患儿多食高蛋白、高热量、高维生素、易消化的食物,多吃新鲜蔬菜、水果等富含纤维素的食物以改善血管的通透性。严格控制硬、粗纤维类食物的食用,防止患儿因大便不畅而使脑压增高、肛裂出血等。若患儿出现排便不畅时,可给予缓泻剂、开塞露等药物通便,但禁用盐水、肥皂水灌肠,以防进一步增加脑压,引起出血。鼓励患儿多饮水,以防尿路感染。

第七章　神经系统疾病的护理

第一节　惊厥

惊厥是小儿常见的急性病症,多见于6岁以下的小儿。是多种原因所致大脑运动神经元兴奋性过度增高,出现暂时性功能紊乱,大量放电的一种表现,分全身性和局限性发作。惊厥发作每次为时数秒至数分钟不等,大多在5～10min以内,发作缓解后可有肌肉软弱无力、嗜睡、醒后精神不振。一旦惊厥发作,应争取在最短时间内止痉,并及早查明病因,积极治疗,防止复发。以免造成缺氧性脑损伤和神经系统后遗症。

一、疾病知识

惊厥是小儿时期较常见的中枢神经系统器质或功能异常的紧急症状,是多种原因所致大脑神经元暂时性功能紊乱的一种表现。发作时表现各异,全身或局部肌群突然发生阵挛、松弛交替,或强直性收缩,同时可有不同程度的意识障碍。局部以面部(特别是眼睑、口唇)和拇指抽搐为突出表现,双眼球常有凝视、发直或上翻,瞳孔扩大。不同部位肌肉的抽搐可导致不同的临床表现:咽喉肌抽搐可致口吐白沫、喉头痰响,甚至窒息;呼吸肌抽搐可致屏气、发绀,导致缺氧;膀胱、直肠肌、腹肌抽搐可致大小便失禁;此外,严重的抽搐可致舌咬伤、肌肉关节损害、跌倒外伤等。

(一)病理生理基础

小儿惊厥的发生有其特定的病理生理基础。小儿大脑皮质神经细胞发育不成熟,兴奋性较高,对皮质下的抑制作用较弱,神经髓鞘的形成欠完善,绝缘和保护作用差,传导分化功能差等,均可使神经兴奋性增高,并且易扩散泛化至整个大脑,形成惊厥。因此,惊厥在婴儿远较成人多见,而其发生有时并不含有如成人一样的严重意义。

各种不良刺激均可使神经细胞兴奋性增高,于是细胞的外正内负的极化状态转变成内正外负的去极化状态,形成冲动,沿轴突膜向神经末梢和突触小体传递,突触前膜球型囊泡向突触间隙释放兴奋性神经递质(如去甲基肾上腺素、乙酰胆碱),随后弥散至突触后膜,与后膜上的特异性受体结合,形成递质-受体复合物,使膜的离子通透性改变,产生膜电荷变化,引起扩布性动作电位,并转化成锋电位,使兴奋传至整个神经元,因而产生惊厥。

(二)病因

在临床上,可致小儿惊厥的病因较多,但大体可分为感染性疾病和非感染性疾病两大类。

1.感染性疾病

多为发热惊厥,可分为颅内和颅外感染性疾病两大类。

(1)颅内感染性疾病①各种细菌性脑膜炎、脑脓肿、结核、颅内静脉窦炎等;②各种病毒性脑炎、脑膜炎;③各种脑寄生虫病;④霉菌性脑膜炎。

（2）颅外感染性疾病①呼吸道感染：上呼吸道感染、急性扁桃体炎、各种重型肺炎；②消化道感染：各种细菌性、病毒性胃肠炎；③泌尿道感染：急性肾盂肾炎；④全身性感染和传染病：败血症、破伤风、麻疹、猩红热、伤寒等以及感染中毒性脑病。

2.非感染性疾病

非感染性疾病多为无热惊厥。

（1）颅内非感染性疾病：①癫痫；②颅脑创伤：包括产伤、手术；③颅内出血；④颅内肿瘤；⑤中枢神经畸形；⑥中枢神经遗传、变性、脱髓鞘疾病。

（2）颅外非感染性疾病：①中毒：包括有毒动、植物（蛇毒、毒草、白果等），无机、有机毒物，农药（有机磷），杀鼠药（毒鼠强、磷化锌）以及药物（中枢神经兴奋剂）中毒等；②各种原因的脑缺氧：包括心源性脑缺氧综合征；③代谢性脑病：低血糖，水、电解质、酸碱平衡紊乱（水中毒、低钠血症、高钠血症、高钾血症、低钙血症、低镁血症、低磷血症、酸中毒、碱中毒），维生素缺乏症、中毒症（如 $VitB_6$ 缺乏症、依赖症，VitA、D 中毒症等）。

（三）发病机制

惊厥的发生是由于中枢神经系统或各种全身性疾病的某种原因，导致脑细胞功能紊乱，大脑部分神经元兴奋性过高，神经元突然大量异常放电的结果。凡能造成神经元兴奋性过高的因素，如脑缺血、缺氧、炎症、水肿、坏死、中毒、变性等，均可导致惊厥。全身性感染时，经常出现微循环障碍，由于脑毛细血管痉挛，内皮细胞肿胀，脑微循环障碍，致脑血流量减少，灌注不足，造成脑缺氧缺血。脑缺氧时，糖有氧代谢下降，ATP 生成减少，钠泵作功差，形成脑细胞内水肿，导致脑肿胀，于是发生惊厥'。严重脑缺氧时，大脑、小脑、海马、苍白球、丘脑、齿状核等处神经细胞可发生坏死，神经胶质细胞增生，神经纤维变性。坏死的神经细胞几乎不能再生，因而发生反复惊厥，进一步造成严重脑损伤。

嗜神经病毒能吸附、穿入脑细胞，脱壳后能利用脑细胞内的核酸，合成 DNA 或 RNA，待成熟后又释放，并再在脑细胞内增殖，因此脑细胞发生坏死、变性、细胞融合、包涵体形成以及血管周围套袖状炎性浸润，故而发生惊厥。

脑肿瘤、血肿、瘢痕组织等，能对神经细胞起直接机械性刺激作用而发生惊厥。各种电解质对神经肌肉的兴奋性如传导性也有重要影响。Na^+ 和 K^+ 为应激性离子，对神经的兴奋和传导起促进作用；Ca^{2+} 和 Mg^{2+} 为麻痹性离子，起抑制性作用。故 Na^+、K^+ 浓度上升或 Ca^{2+} 和 Mg^{2+} 浓度下降，均可引起惊厥。其中游离 Ca^{2+} 下降最易引起惊厥。

（四）诊断思路

小儿惊厥发作临床病情紧急，积极止痉的同时即可以开始进行惊厥的诊断过程，特别是严重反复惊厥发作或惊厥持续状态，及早确定可能的病因亦是止痉的关键。

1.病因诊断

根据上述惊厥发生病因分类为基础，进行一般性诊断。

2.年龄与季节

（1）年龄：新生儿期生后 1～3d 常见的病因是产伤窒息、颅内出血、低血糖等，4～10d 常见低血钙症、核黄疸、低血镁症、早期败血症和化脓性脑膜炎、破伤风、颅脑畸形等；婴儿期以产伤后遗症、先天性颅脑畸形、低钙血症、败血症、化脓性脑膜炎、婴儿痉挛症为多，婴儿 6 个月以后高热惊厥的发病率逐渐增高;幼儿期以高热惊厥、各种脑膜炎、脑炎、中毒性脑病、低血糖为多见,少数情况下可见苯丙酮尿症的神经系统损害;学龄前期和学龄期以各种脑膜炎、脑炎、颅脑外伤、颅内肿瘤、癫痫、高血压脑病多见,尤其注意各种中毒(药物、食物及其他有毒物质)。

(2)季节:冬春季以流行性脑膜炎(流脑)、维生素 D 缺乏性手足搐搦症多见,夏秋季以胃肠道传染病(如菌痢)、乙脑、低血糖为多见,高热惊厥、癫痫、中毒引起的惊厥等终年可见。

3.病史

详细采集患者病史,包括:①详细了解惊厥发作的类型、持续时间、频度、意识状态及伴随症状;②有无先兆或诱发因素;③有无外伤或药物、毒物接触史;④有无前驱感染或传染病病史,及发病期间用药情况;⑤惊厥发作前有无发热,有无头痛、喷射性呕吐等颅高压表现,小婴儿注重询问有无尖声啼哭、兴奋或抑制表现;⑥既往有无惊厥,类型有无不同;⑦有无智力障碍和发育异常;⑧有无与惊厥有关的疾病;⑨家族成员中有无曾发生惊厥或癫痫患者;⑩小婴儿应详细了解母亲的妊娠分娩史、喂养史、生活史、预防接种史等。

4.体格检查

做进一步详细体格检查。①注意惊厥的发作,观察有无先兆,是全身性还是局限性,是痉挛性还是强直性,自何部位开始,意识状态如何;②注意体温、脉搏、血压、呼吸等生命体征情况;③有无发绀、多汗、面色苍白、黄疸、皮肤花纹、四肢湿冷、皮下出血点或瘀点、肝脾肿大等;④观察瞳孔大小,两侧瞳孔是否对称及对光反射情况;⑤有无感染病灶;⑥婴儿应检查前囟是否饱满,有无佝偻病体征或维生素 D 缺乏性手足抽搐症的隐性体征等;⑦神经系统检查,包括惊厥缓解后的意识状态,有无定位体征、脑膜刺激征及病理反射,新生儿则要检查原始反射;⑧眼底检查;⑨有无发育异常。

5.辅助检查

除血、尿、便常规外,应依据病史采集及体格检查得出的初步拟诊有针对性地进行,如考虑感染性疾病应重点完善抗"O"、血沉、C 反应蛋白和相关病原学检查。疑为代谢性疾病,应积极完善血生化项目的检查,包括血糖,血钾、钠、氯、钙、磷、镁、碱性磷酸酶等。夏季应注意中毒性菌痢的可能,如无大便,必要时用冷盐水灌肠取便进行检查,如便常规提示多量的红、白细胞,成团的脓细胞或吞噬细胞,则支持中毒性菌痢的诊断。冬春季发生的热性惊厥。伴有皮肤瘀点者,应注意流脑的可能,取瘀点涂片查找病原菌是简便快捷的早期诊断方法。如疑为中毒,应及早取呕吐物或血液做毒物分析。若考虑心脏疾患,应完善心电图、心脏彩超、心肌酶谱和肌钙蛋白检测等。如考虑中枢神经系统感染可能,腰穿脑脊液检查是确诊依据。肝肾功能的检查适用于胆红素脑病、肝性脑病、瑞氏综合征、尿毒症、肾功能不全等。脑电图在癫痫的诊断和鉴别诊断中占有无可替代的重要地位。脑 CT 及 MRI 的检查对颅内占位性病变、脑积水、脑萎缩、颅内出血、脑发育不全等有很重要的诊断价值。

(五)惊厥的急救

1.一般治疗

惊厥发作时,患儿应取侧半卧位,松解衣领,指压人中,轻扶肢体,避免关节损伤和摔倒。频繁惊厥者可用纱布包裹压舌板放在上下磨牙之间,但牙关紧闭者切忌硬性撬开牙关。可将头偏向一侧,防止唾液或呕吐物吸入气管引起窒息。惊厥停止后,喉头分泌物多时,用吸痰器吸出痰液,并立即短时间给氧。惊厥后出现呼吸困难或暂停时,应做人工呼吸。

2.对症治疗

(1)止痉:止痉药物首选作用迅速地安定 0.3～0.5mg/(kg·次),或 1mg/(岁·次),静脉注射,速度不超过 1mL/min,并注意有无呼吸抑制现象。或选 10%水合氯醛 0.5～0.8mL/(kg·次),灌肠。

在以上治疗的同时或随后,宜再给止痉作用强而持久的药物,如苯巴比妥钠 5～10mg/(kg·次),肌内注射。以后视病情和反应,再决定是否需要定时交替或联合使用止痉剂以维持疗效。止痉剂首次用量宜偏大,以达到即时止痉目的,维持量可偏小,但需继续保持有效血浓度。止痉剂的剂量掌握以达到有效止痉而又不抑制呼吸为原则。原因不明的惊厥宜少用止痉剂,避免用后昏睡影响病情观察和疾病的诊断。

对典型高热惊厥患儿仅需短期内应用苯巴比妥钠即可。对高热惊厥反复频繁发作,或者持续状态,以及非典型热性惊厥,脑电图有痫性放电者,宜长期正规服用抗癫痫药治疗,直至发作停止后 3 年,逐渐减量。

(2)退热:高热惊厥者应设法迅速降温。①药物降温:安乃近 5～10mg/(kg·次),肌内注射。对于意识清醒者,可予美林口服,起效时间及降温幅度均与安乃近类似,且作用持续时间更长。②物理降温:温水浴、酒精擦浴、冰袋等均为有效的降温措施。

(3)防治脑水肿:严重者,特别是反复惊厥者,常有继发性脑水肿,宜加用 20%甘露醇脱水减压。

3.病因治疗

(1)感染性疾病:使用抗感染药物。中枢神经系统细菌感染,需用易透过血脑屏障的广谱抗生素。

(2)低钙血症:5%葡萄糖酸钙 10～20mL 缓慢静脉注射,同时注意心律,有心率过缓、心律失常时停止静脉注射。或用 10%氯化钙 5～10mL/次,口服,一般不超过 7d。3d 后再给维生素 D3。

(3)维生素 B_6 缺乏症:维生素 B6 50～100mg 静脉注射或口服。

(4)破伤风:为中和病灶内和血液中游离的破伤风毒素,应给予破伤风抗毒素(TAT)1 万～2 万 U,肌内注射、静脉滴注各半。TAT 还可与青霉素、普鲁卡因混合作脐周或伤口周围封闭。此外,清洁创口和脐带残端消毒以清除毒素来源亦很重要。

(5)狂犬病:被猫和狗等动物咬伤后,应及时用抗狂犬病疫苗,可浸润注射于伤口周围和底部。

二、护理

(一)惊厥发作时的护理

1.惊厥发作时的处理

惊厥发作时取平卧位,迅速松解患儿衣扣,头偏向一侧,给予吸氧。清除口腔鼻咽部分泌物,以保持呼吸道通畅。抽搐发作要注意防止碰伤及坠床,必要时约束肢体。牙关紧闭的患儿在上下齿之间放置牙垫,以免舌咬伤。但在牙关紧闭时,不可强力撬开,以免损伤牙齿。痰液黏稠不易咯出时,可给予雾化吸入以稀释痰液,有利于排出。

2.惊厥发作时的用药

首选针刺人中、百会、合谷、曲池等穴。针刺 2～3min 不能止惊者,应迅速建立静脉通道,以利于抢救时及时准确给药。①地西泮,每次 0.2～0.3mg/kg 加生理盐水 20～30mL 缓慢静脉注射,一次不超过 5～10mg,速度每分钟不超过 1mg,如惊厥未控制,20min 后可重复使用。此药 1～3min 可发挥作用,但维持时间短,用药时需注意对呼吸抑制及低血压。故用药时应慎重。②苯巴比妥纳,6～10mg/次,一般采用肌肉注射,必要时 4～6h 可重复 1 次。③当静脉用药及肌肉注射无效或无条件时可选用直肠保留灌肠,10％水和氯醛每次 0.5mL/kg,加 20～30mL 生理盐水保留灌肠,应尽量保留 1h 以上,以便达到药物吸收。④如缺钙惊厥,用 10％葡萄糖酸钙 5～10mL/次加 10～20mL25％葡萄糖液缓慢静脉滴注,同时要注意观察液体外漏。

(二)惊厥缓解后的护理

1.心理护理

惊厥患儿就诊时家长往往十分焦急,恐惧不安,甚至大声喊叫。医护人员应迅速到位,全力抢救,并守护在患儿身旁,给患儿及家长安全感。随着惊厥停止,家长又担心惊厥留下后遗症。护士应安慰家长,说明单纯性高热惊厥发生于上呼吸道感染,呈急骤发热,热退后一般情况良好,很少留下后遗症。为减轻患儿及其家长的焦虑,医护人员首先应向患儿及其家长解释病情并教会家长相关的护理措施,对待患儿家长应热情、诚恳,对患儿家长提出的问题要主动热情给予解答,用亲切的语言、娴熟的操作技术取得患儿及家长的信任。根据不同患儿出现的各种心理问题进行针对性的疏导,使患儿增强战胜疾病的信心。

2.一般护理

(1)环境:保持室温在 20～22℃,湿度 50％～60％,室内空气流通,光线柔和,病室确保整齐、清洁、安全,治疗和护理尽量集中进行,动作轻柔敏捷,减少不必要的刺激,让患儿充分休息。

(2)饮食:给高热量、高维生素、高蛋白、易消化的饮食,对于抽搐后意识障碍者可选用静脉或鼻饲补充营养。鼻饲前要抬高头部并检查胃管在胃内方能鼻饲,鼻饲量及进入速度要适当,同时应观察有无恶心、呕吐,痰多者鼻饲前吸痰,鼻饲后 30min 内不宜吸痰,以免诱发呕吐及误吸。

(3)加强口腔及皮肤护理:发热时口腔唾液分泌减少,大量细菌会在口腔中繁殖,易发生口腔炎。为保持口腔清洁,每次喂完奶或进食后喂适量的温水以冲洗口腔。昏迷、大小便失禁的年长儿必要时留置导尿管,便后用温水擦洗臀部皮肤,并涂滑石粉。及时更换衣裤,防止皮肤感染及压疮的发生。婴幼儿应选择质地柔软的尿布,大小便后及时清洗,更换尿布。

3.高热护理

对于高热引起的惊厥,可先采用物理降温:①冰帽及冰袋冷敷降温:为预防脑水肿,以头部物理降温为主,采用冰帽,其次为枕下、腋下、腹股沟等部位放置冰袋,忌擦胸前区及腹部,在冰袋外包裹薄巾,防止局部冻伤。②冷毛巾湿敷降温:毛巾浸入冷水中,敷于额头等部位,毛巾要经常更换,每次持续 15～20min。③酒精及温水擦浴:用浓度为 25％～30％,温度为 30～32℃的酒精,擦拭颈部、腋窝、腹股沟等处,如果在擦浴过程中患者出现面色苍白、寒战、脉搏和呼吸不正常时应立刻停止。高热寒战、身体虚弱、对冷敏感者不宜采用酒精擦浴降温法。胸前、后颈、腹部也不宜用酒精擦浴。经物理降温后,体温仍没有明显下降,应根据医嘱给予适当的解热镇痛剂。

4.病情和用药后的观察

在物理降温后,应密切观察患者的体温变化情况,酌情每 0.5 小时或 1 小时测量体温 1 次。严密观察患者的病情变化,有异常时应立即报告医生。给予物理降温后体温无下降者,用药物降温后,应严密观察体温的变化及患者的出汗情况,以免出汗过多、体温骤降引起虚脱。惊厥者详细记录惊厥发作次数;发作前有无多汗、易惊、尖叫、发作时状态;惊厥持续的时间、间隔时间;随时观察患儿体温、脉搏、呼吸、血压、前囟是否膨隆、瞳孔的变化,以便及时发现脑水肿早期症状。持续而频繁的惊厥,往往并发脑水肿,应严格遵医嘱在指定时间内使用脱水剂,如 20%甘露醇(按 0.25~0.5mL/kg 使用),注意输液的速度,一般在 30min 内滴完。使用过程中应注意穿刺部位有无渗出,如有渗出应及时更换穿刺部位,即刻用 2%普鲁卡因局部封闭,禁忌热敷。

5.安全防护

发作未清醒前要有专人守护,病床要加床挡,防止患儿坠床或碰伤身体等意外事故。勿用力阻止患儿抽搐,以免造成骨折或脱位。

(三)健康教育

小儿呼吸道防御功能差,易发生呼吸道感染,应尽量避免带小儿到公共场所游玩;合理喂养,加强体育锻炼,根据天气变化,及时增减衣服,注意个人卫生。根据家长的接受能力,选择适当的方式向他们讲解惊厥时有关知识,指导家长掌握止惊的紧急措施及物理降温方法。

第二节　癫痫

癫痫是由于多种原因引起的一种脑部慢性疾患,其特征是脑内神经元群反复发作性过度放电引起突发性、暂时性脑功能失常,临床出现意识、运动、感觉、精神或自主神经功能障碍。是神经系统常见疾病之一,是一种致残率高、病程长和临床反复发作为特点,严重威胁患者身心健康的疾病。国外不同地区发病率约 24~114/10 万/年,患病率为 4‰~8‰。我国 2000 年人群调查显示癫痫患病率 7‰。癫痫的起病与年龄有密切关系,临床上许多癫痫综合征呈年龄依赖性特征。小儿癫痫大多数发生于学龄前期,婴幼儿期是癫痫发病的第一个高峰期。我国目前癫痫患者总数约 900 万,每年新发癫痫人数约 40 万。癫痫患者的死亡危险性为一般人群的 2 倍~3 倍。且约 70%~80%患者未接受正规诊断与治疗。癫痫已成为神经内科最常见的疾病之一。

一、疾病知识

(一)病因及发病机制

癫痫发病机制非常复杂,目前较一致的观点是癫痫发病是因为中枢神经系统兴奋与抑制性不平衡所致。这种不平衡主要与离子通道、突触传递及神经胶质细胞的改变有关。

（二）临床表现

1.局灶性发作

神经元过度放电起始于一侧大脑的某一部位,临床表现仅限于身体的一侧。

(1)单纯局灶性发作:①运动性发作:表现为一侧某部位的抽搐。②感觉性发作:表现为发作性躯体感觉异常或特殊感觉异常。③自主神经症状性发作:发作可有各种自主神经症状。④精神症状性发作:可表现为幻觉、错觉、记忆障碍、认知障碍、情感障碍或语言障碍。

(2)复杂局灶性发作:见于颞叶癫痫和部分额叶癫痫。该类发作都有不同程度的意识障碍,多有精神症状。

(3)局灶性发作演变为全面性发作。

2.全面性发作

发作一开始两侧半球同时放电,发作时常有意识障碍。

(1)失神发作:起病突然,没有先兆,正在进行的活动停止,两眼凝视,持续数秒钟恢复,一般不超过 30 秒,发作后常可继续原来的活动,对发作不能回忆。

(2)强直—阵挛发作:主要表现为意识障碍和全身抽搐。

(3)强直性发作:表现为持续而强烈的肌肉收缩,使身体固定于某种特殊体位。

(4)阵挛性发作:肢体、躯干或面部呈节律性抽动。

(5)肌阵挛发作:某部位的肌肉或肌群,甚至全身肌肉突然快速抽动。

(6)失张力发作:发作时肌张力突然丧失而引起姿势改变。

(7)痉挛发作:发作是表现为点头、伸臂、弯腰、踢腿或过伸样动作。

（三）治疗

1.治疗原则

(1)一般治疗:尽量保证患儿正常活动,尽可能发现和避免诱因。

(2)病因治疗:有明确病因的继发性癫痫患儿,应尽可能针对病因给予治疗。

(3)合理应用抗癫痫药物。

(4)手术治疗:药物难以控制的难治性癫痫,可考虑外科手术治疗。

2.药物治疗

(1)药物治疗原则:20 世纪 80 年代以来,国外开发了许多新型的抗癫痫药物,并陆续进入我国临床使用:合理规范的抗癫痫药物治疗,使 70%～80%的癫痫患者发作得到控制,其中 60%～70%的病例经过 2～5 年的治疗可以停药。

抗癫痫药物治疗的原则包括下列几项:①早期治疗。诊断明确后尽早治疗,对初次发作呈癫痫持续状态或明显有脑损害者不必等到第二次发作即可开始治疗。②合理选药:根据癫痫的发作类型或癫痫综合征的类型选药,参考癫痫药物治疗指南,避免不合理的用药加重癫痫发作,如失神发作、肌阵挛发作不能选择卡马西平、苯妥英、苯巴比妥等。③单药治疗:剂量从小至大,可减少不良反应。只有当单药治疗用药量已经达到最大限度仍不能控制发作时,才考虑换药或联合用药。④个体化给药。同一种抗癫痫药的同一剂量对不同个体、不同癫痫类型、不同病情程度的疗效反应是不一样的,其治疗剂量应从小剂量开始,结合临床效应,进行个体化的精细调整。⑤换药需逐步过渡:当原有抗癫痫药物治疗无效,需换另一种新的抗癫痫药物时,两药交替应有一定时间的过渡期,只有当新的抗癫痫药物达到稳态血浓度,并临床起效时才能逐渐减停原来的药物,这样有利于观察新药疗效,防止病情加重。⑥注意药物相互作用:单药治疗无效时,需联合用药。两种或多种抗癫痫药合用时,因药物间相互作用可引起错综复杂的血药浓度变化。⑦疗程要长,停药要慢:一般停止发作后须继续服用 3～4 年,脑电图监测正常后,经过 1～2 年逐渐减药至停药。若正值青春发育期,最好延迟在青春期以后停药。但不同病因、不同发作类型的癫痫服药疗程不相同。需要注意的是,部分患儿停止发作 3～4 年后脑电图仍有癫痫样电活动,这时不应无限期服药,应结合发作类型考虑停药。⑧注意抗癫痫药物不良反应:定期随访,定期检测肝、肾功能和血药浓度,熟悉各种药物的不良反应。

(2)常用治疗药物:①根据不同发作类型,选用药物,常用药物有苯巴比妥、丙戊酸钠、卡马西平、苯妥英、硝西泮及氯硝西泮。用药原则强调以单种药物为主,开始使用时从 1/2～2/3 量开始,达稳态后检测血药浓度,调整治疗,用药期间避免自行减量、加量及突然停药。坚持服药至末次发作后 2～4 年。②丙戊酸钠:15～40mg/(kg·d),分 3 次。卡马西平:15～30mg/(kg·d),分 3 次。苯巴比妥:3～5mg/(kg·d),分 2～3 次。氯硝西泮:0.01～0.2mg/(kg·d),分 3 次。托吡酯:初始 0.5～1mg/(kg·d);维持 4～8mg/(kg·d),分 2～3 次。

(四)癫痫治疗的研究进展

目前癫痫的治疗主要包括药物治疗、手术治疗、基因治疗、心理治疗、饮食治疗等。

1.药物治疗

抗癫痫药主要包括传统型抗癫痫药(苯妥英钠、丙戊酸钠、卡马西平等)和新型抗癫痫药,两型药物疗效相当,但新型药物的不良反应及药物间相互影响少。目前,临床上主要应用的新型抗癫痫药包括拉莫三嗪、托吡酯、加巴喷丁、左乙拉西坦、奥卡西平等。掌握新型抗癫痫药的适应证对不同类型癫痫的药物选择极其重要。

托吡酯被广泛用于部分性发作、全面强直阵挛发作及 Lennox－Gastaut 综合征(LGS)和婴儿痉挛症的治疗,是一种广谱抗癫痫药物。托吡酯亦可作为脑炎后癫痫患者的治疗首选药物,并在难治性癫痫的辅助治疗中疗效确切。奥卡西平通常作为成人部分性癫痫的单药治疗,以及作为部分性癫痫或继发全身性发作的成人和 4～16 岁儿童添加治疗。拉莫三嗪目前较多应用于各型儿童癫痫,癫痫部分性发作、全面强直－阵挛发作、失神发作、肌阵挛发作及全面性强直阵挛发作、LGS 等癫痫综合征的治疗。加巴喷丁为人工合成的抗癫痫药,主要与中枢神经系统痫性活动发生部位的脑位点结合。主要用于辅助治疗部分性发作、全面强直阵挛性发作(GTCS)等。左乙拉西坦是吡拉西坦的类似物,目前主要用于治疗部分性发作、GTCS 及肌阵挛发作。

尽管临床中抗癫痫药的不断应用,仍然大约有 30%～40% 的患者会发展为难治性癫痫。这迫使开发更新颖实用的抗癫痫药物以加强对难治性癫痫的管理。各种新型的抗癫痫药物包括卢非酰胺、拉科酰胺、氨己烯酸、吡仑帕奈及瑞替加滨已经在美国最新出台,并且正在进行大量相关的临床试验。拉科酰胺是一种新型 N－甲基－D－天门冬氨酸(NMDA)受体甘氨酸位点结合拮抗剂,用于辅助治疗 16 岁及以上有或无继发性癫痫大发作患者的癫痫部分发作。卢非酰胺用于 4 岁及以上儿童和成人的 LGS 相关癫痫发作的辅助治疗。醋酸艾司利卡西平自2010 年以来用于辅助治疗 16 岁及以上癫痫患者的部分性发作,单药治疗新发癫痫的研究正在进行中。氨己烯酸单药治疗婴儿痉挛发作和作为难治性部分发作性癫痫辅助的治疗,但氨己烯酸可能加重肌阵挛性发作。吡仑帕奈在美国和欧盟已被批准作为难治性部分发作癫痫伴或不伴全身发作的辅助治疗。瑞替加滨自 2011 年以来用于辅助治疗难治性部分发作性癫痫。

2.手术治疗

癫痫患者中 30% 左右药物治疗无效,而 50% 的这类患者可通过外科手术方法达到控制症状的目的。目前外科治疗的方式包括癫痫灶切除术、癫痫放电传播途径的切断功能性手术、毁损及刺激手术。其中,神经刺激已经迅速发展成一种治疗难控制性癫痫发作的方式。迷走神经刺激,三叉神经刺激,脑深部的丘脑前核刺激以及对敏感性神经刺激等方式,都有相关实验证实可用于治疗难治性癫痫。

3.基因和细胞移植治疗

基因治疗是指通过在特定靶细胞中表达该细胞本来不表达的基因,或采用特定方式关闭、抑制异常表达基因,从而达到治疗疾病的目的。初步研究显示,病毒载体的基因治疗或细胞移植能抑制痫性发作和癫痫的发生。新皮层癫痫是常见的耐药性癫痫,手术切除病灶在少数情况下仅是可行的,但仍有许多患者没有有效的治疗方法,基因治疗被证明可抑制啮齿动物模型的局部新皮层癫痫发作。基因研究的靶向包括神经肽甘丙肽(GAL)和神经肽 Y(NPY)、神经元限制性沉默因子(NRSF)、成纤维细胞生长因子(FGF-2)、脑源性神经生长因子(BDNF)、Nrf2 等,但目前缺乏动物及临床研究,需要进一步探索。颞叶癫痫可能与神经病理学有关,包括海马硬化、齿状回神经退化、广泛的海马电路重组,而动物实验研究发现胚胎的神经干细胞移植可防止海马及齿状回神经元变性。截至目前,认为细胞移植可能是治疗颞叶癫痫最好的方法。

4.其他疗法

(1)心理疗法:精神过度紧张或焦虑可诱发癫痫,通过心理咨询、安慰、精神放松等心理疗法可缓解紧张或焦虑情绪,从而减少癫痫的发作。

(2)生酮饮食(KD):是一种最有效的治疗耐药性癫痫的方法,目前生酮饮食的类型包括经典 KD、改良的阿特金斯饮食、中链脂肪酸饮食、低血糖指数饮食。生酮饮食可能通过中断谷氨酸能突触传递,抑制糖酵解,激活 ATP 敏感性钾通道等途径控制癫痫发作。

(3)免疫治疗:主要包括促肾上腺皮质激素、糖皮质激素、干扰素-α、血浆置换和静脉注射免疫球蛋白。尽管免疫因素及炎症因子在癫痫中的关键性作用越来越受到关注以及对癫痫发生的理解不断加深,但是,靶向作用免疫途径的新的诊断措施及有效的治疗方法仍然欠缺。

癫痫已成为困扰人类健康和社会发展的复杂性神经系统疾病,发病因素多样,甚至有不少患者难以确诊,在治疗上仅以控制临床症状为主。尽管治疗措施已取得很大进展,但是仍有相当多的患者无法从癫痫中解脱出来。癫痫的发病机制也相当复杂,然而却是寻找治愈癫痫疗法的重要基础。新型药物不断产生,疗效值得肯定,但仍有潜在的副作用,在广泛应用临床之前,仍需要大量的临床统计分析;手术治疗癫痫是有创疗法,故需充分掌握手术适应证,排除可能带来风险;随着新一代基因测序技术的发展,基因治疗多受关注,但对基因研究的前景又是半信半疑,更是风险投资,因此这需要学术界和企业界的共同努力,这将进一步加深人类对癫痫的认识。随着分子生物学、基因遗传学、细胞移植及人工神经控制技术的发展,癫痫的整个发作机制将有望展现在我们面前,从而获取根治癫痫的疗法。

二、护理

(一)社区护理

1.健康教育

具体包括:①对确诊患儿进行评估,建立癫痫病历档案;②根据患儿年龄、病情、心理状况、知识水平等与家长一起制订合适的健康教育目标;③方法及形式有个别指导、发放健康教育手册、集中健康教育讲座、定期电话随访和家访、癫痫患者联谊会等;④内容主要包括疾病知识、用药指导、生活护理、急救措施等。

2.避免各种癫痫诱发因素

癫痫诱发因素包括:①预防感染:保持室内空气清新及适宜的温、湿度,注意防寒保暖。积极防治呼吸系统感染;②使患儿保持精神愉快、情绪稳定,避免过度兴奋或伤感等较大的情绪波动;③生活规律并培养良好的生活习惯,保证充足的睡眠和休息,不宜过度疲劳,勿从事危险性的运动,如游泳、攀岩等;④尽量避免和减少带电磁辐射的娱乐活动,如看电视、玩电脑、电子游戏等;⑤饮食给予营养丰富、易消化的食物,忌辛辣、过冷/热等刺激性食物,勿暴饮暴食、过度饥饿,不饮可乐、咖啡等含兴奋剂的饮料,多吃新鲜蔬菜、水果。保持大便通畅;⑥遵医嘱规律服药,不随意少服、漏服、多服,不随意更换药物品种或剂量。

3.癫痫发作期的护理

家长要了解患儿发作的特征,如发作的诱因、场所、发作时间、先兆、持续时间等。发作时的特点,如抽搐的部位,有无大小便失禁、舌咬伤和外伤等;发作后的表现,如有无头痛、精神不振、四肢无力等。积极鼓励家长坚持写癫痫日记,对患儿实行动态、全程监测,为医生进一步诊断、治疗提供依据。发作处理措施:①当发现发作先兆症状时,如头痛、头晕、恐惧、小儿突然思维中断、站立失神、无意动作出现等,应做好抢救护理准备工作,及时处理发作时出现的意外;②给患儿取去枕平卧位,头侧向一边,松解患儿衣领扣、裤带,移开一切可导致患儿受伤的物品,并防止坠床;③保持呼吸道通畅并保护舌头,检查患儿的口腔,有分泌物或呕吐物时应尽快清除,抽搐时立即以纱布包裹压舌板或就地取材以毛巾、衣角、布条、被角等塞入患者口腔的上下白齿之间,但以不堵塞呼吸道为宜,防止舌咬伤;④保护抽动的肢体,切勿抓紧患儿或制止抽搐。防止骨折或脱臼;⑤详细记录抽搐开始的部位、发展顺序、抽搐形式、持续时间等,及时报告医生处理;⑥发作停止后切勿给患儿饮料或食物,以免诱发恶心呕吐,使其静卧休息;⑦抽搐停止若意识障碍无好转者应立即去医院就诊。

4.用药指导

(1)指导患儿及家长掌握癫痫突发性、反复性、慢性的特征,根据医嘱坚持规律服药,培养良好的遵医服药行为;

(2)任何用药变动均需在医生指导下进行,防止少服、漏服和多服,切忌短期或突然停药及自行增减剂量或换药;

(3)注意抗癫痫药物引起的嗜睡、恶心、消化道不适等不良反应;

(4)定期检查血常规、血药浓度等参考指标,医生可根据化验结果及患儿年龄、体重的增长来调整药量;

（5）抗癫痫药物对肝肾功能有一定影响，因此服药期间需要定期检测肝、肾功能。

5.心理护理

癫痫的反复发作可引起不可逆的脑损伤，由于社会上的偏见与歧视，癫痫患儿在承受病痛的同时，精神和心理也受到一定程度的伤害，存在情绪异常、行为异常、认知功能障碍等心理障碍，这一点已被国内外许多学者所证实。而且癫痫患儿心理障碍的发生率远高于健康儿童及其他慢性非神经系统疾病的患儿，以焦虑和抑郁情绪为主。其身心疾病的形成和发展是认知、情绪和躯体易患素质长期持续作用的结果。与患儿对疾病的歪曲理解和感受有直接关系，是患儿生活质量降低的重要原因之一。因此，对癫痫患儿的心理护理不容忽视。由于儿童可塑性大，易于接受引导，暗示性强，是心理辅导的最适宜对象，也是减轻癫痫儿童心理障碍的有效方法。社区护理人员应通过引导、劝慰、个性化干预，帮助癫痫患儿心理及行为恢复到正常的状态中。

6.对患儿父母的心理指导及行为干预

（1）重视癫痫患儿父母的心理疏导：不少学者强调指出，家庭环境和父母的情绪尤其是母亲的情绪对患儿心理的影响非常明显，父母情绪对患儿的影响甚至要大于疾病本身的影响。诸多调查结果显示，癫痫患儿父母普遍存在心理问题，从适应性障碍到焦虑、抑郁、人际关系紧张等，尤其是初发病情严重的患儿及父母文化程度高的心理障碍更为突出。社区护理人员应根据患儿父母存在的不同心理问题，在增强患儿父母对癫痫疾病认识的同时予以针对性的心理疏导，以缓解癫痫患儿父母的焦虑、抑郁情绪，使他们更好地照料患儿，坚持用药。定期复查，促进患儿康复，提高癫痫患儿的生活质量，降低病残率。

（2）对癫痫患儿父母的行为干预：有关研究表明，与高血压、糖尿病、哮喘、偏头痛及心脏病等慢性疾病的孩子相比，癫痫患儿的生活质量更差。除了癫痫发作这一主要症状外，癫痫患儿还存在头晕、头痛、心悸、气短、乏力等症状。大多数癫痫患儿为了避免癫痫发作，不敢参加体育和娱乐活动，习惯于静坐。身体技能和总体健康状况都较健康人差，体重指数也明显高于同龄人的平均值。由于疾病原因、父母的过分保护也限制了患儿的社会活动，进而造成他们的社交困难，一旦疾病发作，因别人不了解病情而采取不正确的态度及不恰当的处理方法。将给患儿带来更大的伤害。随着单纯的生物医学模式向生物—心理—社会医学模式的转变。癫痫治疗及康复的目的也不再局限于发作的控制和症状的缓解，而是使患者的健康状况全面得到改善或恢复。社区护理人员应指导家长给患儿建立一个活泼的生活方式，建立和睦融洽的家庭关系，鼓励患儿参加社会活动及力所能及的体育运动，增强自我意识、独立能力、扩大兴趣范围，建立乐观的情绪，改善人际关系，并鼓励老师、家长和医护人员之间的交流。

（二）癫痫持续状态患者的护理

1.控制抽搐发作

迅速采用外周静脉留置针建立静脉通路，避免抽搐发作时针头穿破静脉壁而重复操作。首先 10mg～20mg 地西泮静脉注射，注射速度不超过 3mg/min～5mg/min，然后地西泮 100mg～200mg 加入 5%葡萄糖溶液 500mL 或 0.9%氯化钠溶液 500mL 静脉输注，滴速依癫痫发作控制情况而定，24h 总量不超过 360mg，待症状控制后以 10gtt/min 维持静脉输注，24h 内癫痫不再发作停止安定静脉输注。同时辅以苯巴比妥钠肌肉注射，应用 2d～3d，根据病情口服或鼻饲丙戊酸钠。在静脉留置针肝素帽处建立另一条静脉通路,给予病因及对症生命支持治疗。专人看护,严密观察病情变化。

2.保持呼吸道通畅

当癫痫发作时,迅速解开衣领和腰带。把患者侧卧位,备好吸痰器和抢救车。吸净口鼻内分泌物,对意识不清牙关紧闭者,用开口器放于患者上下磨齿之间,用舌钳拉住舌头放入口咽通气道。直至患者意识转清取出,对出现呼吸过慢或血氧饱和度<85%者;给予气管插管呼吸机辅助呼吸。分泌物过多不易吸出者尽早行气管切开。

3.防止外伤

当癫痫发作时,将患者平卧。防止跌伤或伤人,用毛巾或裹有纱布的压舌板置于齿间。以防唇舌咬伤,有义齿者取掉。当患者在强直期时头后仰,下颌过张可造成颈椎压缩性骨折和下颌脱臼。这时应手托患者枕部稍用力。以防颈部过伸。阵挛期四肢肌肉收缩紧张时,可适当约束限制。防止用力过度损伤关节引起骨折。

4.吸氧

全部病例均给予鼻塞持续吸氧。湿化水为灭菌用水,抽搐时加大氧浓度达 50%。待抽搐控制后,给予低流量吸氧 2L/min。如氧浓度过大,可引起脑部血管痉挛。诱发抽搐发作。对并发急性肺水肿者,湿化水为 50%乙醇。每日更换鼻塞及湿化水。

5.监测生命体征及意识状态

使用心电监护仪连续动态监测患者的呼吸、心率、血压、血氧饱和度的变化,密切观察患者的意识及瞳孔的变化,判断患者的意识障碍加深以及血压变低是否与药物有关。若患者的瞳孔直径>4mm 时,血压急剧升高、呼吸变慢、脉搏变慢、警惕脑疝发生,及时通知医生给予脱水降颅压治疗。密切观察癫痫发作的类型,每次持续的时间及间隔的时间、频率。发作时的表现及发作后的情况和生命体征的变化。准备好急救物品和急救器械,应积极配合医生认真正确地执行医嘱。保持镇静,忙而不乱,避免一切外来因素的刺激。避免过强的光源和声源,保持环境安静。

6.记录 24h 出入量

持续癫痫发作后。常伴脑水肿,遵医嘱应用 20%甘露醇,必要给予利尿剂治疗或地塞米松。观察尿量尿色变化。每日抽血查血糖、血钾、血钠、血气分析、尿素氮氯等。根据化验结果,指导补充电解质,严格记录 24h 出入量,合理控制每日液体量。

7.防止感染

由于癫痫持续状态连续抽搐,肌肉过度运动及继发感染,常伴有高热症状及大小便失禁。长时间高热导致脑组织的基础代谢率增高,需氧量增加致使脑水肿加重。进一步加重脑损伤。有研究表明,脑部温度下降 1℃,脑细胞代谢率可降低 6.5%~6.7%,颅内压可降低 5%~6%。脑部温度降至 30℃时。脑细胞的新陈代谢率可降低 50%,可有效防止或减轻脑水肿。因此对于抽搐前并无发热而抽搐后即出现高热者。采用四肢大动脉处放置冰袋或温水擦浴,同时做好头部的物理降温,用冰枕或冰帽。对高热不退合并有肺部感染者遵医嘱给予抗生素治疗,予以 2h 翻身、叩背 1 次。促进痰液排出,必要时给予雾化吸入。做好口腔及尿道口护理。每日两次更换引流袋,防止尿路感染。保持床单整洁、干燥,无渣屑。防止压疮发生。

8.营养支持

对于短期内不能清醒的患者,应予鼻饲治疗。给予高热量、高蛋白、高维生素流质饮食。24h鼻饲量2000mL～3000mL。

第三节　儿童抽动障碍

抽动障碍(TD)是起病于儿童期,以抽动为主要临床表现的神经精神疾病。其发病是遗传、生物、心理和环境等因素相互作用的综合结果,确切病因和发病机制不清,中枢神经递质失衡,纹状体多巴胺活动过度或突触后多巴胺受体超敏感为其发病机制的关键环节。TD的发病近年有增多趋势,其临床表现多样,共患病复杂。

一、疾病知识

(一)临床特征

1.一般特征

起病年龄2～21岁,以5～10岁最多见。病情通常在10～12岁最严重;男性明显多于女性,男女之比为3～5∶1。

2.抽动

为一种不自主、无目的、快速、刻板的肌肉收缩。抽动的表现复杂多样。其中运动性抽动是指头面部、颈肩、躯干及四肢肌肉不自主、突发、快速收缩运动;发声性抽动实际上是口鼻、咽喉及呼吸肌群的收缩,通过鼻、口腔和咽喉的气流而发声。运动性抽动或发声性抽动可进一步分为简单和复杂两类,有时二者不易分清。与其他运动障碍不同,抽动是在运动功能正常的情况下发生,且非持久性存在。

病初抽动症状通常从面部开始,逐渐发展到头、颈、肩部肌肉,而后波及躯干及上、下肢。抽动形式也可以从一种形式转变为另一种形式,不断有新的抽动形式出现。抽动频度和强度在病程中呈现明显的波动性,新的抽动症状可以取代旧的抽动症状,或叠加在旧的抽动症状之上。病程较长的患儿,有时在出现抽动或发声后,迅速做一另外动作企图掩饰,使得临床表现更加复杂。抽动症状常常时好时坏,可暂时或长期自然缓解,也可因某些诱因而加重或减轻。常见加重抽动的因素包括紧张、焦虑、生气、惊吓、兴奋、疲劳、伴发感染、被人提醒等。常见减轻抽动的因素包括注意力集中、放松、情绪稳定等。

40%～55%的患儿于运动性抽动或发声性抽动之前有身体局部不适感,称为感觉性抽动,被认为是先兆症状(前驱症状),年长儿尤为多见,包括压迫感、痒感、痛感、热感、冷感或其他异样感。运动性抽动或发声性抽动很可能与对局部不适的缓解相关。

3.共患病

大约半数患儿共患一种或多种心理行为障碍,包括注意缺陷多动障碍(ADHD)、学习困难、强迫障碍、睡眠障碍、情绪障碍、自伤行为、品行障碍、暴怒发作等。其中共患ADHD最常见,其次是强迫障碍。TD共患病的发生存在性别差异,通常ADHD、学习困难、品行障碍和暴怒发作的发生男性较多,而强迫障碍和自伤行为的发生则女多于男。共患病进一步增加了疾病的复杂性和严重性,影响患儿学习、社会适应能力、个性及心理品质的健康发展,给治疗和管理增添诸多困难。

(二)诊断

1.诊断方法

尚乏特异性诊断指标。目前主要采用临床描述性诊断方法,依据患儿抽动症状及相关伴随精神行为表现进行诊断。因此,详细的病史询问是正确诊断的前提,而体格检查包括精神检查和必要的辅助检查也是必需的,检查目的主要在于排除其他疾病。

脑电图、神经影像及实验室检查一般无特征性异常。少数患儿可有非特异性改变,如脑电图检查可发现少数患儿背景慢化或不对称等;头颅 CT 或 MRI 检查显示少数患儿存在尾状核体积偏小、额叶及枕叶皮质稍薄、脑室轻度扩大、外侧裂加深等非特异性结构改变,检查目的主要是排除基底神经节等部位有无器质性病变,如肝豆状核变性(Wilson 病)及其他器质性锥体外系疾病。

2.临床分型

根据临床特点和病程长短,本病可分为短暂性 TD、慢性 TD 和 Tourette 综合征(TS)三种类型。

(1)短暂性 TD:最多见的一种类型,病情最轻,表现为 1 种或多种运动性抽动和(或)发声性抽动,病程在 1 年之内。

(2)慢性 TD:指仅表现有运动性抽动或发声性抽动(二者不兼有),病程在 1 年以上。

(3)TS:又称多发性抽动症,是病情相对较重的一型,既表现有运动性抽动,又兼有发声性抽动,但二者不一定同时出现,病程在 1 年以上。过去常称的“抽动秽语综合征”这一病名欠妥,因为秽语的发生率不足三分之一,秽语并非诊断 TS 的必备条件,又具有明显的贬义,现已被弃用。

短暂性 TD 可向慢性 TD 转化,而慢性 TD 也可向 TS 转化。

有些患者不能归于上述任何一类,属于尚未界定的其他类型 TD,如成年期发病的 TD(迟发性 TD)。而难治性 TD 是近年来小儿神经、精神科临床逐渐形成的新概念,系指经过氟哌啶醇、硫必利等常规抗 TD 药物足量规范治疗 1 年以上无效,病程迁延不愈的 TD 患儿。

多种器质性疾病也可引起 TD,即继发性 TD,临床应注意排除。继发性 TD 的原因很多,包括遗传因素(如唐氏综合征、脆性 X 综合征、结节性硬化、神经棘红细胞增多症等)、感染因素(如链球菌感染、脑炎、神经梅毒、克-雅病等)、中毒因素(如一氧化碳、汞、蜂等中毒)、药物因素(如哌甲酯、匹莫林、安非他明、可卡因、卡马西平、苯巴比妥、苯妥英、拉莫三嗪等)及其他因素(如卒中、头部外伤、发育障碍、神经变性病等)。

3.病情评估

根据病情严重程度,可分为轻度、中度及重度。轻度(轻症)是指抽动症状轻,不影响患儿生活、学习或社交活动等;中度是指抽动症状重,但对患儿生活、学习或社交活动等影响较小;重度(重症)是指抽动症状重,并明显影响患儿生活、学习或社交活动等。也可依据抽动严重程度量表进行客观、量化评定,如耶鲁综合抽动严重程度量表等。此外,TD 伴发共患病越多,病情越严重。

4.诊断标准

目前国内外多数学者倾向于采用 DSM－IV－TR 中的诊断标准,简述如下。

(1)短暂性 TD:①一种或多种运动性抽动和(或)发声性抽动;②抽动 1d 发作多次,几乎每天发作持续时间至少 4 周,但不超过 1 年;③既往无慢性 TD 或 TS 病史;④18 岁以前起病;⑤TD 症状不是直接由某些药物(如兴奋剂)或内科疾病(如亨廷顿舞蹈病或病毒感染后脑炎)所致。

(2)慢性 TD:①一种或多种运动性抽动或发声性抽动,但在病程中不同时出现;②抽动每天发作多次,可每天发作或有间歇,但间歇期持续不超过 3 个月,病程超过 1 年;③18 岁以前起病;④TD 症状不是由某些药物(如兴奋剂)或内科疾病(如亨廷顿舞蹈病或病毒感染后脑炎)所致。

(3)TS:①在病程中具有多种运动性抽动及一种或多种发声性抽动,而不必在同一时间出现;②抽动可每天发作多次(通常为丛集性)或间歇发作,但间歇时间不超过 3 个月,抽动病程在 1 年以上;③抽动的部位、次数、频率、强度和复杂性随时间而变化;④18 岁以前起病;⑤抽动症状不是直接由某些药物(如兴奋剂)或内科疾病(如亨廷顿舞蹈病或病毒感染后脑炎)所致。

5.诊断流程

临床诊断有赖于详细的病史、体检和相关辅助检查。应与患儿直接会谈,观察抽动和一般行为表现,弄清症状的主次、范围、演变规律及发生的先后过程。要注意患儿的症状可短暂自我控制,易被忽视而漏诊。同时,TD 由于常共患 ADHD、强迫障碍等,也易被误诊。需注意排除风湿性舞蹈病、肝豆状核变性、癫痫、药源性抽动、心因性抽动及其他锥体外系疾病。

(三)治疗

治疗前应确定治疗的靶症状,即对患儿日常生活、学习或社交活动影响最大的症状。抽动通常是治疗的靶症状,而有些患儿治疗的靶症状是共患病症状,如多动冲动、强迫观念等。治疗原则是药物治疗和心理行为治疗并重,注重治疗的个体化。

1.药物治疗

对于影响到日常生活、学习或社交活动的中至重度 TD 患儿,单纯心理行为治疗效果不佳时,需要加用药物治疗,包括多巴胺受体阻滞剂,仅受体激动剂以及其他药物等。药物治疗要有一定的疗程,适宜的剂量,不宜过早换药或停药。

(1)常用药物:常用药物主要包括以下 4 类。①多巴胺受体阻滞剂:是 TD 治疗的经典药物。常用药物如下:氟哌啶醇,常用治疗剂量为 1～4mg/d,2～3 次/d,通常加服等量苯海索(安坦),以防止氟哌啶醇可能引起的药源性锥体外系反应;硫必利(又称泰必利),常用治疗剂量为 150～500mg/d,2～3 次/d,副作用少而轻,可有头昏、乏力、嗜睡、胃肠道反应等;舒必利常用治疗剂量为 200～400mg/d,2～3 次/d,以镇静和轻度锥体外系反应较常见;利培酮,常用治疗剂量为 1～3mg/d,2～3 次/d,常见副作用为失眠、焦虑、易激惹、头痛和体重增加等;阿立哌唑试用于治疗 TD 患儿,取得较好疗效,推荐治疗剂量为 5～20mg/d,1～2 次/d,常见副作用为恶心、呕吐、头痛、失眠、嗜睡、激惹和焦虑等。该类药物还有很多,如匹莫齐特、奥氮平、喹硫平、齐拉西酮、舍吲哚、匹喹酮、丁苯喹嗪、氟奋乃静和三氟拉嗪等,均具有一定的抗抽动作用,儿科临床应用不多。②中枢性α受体激动剂:常用可乐定系α2受体激动剂,特别适用于共患 ADHD 的 TD 患儿;常用治疗剂量为 0.1～0.3mg/d,2～3 次/d;对口服制剂耐受性差者,可使用可乐定贴片治疗;该药副作用较小,部分患儿出现镇静,少数患儿出现头昏、头痛、乏力、口干、易激惹,偶见直立性低血压及 P-R 间期延长。胍法辛也是用于 TD+ADHD 治疗的一线药物,国内儿科经验不多,常用治疗剂量为 1～3mg/d,2～3 次/d,常见副作用有轻度镇静、疲劳和头痛等。③选择性 5 羟色胺再摄取抑制剂:为新型抗抑郁药,如氟西汀、帕罗西汀、舍曲林、氟伏沙明等,有抗抽动作用;与利培酮合用可产生协同作用;还可用于 TD+强迫障碍治疗。④其他药物:氯硝西泮、丙戊酸钠、托吡酯等药物具有抗 TD 作用,其中氯硝西泮治疗剂量为 1～2mg/d,2～3 次/d,常见副作用为嗜睡、头昏、乏力、眩晕等;丙戊酸钠治疗剂量为 15～30mg/(kg·d),注意肝功能损害等副作用;托吡酯治疗剂量为 1～4mg/(kg·d),应注意食欲减退、体重下降、泌汗障碍、认知损害等副作用。对于难治性 TD 患儿,应及时转诊至精神科或功能神经外科,进行进一步的药物或神经调控治疗。应用多受体调节药物联合治疗或探索新药,已成为难治性 TD 治疗的趋势。

(2)药物治疗方案:①首选药物:可选用硫必利、匹莫齐特、舒必利、阿立哌唑、可乐定、胍法辛等。从最低剂量起始,逐渐缓慢加量(1～2 周增加一次剂量)至目标治疗剂量。②强化治疗:病情基本控制后,需继续治疗剂量至少 1～3 个月,予以强化治疗。③维持治疗:强化治疗阶段后病情控制良好,仍需维持治疗 6～12 个月,维持剂量一般为治疗剂量的 1/2～2/3。强化治疗和维持治疗的目的在于巩固疗效和减少复发。④停药:经过维持治疗阶段后,若病情完全控制,可考虑逐渐减停药物,减量期至少 1～3 个月。若症状再发或加重,则恢复用药或加大剂量。⑤联合用药:当使用单一药物仅能使部分症状改善,或有共患病时,可考虑请神经科会诊,考虑联合用药;难治性 TD 亦需要联合用药。

2.非药物治疗

(1)心理行为治疗:是改善抽动症状、干预共患病和改善社会功能的重要手段。对于社会适应能力良好的轻症患儿,多数单纯心理行为治疗即可奏效。首先通过对患儿和家长的心理咨询,调适其心理状态,消除病耻感,通过健康教育指导患儿、家长、老师正确认识本病,不要过分关注患儿的抽动症状,合理安排患儿的日常生活,减轻学业负担。同时可给予相应的行为治疗,包括习惯逆转训练、暴露与反应预防、放松训练、阳性强化、自我监察、消退练习、认知行为治疗等。其中习惯逆转训练、暴露与反应预防是一线行为治疗。

(2)神经调控治疗:重复经颅磁刺激、脑电生物反馈和经颅微电流刺激等神经调控疗法,可尝试用于药物难治性 TD 患儿的治疗。深部脑刺激疗效较确切,但属于有创侵入性治疗,主要适用于年长儿(12 岁以上)或成人难治性 TD 的治疗。

3.共患病治疗

(1)共患 ADHD(TD+ADHD):是最常见的临床共患病。可首选α2 受体激动剂,如可乐定,同时具有抗抽动和改善注意力的作用。托莫西汀不诱发或加重抽动,也适用于共患 ADHD 的 TD 患儿。中枢兴奋剂存在加重或诱发抽动的潜在危险,但临床证据并不一致,临床实践中也有将哌甲酯用于 TD+ADHD 治疗的成功经验。现一般主张采用常规剂量多巴胺受体阻滞剂(如硫必利)与小剂量中枢兴奋剂(如哌甲酯,常规用量的 $1/4 \sim 1/2$)合用,治疗 TD＋ADHD 患儿],可有效控制 ADHD 症状,而对多数患儿抽动症状的影响也不明显。

(2)共患其他行为障碍:如学习困难、强迫障碍、睡眠障碍、情绪障碍、自伤行为、品行障碍等,在治疗 TD 的同时,应采取教育训练、心理干预、联合用药等疗法,并及时转诊至儿童精神科进行综合治疗。

二、护理

(一)心理护理

护理人员在同患者交流时语言要和蔼,态度要温和,对患者的心理活动要耐心了解,在患者情绪波动较大的情况下不要训斥以及激怒患者,采用温柔的语言对患者进行安抚,用爱心、耐心等来赢得患者的信任感和安全感。

(二)安全护理

在患者住院期间护理人员要加强安全巡视工作,病床上需要设置床栏,将存在易激惹、情绪波动较大等情况的患者与其他患者隔开,病房内禁止放置缝衣针、剪刀等物品,避免出现患者伤人、外逃以及自杀等情况;为患者营造较为舒适以及安静的环境,如果患者存在睡眠障碍的情况,可以根据病情酌情使用小剂量的安眠药。

(三)用药护理

由于抗精神病药物存在一定的不良反应,护理人员要对患者用药后的效果以及不良反应发生情况等进行密切关注,如果患者服用会出现呕吐、恶心以及食欲差等不良反应的药物,则需要给予患者可口的饭菜,并要求患者多饮水;护理人员要对给药制度进行严格执行。

(四)出院指导

指导患者家属掌握正确的家庭育儿方式,多在精神上鼓励和安慰患者,对各种不良刺激进行有效避免;反复叮嘱患者遵医嘱科学用药,并且禁止出现擅自停药的情况,定期到院进行复诊防止该病的复发。

第四节　中枢神经系统感染性疾病

中枢神经系统(CNS)感染性疾病是指各种生物病原体侵犯中枢神经系统实质、脑膜和血管等引起的急性或慢性炎症性(或非炎症性)疾病。引起疾病的生物病原体包括病毒、细菌、螺旋体、寄生虫、真菌、立克次体和朊蛋白等。临床上根据中枢神经系统感染的部位不同可分为:脑炎、脊髓炎或脑脊髓炎,主要侵犯脑和(或)脊髓实质;脑膜炎、脊膜炎或脑脊膜炎,主要侵犯脑和(或)脊髓软膜;脑膜脑炎:脑实质和脑膜合并受累。生物病原体主要通过血行感染、直接感染和神经干逆行感染等途径进入中枢神经系统。

一、病毒性脑膜炎患者的护理

病毒性脑膜炎是一组由各种病毒感染引起的脑膜急性炎症性疾病。多为急性起病,出现病毒感染的全身中毒症状如发热、头痛、畏光、恶心、呕吐、肌痛、食欲减退、腹泻和全身乏力等,并伴有脑膜刺激征,通常儿童病程超过 1 周,成人可持续 2 周或更长。本病大多呈良性过程。

(一)专科护理

1.护理要点

急性期患者绝对卧床休息,给予高热量、高蛋白、高维生素、易消化的流质或半流质饮食,不能进食者给予鼻饲。密切观察病情变化,除生命体征外,必须观察瞳孔、精神状态、意识改变、有无呕吐、抽搐症状,及时发现是否有脑膜刺激征和脑疝的发生。

2.主要护理问题

(1)急性疼痛:头痛与脑膜刺激征有关。

(2)潜在并发症:脑疝与脑水肿导致颅内压增高有关。

(3)体温过高与病毒感染有关。

(4)有体液不足的危险与反复呕吐、腹泻导致失水有关。

3.护理措施

(1)一般护理。

1)为患者提供安静、温湿度适宜的环境,避免声光刺激,以免加重患者的烦躁不安、头痛及精神方面的不适感。

2)衣着舒适,患者内衣以棉制品为宜,勤洗勤换,且不易过紧;床单保持清洁、干燥、无渣屑。

3)提供高热量、高蛋白质、高维生素、低脂肪的易消化饮食,以补充高热引起的营养物质消耗。鼓励患者增加饮水量,1000~2000mL/d。

4)做好基础护理,给予口腔护理,减少患者因高热、呕吐引起的不适感,并防止感染;加强皮肤护理,防止降温后大量出汗带来的不适。

(2)病情观察及护理。

1)严密观察患者的意识、瞳孔及生命体征的变化,及时准确地报告医生。积极配合医生治疗,给予降低颅内压的药物,减轻脑水肿引起的头痛、恶心、呕吐等,防止脑疝的发生。保持呼吸道通畅,及时清除呼吸道分泌物,定时叩背、吸痰,预防肺部感染。

2)发热患者应减少活动,以减少氧耗量,缓解头痛、肌痛等症状。发热时可采用物理方法降温,可用温水擦浴、冰袋和冷毛巾外敷等措施物理降温。必要时遵医嘱使用药物降温,使用时注意药物的剂量,尤其对年老体弱及伴有心血管疾病者应防止出现虚脱或休克现象;监测体温应在行降温措施 30min 后进行。

3)评估患者头痛的性质、程度及规律,恶心、呕吐等症状是否加重。患者头痛时指导其卧床休息,改变体位时动作要缓慢。讲解减轻头痛的方法,如深呼吸、倾听音乐、引导式想象、生物反馈治疗等。

4)意识障碍患者给予侧卧位,备好吸引器,及时清理口腔,防止呕吐物误入气管而引起窒息。观察患者呕吐的特点,记录呕吐的次数,呕吐物的性质、量、颜色、气味,遵医嘱给予止吐药,帮助患者逐步恢复正常饮食和体力。指导患者少量多次饮水,以免引起恶心呕吐;剧烈呕吐不能进食或严重水电解质失衡时,给予外周静脉营养,准确记录 24 小时出入量,观察患者有无失水征象,依失水程度不同,患者可出现软弱无力、口渴、皮肤黏膜干燥和弹性减低,尿量减少、尿比重增高等表现。

5)抽搐的护理:抽搐发作时,应立即松开衣领和裤带,取下活动性义齿,及时清除口鼻腔分泌物,保持呼吸道通畅;放置压舌板于上、下臼齿之间,防止舌咬伤,必要时用舌钳将舌拖出,防止舌后坠阻塞呼吸道;谵妄躁动时给予约束带约束,勿强行按压肢体,以免造成肢体骨折或脱臼。

(二)健康指导

1.疾病知识指导

(1)概念:病毒性脑膜炎又称无菌性脑膜炎,是一组由各种病毒感染引起的脑膜急性炎症性疾病,主要表现为发热、头痛和脑膜刺激征。

(2)形成的主要原因:85%～95%的病毒性脑膜炎由肠道病毒引起,主要经粪－口途径传播,少数经呼吸道分泌物传播。

(3)主要症状:多为急性起病,出现病毒感染全身中毒症状,如发热、畏光、头痛、肌痛、食欲减退、腹泻和全身乏力等,并伴有脑膜刺激征。幼儿可出现发热、呕吐、皮疹等,而颈项强直较轻微甚至阙如。

(4)常用检查项目:血常规、尿常规、腰椎穿刺术、脑电图头 CT、头 MRI。

(5)治疗:主要治疗原则是对症治疗、支持治疗和防治并发症。对症治疗如剧烈头痛可用止痛药,癫痫发作可首选卡马西平或苯妥英钠,抗病毒治疗可用阿昔洛韦,脑水肿可适当应用脱水药。

(6)预后:预后良好。

(7)其他:如疑为肠道病毒感染应注意粪便处理,注意手部卫生。

2.饮食指导

(1)给予高蛋白,高热量、高维生素等营养丰富的食物,如鸡蛋、牛奶、豆制品、瘦肉,有利于增强抵抗力。

(2)长期卧床的患者易引起便秘,用力屏气排便、过多的水钠潴留都易引起颅内压增高,为保证大便通畅,患者应多食粗纤维食物,如芹菜、韭菜等。

(3)应用甘露醇、呋塞米等脱水剂期间,患者应多食含钾高的食物如香蕉、橘子等,并要保证水分摄入。

(4)不能经口进食者,遵医嘱给予鼻饲,制订鼻饲饮食计划表。

3.用药指导

(1)脱水药:保证药物滴注时间、剂量准确,注意观察患者的反应及患者皮肤颜色、弹性的变化,记录 24 小时出入量,注意监测肾功能。

(2)抗病毒药:应用阿昔洛韦时注意观察患者有无谵妄、皮疹、震颤及血清转氨酶暂时增高等不良反应。

4.日常生活指导

(1)保持室内环境安静、舒适、光线柔和。

(2)高热的护理。

1)体温上升阶段:寒战时注意保暖。

2)发热持续阶段:给予物理降温,必要时遵医嘱使用退热药,并要注意补充水分。

3)退热阶段:要及时更换汗湿衣服,防止受凉。

(3)腰椎穿刺术后患者取去枕平卧位 4～6 小时,以防止低颅压性头痛的发生。

(三)循证护理

病毒性脑膜炎是由各种病毒引起中枢神经系统的炎症性疾病,其发病机制可能与病毒感染和感染后的免疫反应有关。而症状性癫痫是由脑损伤或全身性疾病引起脑代谢失常引发的癫痫,病毒性脑膜炎是引起癫痫发作的因素之一。针对病毒性脑膜炎并发症状性癫痫患者的临床特点,有学者研究得出病毒性脑炎并发症状性癫痫患者的护理重点应做好精神异常、癫痫发作、腰椎穿刺术和用药的观察及护理。

使用头孢菌素类和硝基咪唑类抗生素后服用含有乙醇类的液体或食物时会引发双硫仑样反应。双硫仑样反应表现为面部潮红、头痛、眩晕、恶心、呕吐、低血压、心率加快、呼吸困难,严重者可致急性充血性心力衰竭、呼吸抑制、意识丧失、肌肉震颤等。据报道,一个高压电烧伤者,术后给予头孢哌酮抗感染,用 75%乙醇处理创面,反复出现双硫仑样反应。说明应用上述药物的患者接触任何含乙醇的制品都会导致双硫仑样反应的可能,医护人员应提高警惕,并将有关注意事项告知患者。

二、化脓性脑膜炎患者的护理

化脓性脑膜炎即细菌性脑膜炎,又称软脑膜炎,是由化脓性细菌所致脑脊膜的炎症反应,脑和脊髓的表面轻度受累,是中枢神经系统常见的化脓性感染疾病。病前可有上呼吸道感染史,主要临床表现为发热、头痛、呕吐、意识障碍、偏瘫、失语、皮肤淤点及脑膜刺激征等。通常起病急,好发于婴幼儿和儿童。

(一)专科护理

1.护理要点

密切观察患者的病情变化,定时监测患者的生命体征、意识、瞳孔的变化及颅内压增高表现。做好高热患者的护理。对有肢体瘫痪及失语的患者,给予康复训练,预防并发症。加强心理护理,帮助患者树立战胜疾病的信心。

2.主要护理问题

(1)体温过高与细菌感染有关。

(2)急性疼痛:头痛与颅内感染有关。

(3)营养失调:低于机体需要量与反复呕吐及摄入不足有关。

(4)潜在并发症:脑疝与颅内压增高有关。

(5)躯体活动障碍与神经功能损害所致的偏瘫有关。

(6)有皮肤完整性受损的危险与散在的皮肤淤点有关。

3.护理措施

(1)一般护理。

1)环境:保持病室安静,经常通风,用窗帘适当遮挡窗户,避免强光对患者的刺激,减少患者家属的探视。

2)饮食:给予清淡、易消化且富含营养的流质或半流质饮食,多吃水果和蔬菜。意识障碍的患者给予鼻饲饮食,制订饮食计划表,保证患者摄入足够的热量。

3)基础护理:给予口腔护理,保持口腔清洁,减少因发热、呕吐等引起的口腔不适;加强皮肤护理,保持皮肤清洁干燥,特别是皮肤有淤点、瘀斑时避免搔抓破溃。

(2)病情观察及护理。

1)加强巡视,密切观察患者的意识、瞳孔、生命体征及皮肤淤点、瘀斑的变化,婴儿应注意观察囟门。若患者意识障碍加重、呼吸节律不规则、双侧瞳孔不等大、对光反射迟钝、躁动不安等,提示脑疝的发生,应立即通知医生,配合抢救。

2)备好抢救药品及器械:抢救车、吸引器、简易呼吸器、氧气装置及硬脑膜下穿刺包等。

(3)用药护理。

1)抗生素:给予抗生素皮试前,询问有无过敏史。用药期间监测患者的血常规、血培养、血药敏等检查结果。用药期间了解患者有无不适主诉。

2)脱水药:保证药物按时、准确滴注,注意观察患者的反应及皮肤颜色、弹性的变化,注意监测肾功能。避免药液外渗,如有外渗,可用硫酸镁湿热敷。

3)糖皮质激素:严格遵医嘱用药,保证用药时间、剂量的准确,不可随意增量、减量,询问患者有无心悸、出汗等不适主诉;用药期间监测患者的血常规、血糖变化;注意保暖,预防交叉感染。

(4)心理护理:根据患者及家属的文化水平,介绍患者的病情及治疗和护理的方法,使其积极主动配合。关心和爱护患者,及时解除患者的不适,增强其信任感,帮助患者树立战胜疾病的信心。

(5)康复护理:有肢体瘫痪和语言沟通障碍的患者可以进行如下的康复护理:

1)保持良好的肢体位置,根据病情,给予床上运动训练,包括:①桥式运动:患者仰卧位,双上肢放于体侧,或双手十指交叉,双上肢上举;双腿屈膝,足支撑于床上,然后将臀部抬起,并保持骨盆成水平位,维持一段时间后缓慢放下。也可以将健足从治疗床上抬起,以患侧单腿完成桥式运动。②关节被动运动:为了预防关节活动受限,主要进行肩关节外旋、外展,肘关节伸展,腕和手指伸展,髋关节外展,膝关节伸展足背屈和外翻。③起坐训练。

2)对于清醒患者,要更多关心、体贴患者,增强自我照顾能力和信心。经常与患者进行交流,促进其语言功能的恢复。

(二)健康指导

1.疾病知识指导

(1)概念:化脓性脑膜炎是由化脓性细菌感染所致的脑脊膜多症,脑和脊髓的表面轻度受累。通常急性起病,是中枢神经系统常见的化脓性感染疾病。

(2)形成的主要原因:化脓性脑膜炎最常见的致病菌为肺炎链球菌、脑膜炎双球菌及 B 型流感嗜血杆菌。这些致病菌可通过外伤直接扩延、血液循环或脑脊液等途径感染软脑膜和(或)蛛网膜。

(3)主要症状:寒战、高热、头痛、呕吐、意识障碍、腹泻和全身乏力等,有典型的脑膜刺激征。

(4)常用检查项目:血常规、尿常规、脑脊液检查、头 CT、多 MRI、血细菌培养。

(5)治疗。

1)抗菌治疗：未确定病原菌时首选三代头孢曲松或头孢噻肟因其可透过血脑屏障，在脑脊液中达到有效浓度。如确定病原菌为肺炎球菌，首选青霉素，对其耐药者，可选头孢曲松，必要时联合万古霉素治疗；如确定病原菌为脑膜炎球菌，首选青霉素；如确定病原菌为铜绿假单胞菌可选头孢他啶。

2)激素治疗。

3)对症治疗。

(6)预后：病死率及致残率较高，但预后与机体情况、病原菌和是否尽早应用有效的抗生素治疗有关。

(7)宣教：搞好环境和个人卫生。

2.饮食指导

给予高热量、清淡、易消化的流质或半流质饮食，按患者的热量需要制订饮食计划，保证足够热量的摄入。注意食物的搭配，增加患者的食欲，少食多餐。频繁呕吐不能进食者，给予静脉输液，维持水电解质平衡。

3.用药指导

(1)应用脱水药时，保证输液速度。

(2)应用激素类药物时不可随意减量，以免发生"反跳"现象，激素类药物最好在上午输注，避免由于药物不良反应引起睡眠障碍。

4.日常生活指导

(1)协助患者洗漱、如厕、进食及个人卫生等生活护理。

(2)做好基础护理，及时清除大小便，保持臀部皮肤清洁干燥，间隔1～2小时更换体位，按摩受压部位，必要时使用气垫床，预防压疮。

(3)偏瘫的患者确保有人陪伴，床旁安装护栏，地面保持平整干燥、防湿、防滑，注意安全。

(4)躁动不安或抽搐的患者，床边备牙垫或压舌板，必要时在患者家属知情同意下用约束带，防止患者舌咬伤及坠床。

(三)循证护理

化脓性脑膜炎是小儿时期较为常见的由化脓性细菌引起的神经系统感染的疾病，婴幼儿发病较多。本病预后差，病死率高，后遗症多。相关学者通过对78例化脓性脑膜炎患儿的护理资料进行研究，分析总结得出做好病情的观察和加强临床护理是促进患儿康复的重要环节。

对小儿化脓性脑膜炎的临床护理效果的探讨，得出结论：提高理论知识水平、业务水平、对疾病的认识，对病情发展变化做出及时、正确的抢救和护理措施，可以提高患儿治愈率，降低并发症和后遗症发生，提高生命质量，促进患儿早日康复。

三、结核性脑膜炎患者的护理

结核性脑膜炎(TMD)是由结核杆菌引起的脑膜和脊髓膜的非化脓性炎症性疾病，是最常见的神经系统结核病。主要表现为结核中毒症状、发热、头痛、脑膜刺激征、脑神经损害及脑实质改变，如意识障碍、癫痫发作等。本病好发于幼儿及青少年，冬春季较多见。

（一）专科护理

1.护理要点

密切观察患者的病情变化,观察有无意识障碍脑疝及抽搐加重的发生。做好用药指导,定期监测抗结核药物的副作用。对抽搐发作、肢体瘫痪及意识障碍的患者加强安全护理,防止外伤,同时给予相应的对症护理,促进患者康复。

2.主要护理问题

（1）体温过高与炎性反应有关。

（2）有受伤害的危险与抽搐发作有关。

（3）有窒息的危险与抽搐发作时口腔和支气管分泌物增多有关

（4）营养失调:低于机体需要量与机体消耗及食欲减退有关。

（5）疲乏与结核中毒症状有关。

（6）意识障碍与中枢神经系统、脑实质损害有关。

（7）潜在并发症:脑神经损害、脑梗死等。

（8）知识缺乏:缺乏相关医学知识有关。

3.护理措施

（1）一般护理。

1）休息与活动:患者出现明显结核中毒症状,如低热、盗汗全身无力、精神萎靡不振时,应以休息为主,保证充足的睡眠,包活规律。病室安静,温湿度适宜,床铺舒适,重视个人卫生护理。

2）饮食护理:保证营养及水分的摄入。提供高蛋白、高热量、高维生素的饮食,每天摄入鱼、肉、蛋、奶等优质蛋白,多食新鲜的蔬菜、水果,补充维生素。高热或不能经口进食的患者给予鼻饲饮食或肠外营养。

3）戒烟、酒。

（2）用药护理。

1）抗结核治疗:早期、联合、足量、全程、顿服是治疗结核性脑膜炎的关键。强调正确用药的重要性,督促患者遵医嘱服药,养成按时服药的习惯,使患者配合治疗。告知药物可能出现的不良反应,密切观察,出现如眩晕、耳鸣、巩膜黄染、肝区疼痛、胃肠不适等不良反应时,及时报告医生,并遵医嘱给予相应的处理。

2）全身支持:减轻结核中毒症状,可使用皮质类固醇等抑制炎症反应,减轻脑水肿。使用皮质类固醇时要逐渐减量,以免发生"反跳"现象。注意观察皮质类固醇药物的不良反应,正确用药,减少不良反应。

3）对症治疗:根据患者的病情给予相应的抗感染、脱水降颅压、解痉治疗。

（3）体温过高的护理。

1）重视体温的变化,定时测量体温,给予物理或药物降温后,观察降温效果,患者有无虚脱等不适出现。

2）采取降温措施。①物理降温:使用冰帽、冰袋等局部降温,温水擦浴全身降温,注意用冷时间,观察患者的反应,防止继发效应抵消治疗作用及冻伤的发生。身体虚弱的患者在降温过程中,控制时间,避免能量的消耗。②药物降温:遵医嘱给予药物降温,不可在短时间内将体温降得过低,同时注意补充水分,防止患者虚脱。儿童避免使用阿司匹林,以免诱发 Reye 综合征,即患者先出现恶心、呕吐,继而出现中枢神经系统症状,如嗜睡、昏睡等。小心谨慎使用金刚烷胺类药物,以免中枢神经系统不良反应的发生。

(4)意识障碍的护理。

1)生活护理:使用床挡等保护性器具。保持床单位清洁、干燥、无渣屑,减少对皮肤的刺激,定时给予翻身、叩背,按摩受压部位,预防压疮的发生。注意口腔卫生,保持口腔清洁。做好大小便护理,满足患者的基本生活需求。

2)饮食护理:协助患者进食,不能经口进食时,给予鼻饲饮食,保障营养及水分的摄入。

3)病情监测:密切观察患者的生命体征及意识、瞳孔的变化,出现异常及时报告医生,并配合医生处理。

(二)健康指导

1.疾病知识指导

(1)病因及发病机制:结核杆菌通过血行直接弥散或经脉络丛弥散至脑脊髓膜,形成结核结节,结节破溃后结核菌进入蛛网膜下隙,导致结核性脑膜炎。此外,结核菌可因脑实质、脑膜干酪灶破溃所致,脊柱、颅骨、乳突部的结核病灶也可直接蔓延引起结核性脑膜炎。

(2)主要症状:多起病隐袭,病程较长,症状轻重不一。

1)结核中毒症状:低热、盗汗、食欲减退、疲乏、精神萎靡。

2)颅内压增高和脑膜刺激症状:头痛、呕吐、视神经盘水肿及脑膜刺激征。

3)脑实质损害:精神萎靡、淡漠、谵妄等精神症状或意识状态的改变;部分性、全身性的痫性发作或癫痫持续状态;偏瘫、交叉瘫、截瘫等脑卒中样表现。

4)脑神经损害:动眼、外展、面及视神经易受累及,表现为视力下降、瞳孔不等大、眼睑下垂、面神经麻痹等。

(3)常用检查项目:脑脊液检查、头 CT、头 MRI、血沉等。

(4)治疗。

1)抗结核治疗:异烟肼、利福平、吡嗪酰胺、链霉素、乙胺丁醇等。至少选择 3 种药物联合治疗,根据所选药物给予辅助治疗,防止药物不良反应。

2)皮质类固醇:用于减轻中毒症状、抑制炎症反应、减轻脑水肿、抑制纤维化,可用地塞米松或氢化可的松等。

3)对症治疗:降颅压、解痉、抗感染等。

(5)预后:与患者的年龄、病情轻重、治疗是否及时彻底有关。部分患者预后较差,甚至死亡。

2.饮食指导

提供高蛋白、高热量、高维生素、易消化吸收的食物,每天摄入鱼、肉、蛋、奶等优质蛋白,多食新鲜的蔬菜、水果,补充维生素。保证水分的摄入。

3.用药指导

(1)使用抗结核药物时要遵医嘱正确用药,早期、足量、联合、全程、顿服是治疗本病的关键。药物不良反应较多,如使用异烟肼时需补充维生素 B6 以预防周围神经病;使用利福平、异烟肼、吡嗪酰胺时需监测肝酶水平,及时发现肝脏损伤;使用链霉素时定期进行听力检测,及时应对前庭毒性症状。

(2)使用皮质类固醇药物时,观察用药效果,合理用药,减少不良反应的发生。

(3)应用脱水、降颅压药物时注意电解质的变化,保证水分的摄入;使用解痉、抗感染等药物时给予相应的护理,如注意观察生命体征的变化等。

4.日常生活指导

(1)指导患者注意调理,合理休息,生活规律,增强抵抗疾病的能力,促进身体康复。

(2)减少外界环境不良刺激,注意气候变化,预防感冒发生。

(3)保持情绪平稳,积极配合治疗,树立战胜疾病的信心。

(三)循证护理

结核性脑膜炎早期出现头痛、双目凝视、精神呆滞、畏光;中期出现脑膜刺激征、颅内压高、呕吐(以喷射性呕吐为主)、嗜睡;晚期出现失明、昏睡、呼吸不规则、抽搐,危重时发生脑疝而死亡的临床特点。研究表明,严密观察患者的病情变化,针对性地做好一般护理、病情观察、康复护理、饮食护理、用药护理、心理护理、康复护理和健康教育,对结核性脑膜炎患者的康复起到重要的作用。

第五节　中枢神经系统脱髓鞘疾病

中枢神经系统脱髓鞘疾病是一组脑和脊髓以神经髓鞘脱失为主,神经细胞及其轴突为特征的疾病,包括遗传性和获得性两大类。中枢神经系统的髓鞘是由少突胶质细胞的片状突起包绕髓神经纤维轴突而形成的脂质细胞膜,它具有保护轴索、帮助传导神经冲动和绝缘等作用。遗传性脱髓鞘疾病主要指脑白质营养不良,是由于髓鞘形成缺陷而引起神经髓鞘磷脂代谢紊乱。获得性中枢神经系统脱髓疾病又可分为原发性免疫介导的炎性脱髓鞘病和继发于其他疾病的脱髓鞘病。

一、多发性硬化患者的护理

多发性硬化(MS)是以中枢神经系统白质炎性脱髓鞘病变为主要特点的自身免疫疾病。本病多发于青壮年,女性多于男性,临床多见亚急性起病,其特点为时间上的多发性(即反复缓解、复发的病程)和空间上的多发性(即病变部位的多发)。临床症状和体征多种多样,可有肢体无力、感觉异常、眼部症状、共济失调、发作性症状、精神症状等临床表现。本病越远离赤道,发病率越高,我国属于低发病区,约为 5/10 万。

(一)专科护理

1.护理要点

患者病情反复发作,临床表现多种多样,观察患者有无运动障碍、感觉障碍、眼部症状、精神症状、膀胱功能障碍等,根据患者的疾病特点进行有的放矢的护理。做好患者安全防护,给予营养支持,加强各项基础护理工作,关注患者的心理问题。

2.主要护理问题

(1)生活自理缺陷与肢体无力、共济失调或视觉、触觉障碍等有关。

(2)尿潴留/尿失禁与膀胱反射功能障碍有关。

(3)排便异常与自主神经功能障碍有关。

(4)有感染的危险与免疫功能低下、机体抵抗力降低有关。

(5)预感性悲哀与疾病多次缓解复发、神经功能缺损有关。

(6)知识缺乏,缺乏本病的相关知识。

3.护理措施

(1)一般护理。

1)环境:病室环境安静舒适,光线明暗适宜,物品摆放合理,呼叫器置于伸手可及处,餐具、便器、纸巾等可随时取用;床铺设有护栏、床挡;地面平整无障碍物,防湿、防滑;走廊、卫生间等设置扶手;必要时配备轮椅等辅助器具。

2)活动与休息:协助患者取舒适体位,自行变换体位困难者给予定时翻身,并注意保暖,肢体运动障碍的患者,应保持肢体的功能位,指导患者进行主动运动或被动运动。活动时注意劳逸结合,避免活动过度。

3)生活护理:鼓励患者做力所能及的事情,协助患者洗漱、进食、穿脱衣物和如厕,做好安全防护。感觉障碍的患者,避免高温和过冷刺激,防止烫伤、冻伤的发生。

4)饮食护理:保证患者每日的热量摄入,给予高蛋白、低糖、低脂,易消化吸收的清淡食物。食物富含纤维素,以促进肠蠕动,达到预防或缓解便秘的作用。吞咽障碍的患者可给予半流食或流食,必要时给予鼻饲饮食或肠外高营养,并做好相关护理。

(2)用药护理:指导患者了解常用药物及用法、不良反应及注意事项等。

1)皮质类固醇:急性发作时的首选药物,目的是抗感染和免疫调节,常用药物有甲泼尼龙和泼尼松。大剂量短程疗法时,监测血钾、血钠、血钙,防止电解质紊乱,长期应用不能预防复发,且不良反应严重。

2)β-干扰素:具有免疫调节作用。常见不良反应为流感样症状,部分药物可出现注射部位红肿及疼痛,严重时出现肝功能损害、过敏反应等。注意观察注射部位有无红肿、疼痛等不良反应。

3)免疫球蛋白:降低复发率。常见的不良反应有发热、面红,偶有肾衰竭、无菌性脑膜炎等不良反应发生。

4)免疫抑制药:多用于继发进展型多发性硬化,主要不良反应有白细胞减少、胃肠道反应、皮疹等。

(3)心理护理:因疾病反复发作,且进行性加重,患者易出现焦虑、抑郁、恐惧等心理障碍,护士应加强与患者沟通,了解其心理状态,取得信赖,帮助患者树立战胜疾病的信心。

(4)对症护理。

1)感染:患者出现高热、肺炎等并发症时,严密监测病情变化,采取降温措施,注意休息,保证足够的热量和液体摄入,必要时吸氧。

2)排泄功能:保持患者大小便通畅。便秘患者,指导其进食富含纤维素的食物,适量增加饮水量,顺时针按摩腹部,促进肠蠕动,必要时遵医嘱给予缓泻药或灌肠。评估患者有无排尿异常,尿失禁患者可遵医嘱给予留置导尿,尿潴留患者可采用听流水声、按摩腹部、热敷等方法促进排尿,若效果不佳,可遵医嘱给予留置导尿,观察并记录尿液的颜色、性质和量,严格无菌操作,加强会阴护理,预防感染。

3)压疮:做好皮肤护理,保持皮肤清洁干燥,定时协助更换体位,加强患者的全身营养状态。

4)视力障碍:提供安静、方便的病室环境,灯光强度适宜,减少眼部刺激,生活用品放置于随手可及处。

(二)健康指导

1.疾病知识指导

(1)流行病学:本病好发于北半球的温带和寒带地区,多发于青壮年,女性稍多,与西方国家相比我国急性多发性硬化较多。

(2)主要原因:病因目前尚不完全清楚,目前认为可能与免疫反应、病毒感染、遗传因素及环境因素等有关。

(3)主要症状:病程中症状发作与缓解是本病的重要特点,复发次数可达数十次,每次复发后易残留部分症状和体征,病情逐渐加重。部分患者为进展型,无明显缓解期。病变累及视神经、脊髓、脑干、小脑或大脑半球白质时,可出现多样的临床症状,如运动障碍、感觉障碍、视觉障碍、膀胱功能障碍、构音障碍、疼痛、精神症状等。核间性眼肌麻痹和旋转性眼球震颤为高度提示本病的体征。

(4)常用检查项目:脑脊液检查、电生理检查、头CT检查、头MRI检查。

(5)治疗:在急性期首选皮质类固醇治疗,进展型多发性硬化可使用免疫抑制药。缓解期为预防复发和治疗残留症状,可采用β-干扰素疗法和免疫球蛋白输注。出现运动障碍、尿便异常、精神障碍等症状时对症治疗。

(6)预后:多数患者呈缓解-复发病程,在数月或数年内死亡;部分患者复发次数不多或在首次发作后完全缓解,预后较好,个别患者病情发展快,初次发病即死亡。

2.日常生活指导

鼓励患者做力所能及的事情,适当进行体育锻炼,通过良好的膳食增进营养,避免疲劳、感冒、感染、发热、妊娠、分娩、拔牙、冷热刺激等因素引起复发。

3.饮食指导

(1)改变不良的饮食习惯,进食高蛋白、低糖、低脂、易消化吸收的清淡食物,保障液体的摄入。多食新鲜的蔬菜、水果及富含维生素的食物,促进肠蠕动,预防便秘发生。

(2)吞咽障碍的患者给予半流食或流食,预防呛咳及窒息的发生,必要时遵医嘱给予留置胃管,保障营养的摄入,并做好相关护理。

4.用药指导

(1)应用皮质类固醇药物时显效较快,常见的不良反应有电解质紊乱、向心性肥胖、胃肠道不适、骨质疏松等。定期测量血压、监测血糖、离子变化,做好皮肤及口腔护理。应用免疫抑制药时,常见白细胞减少、胃肠道反应、肝肾功能损害、出血性膀胱炎等不良反应。

(2)按时服用口服药,皮质类固醇药物不能突然减药、加药,擅自停药,防止发生"反跳现象",引起病情波动。

(3)静脉输液时根据病情和药物性质调节滴速,密切观察患者的病情变化,如有异常及时报告医生,并做好相关记录。

5.照顾者指导

与家属做好沟通,因患者的病情反复发作,容易出现焦虑、抑郁、厌世等情绪,家属应配合医务人员,共同给予关爱和支持。

6.预防复发

(1)避免感冒、疲劳、手术、感染、体温升高、拔牙等诱因。

(2)遵医嘱正确用药,定期复诊。

(3)生活规律、适当进行体育锻炼,注意营养均衡,增强抵抗力。

(4)女性患者首次发作后 2 年内避免妊娠。

(三)循证护理

由于多发性硬化的主要临床特点呈时间上的多发性和空间上的多发性,临床中尚没有行之有效的方法可以治愈。多发性硬化的护理与康复治疗是神经科护理研究的重点。通过对多发性硬化患者的护理与康复治疗进行研究,结果表明多发性硬化患者在系统性的整体护理下可以大大提高生活质量及独立能力。将一般护理、心理护理与健康教育相结合,对患者的功能障碍给予及时、积极的康复治疗,可以减轻患者疾病导致的痛苦并增强康复效果,提高其生存质量。护士是与患者及其家庭的直接接触者,在患者及其家庭、医生及相关医疗工作者之间起着至关重要的纽带作用。多发性硬化的护理需要通过患者及其家庭和护士之间的合作,来提高患者自我护理的能力。

二、视神经脊髓炎患者的护理

视神经脊髓炎(NMO)是一种视神经和脊髓同时或相继受累的急性或亚急性起病的炎性脱髓鞘疾病。表现为视神经炎以及脊髓炎,该病由 Devic 首次描述,又称 Devic 病或 Devic 综合征,有学者认为视神经脊髓炎是多发性硬化的一个变异型。本病多发于青壮年,男女均可罹患。

(一)专科护理

1.护理要点

急性期注意观察患者的视力变化,做好眼部的护理,防止用眼过度,满足患者的基本生活需要,做好安全防护。脊髓损害时根据病变部位的不同,观察患者有无肢体瘫痪、麻木、痉挛,皮肤营养障碍、膀胱功能障碍等。患者出现截瘫时密切观察病变平面的变化,保持患者呼吸道通畅,患者出现呼吸困难、吞咽困难时及时给予相应的护理措施。

2.主要护理问题

(1)生活自理缺陷:与视力丧失或截瘫等有关。

(2)感知改变:与视觉和视神经损伤有关。

(3)有受伤害的危险:与短时间内失明或截瘫有关。

(4)知识缺乏:缺乏本病的相关知识。

3.护理措施

(1)一般护理。

1)环境:病室环境安静,光线明暗适宜,床铺设有床挡,地面无障碍物,去除门槛。床单位清洁、干燥、无渣屑,生活必需品置于伸手可及处。

2)生活护理:满足患者的基本需要,协助患者清洁卫生,预防感染。卧床的患者给予气垫床保护皮肤,指导或协助患者取舒适体位,保持肢体功能位,定时更换体位,防止压疮的发生。协助患者被动运动,防止肌肉萎缩。视力部分或全部丧失时做好眼部保护,防止并发症。

3)饮食护理:给予高蛋白、高维生素、易消化吸收的饮食,多食蔬菜、水果及富含纤维素的食物,保证热量与水分的摄入,预防便秘的发生。

4)病情观察:急性起病时视力可在数小时或数日内丧失,注意评估患者的视力变化,有无疼痛、视神经盘水肿、视神经萎缩。出现截瘫时,病变平面是否上升,有无尿潴留、尿失禁等自主神经症状。

(2)用药护理:指导患者了解常用药物、用法、不良反应及注意事项等。首选药物为大剂量皮质类固醇,如甲泼尼龙或地塞米松冲击疗法,使用时严密观察不良反应,如继发感染、血压、血糖尿糖的变化等。

(3)心理护理:因视力部分或全部丧失,可出现焦虑、急躁等情绪,告知患者本病多数患者视力在数日或数周后可恢复,要积极配合治疗,出现运动、感觉及自主神经功能损害时,应稳定患者情绪,帮助患者树立战胜疾病的信心。

(4)康复护理。

1)急性期康复:保持良好的肢体功能位置,协助被动运动和按摩,促进血液循环,防止关节畸形和肌肉萎缩,定时更换体位,预防压疮的发生。

2)恢复期康复:根据患者的病情,制订恢复期康复计划,由易入难,循序渐进,如翻身训练、坐起训练、转移训练、站立训练、步行训练等。

(二)健康指导

1.疾病知识指导

(1)流行病学:本病在我国多见,男女均可发病,女性稍多,多见于 20~40 岁,一般急性或亚急性起病。

(2)形成的主要原因:病因及发病机制目前尚不完全清楚,可能是多发性硬化的一种临床亚型或临床上的一个阶段。

(3)主要症状:起病前可有上呼吸道或消化道的感染史,少数患者有低热、头痛、咽痛、周身不适等前驱症状,同时或相继出现视神经损害及脊髓损害。在短时间内连续出现较严重的视神经炎和脊髓炎预示为单相病程,也可有缓解一复发,多数复发病程间隔期为 5 个月左右。

1)视神经损害表现:为视神经炎及球后视神经炎,双眼同时或先后受累。急性起病时,受累侧眼数小时或数日内视力部分或完全丧失,伴眼球胀痛。视神经炎眼底检查可见早期有视神经盘水肿,晚期有视神经萎缩;球后视神经炎眼底检查可见早期眼底正常,晚期视神经萎缩。大部分患者视力可在数日或数周后有显著恢复。

2)脊髓损害表现:临床常表现为弥散性脊髓炎,体征呈不对称和不完全性。首发症状为肢体麻木、肩痛或背痛,继而出现截瘫或四肢瘫,感觉障碍等。自主神经损害时可出现尿便异常、皮肤营养障碍等。

(4)常用检查项目:脑脊液检查、诱发电位、MRI 检查等。

(5)治疗:首选皮质类固醇治疗,大剂量冲击疗法,再改为口服逐渐减量至停药。皮质类固醇治疗无效时,可用血浆置换来改善症状。出现运动、感觉和自主神经功能障碍时对症治疗。

(6)预后:多因连续发作而加剧,预后与脊髓炎的严重程度及并发症有关。

2.日常生活指导

进行功能锻炼的同时,保证足够的休息,劳逸结合。鼓励患者保持情绪平稳,防止感冒、外伤、疲劳等诱发因素,加强营养,增强机体抵抗力。

3.用药指导

对药物的使用进行详细的指导,做好药物不良反应与病情变化的区分。应用皮质类固醇药物时注意观察药物效果及不良反应。口服给药时,按时服用,不能擅自减量、加量,甚至停药,防止"反跳现象"的发生。

4.饮食指导

保持营养均衡,保证热量与水分的摄入,多食新鲜的蔬菜和水果,减少并发症的发生。

5.预防复发

遵医嘱正确用药,定期门诊复查,预防各类诱发因素的发生,适量运动,如出现病情变化及时就诊。

三、急性弥散性脑脊髓炎患者的护理

急性弥散性脑脊髓炎(ADEM)是一种广泛累及中枢神经系统白质的急性炎症性脱髓鞘疾病,通常发生在感染、出疹或疫苗接种后,故又被称为感染后、出疹后、疫苗接种后脑脊髓炎,主要病理特点为多灶性或弥散性脱髓鞘。好发于儿童及青壮年,无季节性,散发病例多见,通常为单项病程。

急性出血性白质脑炎(AHLE)被认为是急性弥散性脑脊髓炎的暴发型,起病急骤,病情凶险,病死率较高。

(一)专科护理

1.护理要点

监测患者的生命体征,密切观察患者瞳孔、意识的变化,患者有无痫性发作、脑膜刺激征、脑疝等的发生。急性期特别关注患者有无呼吸肌麻痹,保持呼吸道通畅,维持生命功能,加强安全护理,避免患者受伤。

2.主要护理问题

(1)急性意识障碍与大脑功能受损有关。

(2)体温过高与感染、免疫反应等有关。

(3)低效性呼吸形态与呼吸肌麻痹有关。

(4)有皮肤完整性受损的危险与脊髓受累所致瘫痪有关。

(5)躯体活动障碍与脊髓受累所致瘫痪有关。

3.护理措施

(1)一般护理。

1)生活护理:急性期指导患者卧床休息,保持病室安静。满足患者的生理需要,做好各项清洁卫生工作,如皮肤的护理、头发的护理、口腔护理、会阴护理等。

2)饮食护理:给予高蛋白、高维生素,易消化吸收的食物,保证水分的摄入。患者不能经口进食时,给予肠外营养或留置胃管,并做好相关护理工作。

3)病情观察:密切观察患者的意识、瞳孔及生命体征变化并详细记录。出现病情变化时及时报告医生,并配合抢救。

(2)发热的护理。

1)针对病因进行药物治疗。

2)物理降温:给予乙醇、温水擦浴等,局部使用冰帽、冰袋、冰槽等降温,小心谨慎,防止冻伤发生。

3)适量增加液体摄入。

4)注意保暖。

5)监测体温。

(3)用药护理。

1)使用肾上腺皮质类固醇药物时,早期、足量、短程、合理使用,注意观察用药效果及不良反应。

2)使用免疫抑制药时易出现白细胞减少、胃肠道反应、肝肾功能损害等不良反应。用药期间需严密观察,监测血常规及肝肾功能。

3)保持水、电解质及酸碱平衡。

(4)心理护理:及时了解患者的心理状况,关心体贴患者,树立信心,取得患者的信任与配合。

(5)安全护理。

1)意识障碍或躯体移动障碍的患者给予床挡保护。

2)患者出现痫性发作时要尽快控制发作,遵医嘱正确用药,保持呼吸道通畅,维持生命功能,预防外伤及其他并发症的发生。

(6)呼吸肌麻痹的护理:给予持续吸氧。保持呼吸道通畅,勤翻身、叩背,及时清理口鼻分泌物,鼓励患者深呼吸及有效咳嗽。出现呼吸困难、动脉血氧饱和度下降或血气分析指标改变时要及时报告医生,必要时遵医嘱给予机械通气,根据患者的病情实施面罩吸氧、气管插管、气管切开等措施。

(二)健康指导

1.疾病知识指导

(1)流行病学:本病好发于儿童及青壮年,散发病例多见,四季均可发病,男女发病率差异不大。

(2)形成的主要原因:发病机制尚不清楚,可能与感染、疫苗接种或某些药物所引起的免疫反应有关。

(3)主要症状:多在感染或疫苗接种后 1~2 周急性起病,突然出现高热、头痛、呕吐、癫痫发作、意识障碍等,脊髓受损平面以下的截瘫或四肢瘫;急性出血性白质脑炎起病呈暴发式,表现为高热、头痛、意识障碍进行性加重、精神异常、瘫痪等,症状和体征迅速发展,病死率高。

(4)常用检查项目:血常规、血沉、脑脊液、脑电图、肌电图 CT 检查、MRI 检查等。

(5)急性弥散性脑脊髓炎的治疗:早期使用肾上腺皮质类固醇,抑制炎症脱髓鞘,减轻脑和脊髓的充血和水肿,保护血脑屏障。无效者考虑使用血浆置换和免疫球蛋白。部分治疗效果不明显的患者使用免疫抑制药。

(6)急性弥散性脊髓炎的预后:人多数患者可明显恢复,预后与发病诱因及病情的严重程度有关,部分患者遗留有功能障碍。急性出血性白质脑炎病死率高。

2.用药指导

(1)使用肾上腺皮质类固醇药物时,早期、足量、短程治疗,合理用药,减少不良反应。密切观察药物效果,减量过程中,注意药物剂量的变化。

(2)口服药按时服用,不要根据自己感受减药、加药,忘记服药或在下次服药时补上忘记的药量会导致病情波动;不能擅自停药,以免造成"反跳"现象。

3.日常生活指导

指导患者自我护理的方法,提高患者的自理能力,满足患者的各项生理需求。定时更改体位,防止皮肤破损。深呼吸、有效咳嗽,勤翻身、叩背、吸痰,防止肺感染。保障营养摄入,促进疾病康复。

(三)循证护理

急性脊髓炎发病急,病变水平以下的运动、感觉神经功能障碍,多伴有多种并发症。尤其以颈段性和上升性脊髓炎危害更严重,威胁青壮年的健康和生存质量。通过对 29 例急性脊髓炎患者的病情进行有针对性的观察并积极采取预见性的护理措施,能使并发症的发生明显降低,并提高抢救成功率。结论证明进行针对性的观察病情及采取预见性的护理措施在积极预防并发症,降低致残率、病死率,提高疗效,减轻疾病所致痛苦等方面有着至关重要的作用。

第六节　运动障碍性疾病

运动障碍性疾病又称锥体外系疾病,是以运动迟缓、不自主运动、步态及肌张力异常为主要临床表现的神经系统疾病,多与基底核(又称基底节)功能紊乱有关。基底核由壳核、尾状核、苍白球、丘脑底核及黑质组成,这些结构通过广泛的联系综合调节运动功能。临床常见的运动障碍性疾病有帕金森病、肝豆状核变性等。

一、帕金森病患者的护理

帕金森病(PD),又称帕金森病,是一种常见于中老年的神经变性疾病。该病男女均可发病,女性发病率低于男性,随着年龄的增长,发病率增高。主要临床特征为静止性震颤、肌强直、运动迟缓、步态异常等。

(一)专科护理

1.护理要点

患者需要充足的休息,保证生活环境、设施的安全性,给予患者每日充足的营养摄入。严密观察患者的症状及服药后的缓解程度,督促患者按时按量遵照医嘱服用药物。

2.主要护理问题

(1)躯体活动障碍与疾病所致震颤、异常运动有关。

(2)有受伤害的危险与疾病所致运动障碍有关。

(3)营养失调:低于机体需要量与疾病所致吞咽障碍及震颤等机体消耗量增加有关。

(4)便秘与活动量减少或胃肠功能减退有关。

3.护理措施

(1)一般护理。

1)为患者准备辅助行走的工具,如拐杖;患者下床活动前做好准备工作,如给予双下肢按摩。

2)选用质地柔软、宽松、易穿脱的衣服,如拉链式或粘贴式衣服。病室增加扶手,调整室内座椅及卫生间设施的高度,有助于患者在室内活动。避免使用易碎物品,防止患者受伤。日常生活用品置于患者易于取拿的位置。床旁设置呼叫器。

3)保证患者每日有足够的营养摄入,以满足患者机体消耗。

4)鼓励患者规律排便排尿,根据个人排便习惯,选择固定时间及舒适体位进行尝试性排便,同时,可顺时针按摩腹部,促进排便。

(2)病情观察及护理。

1)观察患者用药后的效果及是否出现药物不良反应。用药应从小剂量开始,逐渐增加,直到可以控制疾病症状的剂量,且用药需严格遵照服药时间。因此,该病患者的用药必须专人管理,定时定量遵照医嘱给患者服药,切勿擅自更改药量、漏服或停药,如长期如此,会导致各器官严重受损。长期服药时,患者会出现药物不良反应,如恶心、呕吐、心律失常、"开-关"现象、异动症、剂末现象甚至精神症状,因此,应严密观察患者用药后的反应。

2)观察患者是否出现关节僵直、肌肉萎缩,尽早开始肢体功能锻炼。早期鼓励患者下床活动,例如大踏步、起坐练习、太极拳等,常规功能锻炼后适当增加具有针对性的锻炼,如深呼吸、提肛运动等。晚期不能进行自主功能锻炼的患者可给予肢体被动功能锻炼。

3)观察患者的心理变化。护士及家属应变换角色,做一名良好的听众,由于患病后,患者的生活会受到很大的影响,严重者需长期卧床,生活完全不能自理,因此会产生自卑心理,不愿与他人交流,甚至有轻生的想法,所以作为一名听众,应理解患者所想,给予心理支持,讲解疾病的相关知识和以往成功病例,树立战胜疾病的信心。定时给患者及家属举办座谈会,介绍疾病相关的最新信息,鼓励患者之间相互交流,彼此给予信心,这样不仅使患者对疾病有更深入的了解,也可以让家属更了解患者,更好地进行家庭照顾。

(二)健康指导

1.疾病知识指导

(1)概念:帕金森病又称帕金森病,是中老年常见的神经系统变性疾病,主要临床体征为静止性震颤、运动迟缓、肌强直和姿势步态不稳。主要病理改变是黑质多巴胺能神经元变性和路易小体形成。

（2）病因。

1）年龄老化：帕金森病患者常见于中老年人，说明该疾病与年龄老化有关。

2）环境因素：长期接触杀虫剂或除草剂等工业化学品等可能是本病的危险因素。

3）遗传因素：据报道10％的患者有家族史。

（3）主要症状：常见于中老年人，女性发病率略低于男性。起病缓慢，进行性加重，先发症状多为震颤，其次为步行障碍、肌强直和运动迟缓。

（4）常用检查项目：头 CT 或 MRI，功能性脑影像 PET 或 SPECT 等。

（5）治疗：包括药物治疗、外科手术治疗及康复治疗。药物治疗应从小剂量开始，逐渐加量，目的是以最小剂量达到满意效果。

（6）预后：此病为慢性进展性疾病，不可治愈。部分患者早期可继续工作，逐渐丧失工作能力。也有疾病迅速发展者，多死于感染、肺炎等并发症。

2.饮食指导

（1）鼓励患者进食高热量、高维生素、高纤维素且容易咀嚼的食物，例如蔬菜、水果、奶类等，也可进食适量优质蛋白及营养素，用以补充机体需要。指导患者多选择粗纤维食物，如芹菜等，多饮水，预防便秘的发生。

（2）患者发病后，胃肠功能、咀嚼功能均有减退，营养摄入不足，加之肢体震颤会消耗大量的能量。因此，为满足患者的机体消耗，宜少食多餐，必要时可将食物切成小块状，便于咀嚼。

（3）为患者提供安静的进餐环境，充足的进餐时间，如进餐时间过长，可将食物再次加热后食用。餐具尽量使用钢制材料，不易破碎；选择汤匙或叉子等进食，以方便患者使用。

3.用药指导

帕金森病患者需长期服药，甚至终身服药，药量及服药时间必须严格遵守医嘱，药物剂量不可随意增减，甚至擅自停药，以免加快病情进展。服药后如发生不良反应，应及时告知医生，给予对症处理。

（1）左旋多巴制剂：早期会出现恶心、呕吐、食欲减退、腹痛、直立性低血压等不良反应，此时可遵照医嘱减少药物剂量或更改服药时间，以缓解症状。当出现严重的精神症状如欣快、幻觉、精神错乱、意识模糊等，立即告知医生，给予处理。长期服用左旋多巴制剂，患者会出现异常运动和症状波动的不良反应异常运动是肌张力障碍样不随意运动，表现为摇头，以及双臂、双腿和躯干的各种异常运动。波动症状包括"开—关现象"和"剂末恶化"两种。开—关现象指每天多次波动于运动减少和缓解两种状态之间，同时伴有异常运动。出现开—关现象，可遵照医嘱适当减少每次口服剂量，增加每日口服次数，但每日服药总量不变或加用多巴胺受体激动药，减少左旋多巴的剂量，以预防和缓解发生。"剂末恶化"指每次用药后，药物的作用时间逐渐缩短，表现为症状有规律性的波动。当出现剂末症状时，可增加单日总剂量，分多次服用。服药期间应避免使用维生素 B_6、氯丙嗪、利血平、氯氮等药物，防止出现直立性低血压或降低药效。为延长左旋多巴的使用时间、减少左旋多巴的使用剂量及药物不良反应，左旋多巴常配合盐酸普拉克索和（或）恩他卡朋联合口服，但盐酸普拉克索会出现低血压的不良反应，因此在应用此类药物前和服药中应监测患者血压,如血压偏低,及时告知医生,给予调整药物剂量,甚至停药。

(2)抗胆碱能药物:常出现口干、眼花、视物模糊、便秘、排尿困难,甚至影响智能,严重者会出现幻觉等精神症状。此药物较适用于年轻患者,老年患者应慎用,前列腺肥大及闭角型青光眼患者禁用此药。

(3)金刚烷胺:不良反应有口渴、心绪不宁、踝部水肿、视力障碍等,但均少见。哺乳期妇女及严重肾衰竭患者禁用。忌与酒同服。避免睡前服用,以免影响睡眠质量。

(4)多巴胺受体激动药:常见不良反应与左旋多巴相近,区别在于直立性低血压及精神症状的发生率偏高,异动症的发生率偏低。

4.日常生活指导

(1)指导家属多了解患者在生活、心理等方面的需要,鼓励患者做力所能及的事,鼓励患者进行自我照顾。生活不能自理的患者,应做好安全防护。由于患者病程较长,因此,指导家属进行协同护理,掌握相关生活护理方法,以保证患者出院后得到较高质量的生活照顾。

(2)起病初期,轻度运动障碍患者能够做到基本的生活自理,因此只需协助及保证患者安全。

(3)肢体震颤患者,应更为重视安全,避免发生烫伤、烧伤,割伤等。给予使用钢制碗筷及大把手的汤匙进食。

(4)对于有精神症状或智能障碍的患者,安排专人进行护理,24小时监管,保证患者正常治疗及生活安全。

(5)卧床、完全不能自理的患者,保证衣物及床单整洁,定时给予翻身及皮肤护理,必要时也可给予泡沫贴或气圈保护骨隆突处。生活用品摆放在病床附近,以便拿取。呼叫器设置在床旁墙壁,触手可及,随时呼叫。

(6)协助患者进食或喂食,进食后及时清理口腔。口角有分泌物时及时给予擦拭,保持衣物及个人卫生清洁,从而保证患者形象良好,避免产生自卑心理。

(7)与患者沟通需诚恳、和善,耐心倾听,充分了解患者心理及生活需要。如患者语言沟通障碍,可为患者准备纸笔进行书面沟通或进行手势沟通。

(8)患者外出需有人陪伴,随时佩戴腕带或患者信息卡(注明患者姓名,住址,联系方式,病史,就诊医院、科室),防止走失或出现突发情况。

5.管道维护

(1)患者病情严重时会出现进食、饮水呛咳,甚至吞咽障碍,为保证患者进食量充足及避免误吸发生,应评估患者有无食管、胃底静脉曲张,对于食管癌和食管梗阻者,可建议给予鼻饲管置管,讲解置管的配合方法、注意事项。

(2)部分患者长期服用药物,会出现排尿困难的不良反应,必要时可给予留置导尿。尿管及尿袋明确标记留置日期;妥善固定尿管,避免牵拉、打折;尿袋勿高于患者膀胱,避免尿液回流,继发感染;医用聚氯乙烯尿袋每7日更换一次,硅胶尿管14日更换一次,注明更换日期。每日给予2次会阴护理,观察尿液的颜色、量和性状,避免尿路感染,必要时可遵照医嘱给予膀胱冲洗。

6.康复指导

(1)疾病初期,鼓励患者参加各项社交活动,坚持适当的锻炼,如太极拳、散步等,确保身体各关节及肌肉得到适当的活动。

(2)疾病中期,患者会出现运动障碍或某些特定动作困难,所以,可有计划、有针对性地进行功能锻炼。如患者坐起困难,可反复练习此动作。患者处于疾病中期时仍可完成基本的生活自理,因此,可通过完成日常生活自理进行功能训练,如穿脱衣服、拖地等。鼓励患者大踏步、双臂自然摆动进行锻炼,如出现突然僵直,指导患者放松,不可强行牵拉。

(3)疾病晚期,患者卧床,不能完成主动功能锻炼,需要给予被动功能锻炼,活动关节,按摩四肢肌肉,切忌过度用力,以保持关节功能,防止肌肉萎缩发生。

(4)对于言语障碍及吞咽困难的患者,进行鼓腮、伸舌、龇牙、紧闭口唇等动作锻炼面部肌肉功能。言语障碍者,指导患者练习读单字、词汇等,以锻炼患者协调发音。

(三)循证护理

由于帕金森病患者的治疗方法目前绝大部分为药物治疗,仅可缓解患者的不适症状,而非可以完全治愈,因此,患者很容易会产生抑郁心理,研究表明帕金森病患者抑郁症发生率近30％,因此,帕金森病患者的护理中,关心患者心理变化,给予针对性的心理疏导极为重要。

多项研究表明,帕金森患者的疾病症状及不良心理变化严重影响患者的生活质量及社交能力,因此常规药物治疗同时,给予患者相应的护理干预,有助于提高患者的生活质量,避免抑郁症的发生。通过对患者进行护理干预,以汉密尔顿抑郁量表为衡量标准进行对照实验,得出结论:护理干预能明显改善帕金森患者的抑郁状态。

二、肝豆状核变性患者的护理

肝豆状核变性(HLD),又称 Wilson 病,是一种遗传性铜代谢障碍所致的肝硬化和以基底节为主的脑部变性疾病。儿童、青少年期起病,也可有少数推迟至成年发病,欧美国家较为罕见,我国较多见。临床多表现为精神症状、肝功能损害、肝硬化及角膜色素环(K－F 环)等。

(一)专科护理

1.护理要点

为患者提供安静、设施安全的病室,以保证正常生活。选择低铜或无铜食物,严格控制铜的摄入。严密观察患者的病情变化,如电解质的变化、是否出现黄疸等。增进与患者的沟通,发现心理问题,及时解决。

2.主要护理问题

(1)有受伤害的危险与肢体活动障碍,精神、智能障碍有关。

(2)营养失调:低于机体需要量与疾病所致吞咽困难及不自主运动导致机体消耗量增加有关。

(3)知识缺乏:缺乏疾病知识。

(4)有个人尊严受损的危险与疾病所致个人形象改变有关。

3.护理措施

(1)一般护理。

1)选择安静、整洁的病室。病室内、走廊及卫生间设置扶手,方便患者扶住行走;病室地面清洁、平坦;日常生活用品放置在患者触手可及的位置;患者下床活动时,专人陪伴,确保患者安全。疾病早期,未影响患者正常生活,如患者正在上学,应指导家属与学校相互沟通,随时监测患者生活状态及是否出现病情变化。出现严重肝功能损害表现时,指导患者卧床休息,选择舒适、安静的病房。出现神经及精神症状时,应专人护理,佩戴腕带,必要时在家属的同意下使用约束带,保证患者安全,满足患者生活需要。

2)限制铜的摄入,选择低铜或不含铜的食物,避免进食贝类,动物内脏、巧克力等含铜量较高的食物,避免使用铜质餐具。指导患者进食低铜、低脂、高热量、高蛋白质、高维生素、易于消化的食物,如水果、蔬菜、面条等。

3)保持床单位整洁,干净无渣屑,保持患者皮肤完整。指导患者避免情绪过度紧张,鼓励其参加适当的运动,如散步。

(2)病情观察及护理。

1)监测患者尿铜及血清电解质的变化,如有异常,应及时通知医生,遵照医嘱给予对症处置。

2)监测患者是否出现肝损害表现,如黄疸、肝脾增大、腹腔积液甚至意识障碍;是否有眼部变化,如 K－F 环(铜在角膜弹力层沉积产生的角膜色素环)。

3)观察患者是否出现牙龈出血、皮下出血甚至鼻腔及消化道出血等,如出现病情变化,应及时通知医生。

4)患者多是青少年起病,病因多为遗传,因此可能在一个家族中会有多人患病,患者容易产生很大压力,出现自卑心理,与人沟通减少等。护士应担当倾听者的角色,耐心听取患者的倾诉,同时在此过程中,了解患者的心理变化,发现患者的心理问题,给予有针对性的心理支持。向患者讲解疾病相关知识,帮助患者树立战胜疾病的信心。

(二)健康指导

1.疾病知识指导

(1)概念:肝豆状核变性是一种铜代谢障碍导致基底节变性和肝功能损害的疾病。

(2)病因:遗传因素。

(3)主要症状:主要有进行性加重的锥体外系症状、神经系统症状、肝脏症状及眼部损害。

(4)常用检查项目:血清铜蓝蛋白及铜氧化酶测定,肝功能检查,头 CT 和 MRI。

(5)治疗:控制铜摄入,药物控制铜的吸收(例如锌剂、四硫铜酸铵等),促进铜的排泄(例如D－青霉胺、三乙基四胺等),手术治疗。

(6)预后:早期发现,早期治疗,一般较少影响生存质量及生存期。少数病例死于急性肝衰竭及晚期并发感染。

2.用药指导

指导患者严格遵医嘱长期服用药物,观察用药后不良反应,及时告知医生,予以处置。

(1)常用抑制铜吸收药物:锌剂,减少铜在肠道中的吸收,可增加尿铜和粪铜的排泄量,不良反应常出现消化道症状,例如恶心、呕吐等,出现以上症状,应及时告知医生。

(2)常用促进铜排泄药物。

1)D－青霉胺,是首选药物。应用此药前先进行青霉素皮试,皮试结果为阴性方可使用

D—青霉胺。当出现发热、皮疹等过敏症状时,要及时告知医生,遵医嘱停药。服用 D—青霉胺,可以出现消化道症状、皮肤变脆容易破损等,长期服用时可出现免疫系统症状,如狼疮综合征、再生障碍性贫血、肾病综合征等。长期服用 D—青霉胺患者,医生建议同时服用维生素 B_6,防止继发视神经炎。

2)二硫丁二钠,不良反应较轻,可出现鼻腔或牙龈出血。

3.日常生活指导

(1)规范生活习惯,保证充足睡眠。如需要,可协助患者完成日常生活,日常用品放置在易于拿取的位置。

(2)指导患者调整情绪,避免过度紧张和情绪激动。

(3)轻者鼓励参加各项社交活动,坚持锻炼。

(4)卧床患者保持病床整洁,定时翻身叩背,按摩骨隆突处,避免皮肤完整性受损。

4.康复指导

肝豆状核变性患者会出现神经系统症状,如肢体不自主震颤、动作迟缓等。

(三)循证护理

肝豆状核变性患者多为青少年起病,多数患者为学生,每天忙于学习,因此,不但对疾病了解较少,而且对疾病的重视程度低,饮食和生活多不规律,以上都会严重影响疾病的康复。通过对患者的护理,相关学者总结体会得出:健康宣教、用药指导、饮食护理、心理支持同等重要。多位学者通过大量的临床研究及实验,充分证明了对肝豆状核变性患者进行全面护理,对提高患者生活质量,确保治疗效果有很大的益处。

第七节 周围神经系统疾病

周围神经系统是指位于脊髓和脑干的软膜外的所有神经结构,即从脊髓腹侧和背侧发出的脊神经根组成的脊神经,以及从脑干腹外侧发出的脑神经,但不包括嗅神经和视神经,它们是中枢神经系统的特殊延伸。周围神经系统分为脊神经、脑神经和自主神经。在神经活动的过程中,周围神经使感受器、中枢神经系统及各效应器联系起来,保证机体内各器官的活动统一、协调,也使机体与外界环境间保持相对平衡。周围神经疾病是指原发于周围神经系统结构或功能损害的疾病。常见的有特发性面神经麻痹、急性炎症性脱髓鞘性多发性神经病等。

一、特发性面神经麻痹患者的护理

特发性面神经麻痹是指茎乳突孔内急性非化脓性神经损害引起的周围性面瘫,又称 Bell 麻痹或面神经炎。

(一)专科护理

1.护理要点

指导患者饮食宜清淡,富有营养、易消化半流质或软质饮食。加强口腔护理及眼部护理,尽早开始面肌的康复训练,对外表形象较在意的患者,给予正确引导,减轻心理负担,鼓励患者树立战胜疾病信心,指导患者自我形象修饰的方法。

2.主要护理问题

(1)自我形象紊乱与面神经麻痹所致口角歪斜有关。

(2)慢性疼痛与面神经病变累及膝状神经节有关。

3.护理措施

(1)一般护理。

1)休息与活动:保证患者充分休息,指导患者建立规律的作息时间,睡眠差者,采用睡眠辅助方法,如背部按摩、热水泡脚等,提供安静舒适的睡眠环境,做好心理护理,消除顾虑,以利于睡眠。

2)饮食护理:发病初期,患者进食时,食物很容易潴留在瘫痪侧的颊部,因此,应指导患者从健侧进食。味觉与咀嚼功能的减退直接影响到患者的食欲,鼓励患者选择富有营养,易消化半流质或软食,饮食宜清淡,避免干硬、粗糙的食物,多食水果、蔬菜。忌辛辣生冷刺激食物。疾病恢复期应指导患者进食时将食物放在患侧颊部,细嚼慢咽,促进患侧肌群被动锻炼。

3)生活护理:做好口腔护理,保持口腔清洁;眼睑不能闭合者予以眼罩、眼镜遮挡及滴眼药等保护,患者外出时可戴口罩、系围巾,或使用其他改善自身形象的恰当修饰。

(2)用药护理:指导患者了解常用药物的用法、用量、不良反应及注意事项等。应用抗病毒药物如注射用更昔洛韦、阿昔洛韦时,应指导患者摄入充足水分,加快药物代谢,降低药物毒性。

(3)心理护理:患者于患病初期多出现情绪变化,产生焦虑、恐惧、忧郁的心理,情绪紧张易激动,担心留下后遗症而悲观绝望,观察患者有无心理异常的表现,鼓励患者表达对面部形象改变的自身感受和对疾病预后担心的真实想法,给予正面引导,以解除患者的心理压力。

(4)康复护理。

1)早期康复干预:加强面肌的主动和被动运动,指导患者对患侧面部及耳后部位给予湿热敷,温度适中,避免烫伤,然后进行局部按摩以促进局部血液循环,减轻患侧面肌的过度牵拉。指导患者使用手掌根部自患侧口角向上方螺旋式按摩面部,每日 3 次,每次 5～10min,促进血液循环。

2)恢复期功能训练:当神经功能开始恢复后,鼓励患者练习瘫痪侧的面部肌群随意运动,如皱眉、闭眼、吹口哨等,训练可按节奏进行,每天 2 次,避免肌肉萎缩。

(二)健康指导

1.疾病知识指导

(1)概念:特发性面神经麻痹主要是面神经非细菌性非化脓性炎症,是一种常见病、多发病,多因局部受风吹或着凉而起病,通常认为是局部营养神经的血管因受风寒而发生痉挛,导致面神经组织缺血、水肿或受压而致病。

(2)病因:面神经炎病因尚未完全阐明。目前认为是由于骨性面神经管只能容纳面神经通过,所以面神经一旦缺血、水肿必然导致神经受压。病毒感染、自主神经功能不稳等均可导致局部营养神经的血管痉挛,神经缺血、水肿而出现面肌瘫痪。

(3)主要症状:常在 20～50 岁的青壮年中发病,单侧患病为多见,病初可有麻痹侧耳后或下颌角后疼痛。临床表现以一侧面部表情肌突然瘫痪，同侧前额皱纹消失，眼裂扩大，鼻唇沟变浅，面部被牵向健侧为主要特征。脑血管疾病所致的中枢性面瘫表现为病灶对侧眼裂以下的面瘫，二者应注意鉴别。

（4）常用检查项目：面神经传导检查对早期（起病后 5～7 日）完全瘫痪者的预后判断具有指导意义。如患侧诱发的肌电动作电位 M 波波幅为对侧正常的 30％或 30％以上者，则有望在 2 月内完全恢复。＜30％者，其预后多伴有并发症（如面肌痉挛）。

（5）治疗：治疗原则为改善面部血液循环，减轻面神经水肿缓解神经受压，促进神经功能恢复。

1）药物治疗，常用药物有皮质类固醇、B 族维生素、阿昔洛韦等。

2）理疗：超短波速热疗法、红外线照射或局部热敷。

3）康复治疗：恢复期可行碘离子透入疗法、针刺或电针治疗等。

（6）预后。

1）不完全性面瘫可于起病后 1～3 周开始恢复，1～2 月内痊愈，年轻患者预后较好；老年患者发病时伴乳突区疼痛，合并糖尿病、高血压、动脉硬化等预后较差。

2）完全性面瘫病后 1 周内检查面神经传导速度可判定预后。病后 10 天面神经出现失神经电位通常需 3 个月恢复。早期治疗对提高疗效起关键作用。

2.饮食指导

指导患者进食营养丰富的半流食或普食，进食时食物放在患侧颊部，细嚼慢咽，促进患侧肌群被动锻炼，由于咀嚼不便，唇颊之间易积食。病情较轻者，进食后及时漱口，清除口腔内侧滞留的食物；病情较重者，进食后做好口腔护理。鼓励患者每日饮水量在 2000mL 以上，有利于药物代谢后由肾脏排泄。

3.日常生活指导

确保患者充分休息，为患者提供安全、舒适、整洁的病房，保证患者有充足的睡眠时间，减少用眼，减少光源刺激，如电视、电脑、紫外线等；外出时戴墨镜保护，同时滴一些有润滑、抗感染、营养作用的眼药水，睡觉时可戴眼罩；注意面部保暖，出汗应及时擦干。用温水洗脸、刷牙，不接触冷风，睡眠时勿靠近窗边，外出时戴口罩，避免直接吹风。

4.自我按摩及训练指导

（1）自我按摩：按健侧肌运动方向按摩患侧，按摩手法应柔软、适度、持续、稳重，每天早晚各 1 次为宜。

（2）表情动作训练：进行皱眉、闭眼、吹口哨、鼓腮、示齿等运动，训练时可按节奏进行，每天训练 3 次以上。

5.预防复发

避免去人多、空气污浊的场所。注意气候温、凉、湿、热变化。预防面瘫复发最好的办法是平时要注意保持良好的心情及充足的睡眠，并适当进行体育运动，增强机体免疫力。此外，还应注意睡眠时避免吹风。

（三）循证护理

特发性面神经麻痹常规药物治疗能减轻炎性反应，而良好的心理活动能够提高神经系统的调节能力,使大脑皮层处于兴奋状态,将神经系统的调节能力达到最佳水平,以促进运动功能的恢复。有学者认为不同层次人员对自身的形象要求不同,护理从事公众性强的工作的患者,如演员、教师等人群,应着重帮助患者在心理上战胜自己。护理人员极有必要提高心理护理技巧,尝试对医疗无法解决的问题用护理方法来弥补,使生理上的缺陷尽可能少地影响患者的生活和工作,使不同层次的患者人群生活和工作愿望得到尽可能的展现。有学者研究表明运用健康信念模式教育在面瘫患者的护理中具有重要的意义。通过对患者进行健康信念模式教育,使患者认识到健康行为的益处和障碍,改变不良的心理负性情绪,使健康教育达到"知、信、行",从而树立战胜疾病的信心,促进疾病的早日康复。

二、急性炎症性脱髓鞘性多发性神经病患者的护理

急性炎症性脱髓鞘性多发性神经病(AIDP),又称吉兰—巴雷综合征(GBS),为急性或亚急性起病的大多可恢复的多发性脊神经根(可伴脑神经)受累的一组疾病。主要病理改变为周围神经广泛炎症性节段性脱髓鞘和小血管周围淋巴细胞及巨噬细胞的炎性反应。病前可有非特异性病毒感染或疫苗接种史,部分患者病前有空肠弯曲菌感染史。

(一)专科护理

1.护理要点

呼吸麻痹是 GBS 危及生命的主要症状,应密切观察患者的呼吸形态,及时采取急救措施,防止患者因呼吸肌麻痹而窒息死亡。给予高热量、高蛋白、高维生素、易消化的流质饮食,有进食障碍及排尿障碍患者给予鼻饲及导尿。加强生活护理及皮肤护理,注意肢体良肢位的摆放,早期协助患者进行康复训练。

2.主要护理问题

(1)低效型呼吸形态与呼吸肌麻痹有关。

(2)躯体活动障碍与四肢肌肉进行性瘫痪有关。

(3)吞咽障碍与脑神经受损所致延髓麻痹、咀嚼肌无力等因素有关。

(4)恐惧与呼吸困难、濒死感或害怕气管切开等因素有关。

3.护理措施

(1)首要护理措施。

1)严密观察患者的呼吸频率、深度、形态及胸廓起伏变化;有无胸闷、发绀、烦躁、出汗、摇头等症状,特别是患者发病的第 1 周是病情进展的高峰期,患者极易出现呼吸肌麻痹而致的呼吸困难,甚至呼吸骤停。严密观察呼吸困难的程度,把握气管插管、气管切开指征。

2)保持呼吸道通畅及通气功能的良好状态。①头偏向一侧,定时翻身、叩背、吸痰,给予雾化吸入抗生素、化痰药物,体位引流,以利于呼吸道分泌物及时排出,预防肺不张及肺部感染。②根据患者缺氧状态给予鼻导管或面罩吸氧;抬高床头、半坐位,及时发现患者缺氧症状,配合医生进行急救处理。③准备好气管插管、气管切开的用物。④配合医生气管插管、气管切开,必要时转入 ICU 使用呼吸机辅助通气;急重症患者做好重症监护护理。

(2)一般护理措施。

1)休息与活动:急性期卧床休息,保持肢体功能位,恢复期指导患者进行肢体功能训练。

2)饮食护理:延髓麻痹不能吞咽进食者应给予鼻饲管置管,予以高蛋白、高维生素、高热量

且易消化的流质食物,保证机体足够的营养供给。进食时和进食后 30min 抬高床头,防止食物反流引起窒息。

3)生活护理:帮助患者取舒适体位,向患者及家属说明翻身及肢体运动的重要性,每 2 小时翻身一次,保持床单位整洁干燥;每日口腔护理 2～3 次,并行温水全身擦拭,保持皮肤清洁,促进肢体血液循环。

(3)用药护理:按医嘱正确给药,注意药物的作用、不良反应。如使用丙种球蛋白时,应讲解药物应用的计算方法[0.4g/(kg·d)],在应用前签署知情同意书。药物昂贵,避免渗漏以及不必要的浪费。镇静安眠类药物可产生呼吸抑制,不能轻易使用,以免掩盖或加重病情。

(4)心理护理:本病起病急,进展快,恢复期较长,患者常产生焦虑、恐惧心理及急躁情绪,而长期的情绪低落不利于康复。应及时了解患者的心理状况,主动关心患者,耐心倾听患者的感受,帮助分析、解释病情,告知本病经积极治疗和康复锻炼大多预后良好,使患者增强自信心,去除烦恼,积极配合治疗。

(5)康复护理。

1)防止瘫痪肢体废用:在患病早期保持患肢良肢位;防止肩关节、髋关节外展、足下垂等痉挛姿势的发生。在恢复期做好患肢的被动、主动功能训练,步态训练,以利于肢体功能恢复。

2)预防压疮:使用预防压疮的工具如气垫床、气圈、软垫、减压贴等,以减轻受压部位的压力;保持床单位、患者皮肤的清洁干燥,定时擦浴、翻身,防止局部皮肤因汗浸、受压时间过长而引起压疮。

(二)健康指导

1.疾病知识指导

(1)概念:急性炎症性脱髓鞘性多发性神经病是一种自身免疫介导的周围神经病,常累及脑神经。

(2)病因:确切病因尚不明确,一般认为本病属一种迟发型自身免疫性疾病,病理及发病机制类似于 T 细胞介导的实验性变态反应性神经病,病原体的某些组分与周围神经髓鞘的某些组分相似,机体免疫系统发生错误识别,产生自身免疫性 T 细胞与自身抗体,并针对周围神经组分发生免疫应答,引起周围神经髓鞘脱失。

(3)主要症状。

1)运动障碍:急性或亚急性起病,四肢对称性无力,多从双下肢开始,逐渐向上发展,出现弛缓性瘫痪,于数日至 2 周达到高峰。病情危重者在 1～2 日内迅速加重,出现四肢对称性弛缓性瘫痪。严重者可累及呼吸肌,出现呼吸肌麻痹,甚至死亡。

2)感觉障碍:肢体远端感觉异常或手套、袜子型感觉缺失。

3)脑神经损害:双侧周围性面瘫多见。

4)自主神经症状:多汗、皮肤潮红、手足肿胀及营养障碍。

5)神经反射异常:深反射减弱或消失。

6)心理社会表现:由于起病急,肌力减退逐渐加重,甚至出现呼吸困难等严重症状,患者常出现焦虑、恐惧、精神抑郁。

7)并发症:窒息、肺部感染、心力衰竭等。

(4)常用检查项目。

1)脑脊液检查:特征性表现为蛋白-细胞分离即蛋白含量增高而细胞数目正常。1～2周后蛋白质开始升高,4～6周后可达峰值。

2)肌电图:最初改变是运动单位动作电位降低,发病2～5周可见纤颤电位或正相波。神经传导速度检查早期可仅有 F 波或 H 反射延迟或消失,F 波异常提示神经近端或神经根损害,对 GBS 诊断有重要意义;晚期可见神经传导速度(NCV)减慢,运动潜伏期延长,波幅正常或轻度异常,提示脱髓鞘改变,轴索受损波幅明显减低。

3)腓脑神经活检:可作为 GBS 辅助诊断方法,活检可见炎症细胞浸润及神经脱髓鞘。

(5)治疗。

1)血浆置换。

2)药物治疗:常用药物有免疫球蛋白、皮质类固醇、抗生素等。

3)辅助呼吸。

4)对症治疗和防治并发症。

(6)预后:本病具有自限性,预后较好。瘫痪多在3周后开始恢复,多数患者2个月至1年内恢复正常,约10%患者遗留较严重的后遗症。60岁以上,病情进展迅速并需要辅助呼吸以及运动神经波幅降低者预后不良。

2.饮食指导

(1)急性期:指导患者进食高热量、高蛋白、高维生素、易消化的软食,多食新鲜蔬菜、水果,补充足够的水分;延髓麻痹不能进食者、气管切开者给予鼻饲流食,维持水、电解质平衡。

(2)恢复期:指导患者合理进食,改变不良的饮食习惯,如少食油炸、烧烤、膨化食品等,多食新鲜蔬菜、水果,避免粗糙、干硬、辛辣等刺激性食物。

3.用药指导

及时向患者及家属进行用药宣教,耐心讲解药物的作用机制,如神经生长因子可以促进神经组织损伤后突触的神经纤维长出侧芽,提高神经递质的生物活性,具有使轴索、髓鞘再生的作用。而早期使用免疫球蛋白则可中和 IgG 抗体,阻断抗体介导的免疫损害作用,促进神经再生。用药后应密切观察药物疗效及不良反应。

4.日常生活指导

(1)指导患者及家属掌握本病相关知识及自我护理方法,鼓励患者保持心情愉快和情绪稳定,增强体质和机体抵抗力,避免淋雨、受凉、疲劳和创伤等诱因。

(2)加强肢体功能锻炼,肢体被动和主动运动均应保持关节的最大活动度,运动过程中专人陪护,防止跌倒、受伤。

5.康复指导

(1)运动疗法:运动疗法是周围神经损伤的重要康复疗法,有明显瘫痪的患者应保持患肢功能位,采用人力或器械进行患肢被动运动和按摩,其主要作用是保持关节活动度,防止关节挛缩变形,保持肌肉的长度和肌张力、改善局部循环,防止肌肉萎缩,按摩的手法要轻,长期强力按摩有加重肌萎缩的危险。

(2)物理疗法:包括温热疗法、激光疗法、水疗及电疗法,均可促进局部循环,促进细胞生长,缩短瘫痪病程作用。

(3)作业疗法:经上述康复治疗大多病例可明显恢复,如仍留有明显的运动障碍,可采用作业疗法,治疗中不断增加训练的难度和时间,以增强肌肉的灵活性和耐力,缩短康复时间。

6.预防复发

(1)加强营养,增强体质和机体抵抗力,避免淋雨、受凉、疲劳和创伤,防止复发。

(2)当患者出现胃区不适、腹痛、柏油样大便、肢体肿胀疼痛及咳嗽、咳痰、发热、外伤等情况立即就诊。

(3)遵医嘱正确服用药物。

(三)循证护理

吉兰-巴雷综合征是神经内科较为常见的一种疾病,呼吸肌麻痹是该病患者的主要死因。研究表明对出现面瘫、延髓部症状及自主神经功能障碍的吉兰-巴雷综合征患者应提前做好呼吸机治疗的准备。了解预测呼吸机治疗因素有助于医护人员观察病情、提高对危重患者的重视程度。护理过程中密切关注病情进展,重视呼吸道管理,保持呼吸道通畅是本病护理的关键。在救治患者生命的同时,还应考虑患者预后,对四肢瘫痪的患者早日实施康复训练,预防肌肉萎缩,使患者早日回归社会。

第八节　神经-肌肉接头和肌肉疾病

神经-肌肉接头疾病是一组神经-肌肉接头处传递功能障碍疾病,有遗传性和获得性之分。肌肉疾病是指骨骼肌疾病,临床表现主要为肌无力、肌张力低下或强直、肌萎缩或肥大等,不伴感觉障碍和肌束震颤。

一、重症肌无力患者的护理

重症肌无力(MG)是乙酰胆碱受体抗体(AChR-Ab)介导的,细胞免疫依赖及补体参与的神经-肌肉接头处(NMJ)传递障碍的自身免疫性疾病。病变主要累及神经-肌肉接头突触后膜上的乙酰胆碱受体。MG 在我国南方发病率较高,任何年龄均可发病,常见于 20~40岁,女性多于男性。发病诱因多为感染、精神创伤、过度疲劳、妊娠、分娩等。起病隐袭,多数患者眼外肌最先受累,受累肌肉呈病态疲劳,多于下午或傍晚劳累后加重,早晨或经休息后可减轻,呈现规律的"晨轻暮重"波动性变化。病情缓慢进行性发展逐渐累及其他脑神经支配的肌群,如面肌、延髓肌、颈肌及四肢近端肌群亦常受累。呼吸肌受累可有咳嗽软无力、呼吸困难等表现,重者可出现呼吸肌麻痹而窒息死亡。

(一)专科护理

1.护理要点

此病具有晨轻暮重、休息后症状减轻的特点,应指导患者充分休息,避免疲劳。宜选择清晨、休息后或肌无力症状较轻时进行活动。进餐前充分休息或服药后进餐。密切观察病情,观察患者是否有重症肌无力危象发生,密切观察呼吸形态,防止呼吸肌麻痹而窒息,备好抢救物品,随时准备抢救。有躯体移动障碍的患者,注意肢体功能位的正确摆放,防止压疮。

2.主要护理问题

(1)有发生肌无力危象的危险与病变累及延髓不能正常呼吸有关。

(2)生活自理缺陷与眼外肌麻痹、眼睑下垂或四肢无力、运动障碍有关。

(3)有误吸的危险与病变侵犯咽、喉部肌肉造成饮水呛咳有关。

(4)知识缺乏:缺乏疾病相关知识。

3.护理措施

(1)严密监测肌无力危象,及时配合抢救与护理。

重症肌无力危象指呼吸肌受累时出现咳嗽无力甚至呼吸困难,需用呼吸机辅助通气,是致死的主要原因。重症肌无力危象分为三种类型:

1)肌无力危象:最常见的危象,疾病本身发展所致,多由于抗胆碱酯酶药量不足。如注射依酚氯铵或新斯的明后症状减轻则可诊断。

2)胆碱能危象:较为少见,由于抗胆碱酯酶药物过量引起,患者肌无力加重,并且出现明显胆碱酯酶抑制药的不良反应,如肌束颤动及毒蕈碱样反应。可静脉注射依酚氯铵 2mg,如症状加重则应立即停用抗胆碱酯酶药物,待药物排除后可重新调整剂量。

3)反拗危象:由于对抗胆碱酯酶药物不敏感而出现严重的呼吸困难、依酚氯铵试验无反应,此时应停止抗胆碱酯酶药,对做气管插管或切开的患者可采用大剂量类固醇激素治疗,待运动终板功能恢复后再重新调整抗胆碱酯酶药物剂量。

(2)一般护理措施。

1)休息与活动:指导患者充分休息,避免疲劳。活动宜选择清晨、休息后或肌无力症状较轻时进行,自我调节活动量,以省力和不感疲劳为原则。

2)饮食护理:给予高热量、高蛋白、高维生素、富含钾钙的软食或半流食,避免干硬和粗糙食物。进食时尽量取坐位,进餐前充分休息,或服药 15~30min 后产生药效时进餐。给患者充足的进食时间,指导患者少量多餐,细嚼慢咽。

3)生活护理:肌无力症状明显时,应协助做好洗漱、进食、个人卫生等生活护理,保持口腔清洁,防止外伤和感染等并发症。

(3)用药护理:监测药物的疗效及不良反应,抗胆碱酯酶药物宜自小剂量开始,用药间隔时间尽可能延长,必须按时服用,有吞咽困难者应在餐前 30min 口服,处于感染或月经前期常需增加药量。应用类固醇皮质激素应观察并发症。应用免疫抑制药应监测血常规,注意肝、肾功能变化。

(4)心理护理:重症肌无力症状影响着患者的正常生活,此病的病程长且易复发,患者往往精神负担重,易出现悲观、恐惧的情绪,影响治疗效果。护理人员对患者做好心理护理,可以增强患者战胜疾病的信心。耐心解释病情,详细告诉本病的病因、临床过程、治疗效果,让患者了解只要配合治疗,避免诱因,预后较好。此外,也应告知患者家属给予情感支持,使患者保持良好心态,以助其早日康复。

(5)康复护理。

1)有严重语言障碍的患者给予语言康复训练,鼓励患者多与他人交流,并为其准备纸、笔、画板等交流工具,指导患者采用文字形式和肢体语言表达自己的需求。

2)有躯体移动障碍的患者,注意保持肢体功能位的正确摆放,避免由于痉挛产生的异常姿势影响患者的生活质量,注意体位变换、床上运动训练(Bobatb 握手、桥式运动、关节被动运动)、坐位训练、站立训练、步行训练,平衡共济训练等。

(二)健康指导

1.疾病知识指导

(1)概念:重症肌无力是乙酰胆碱受体抗体介导、细胞免疫依赖及补体参与的神经-肌肉接头处传递障碍的自身免疫性疾病。

(2)病因:本病是一种与胸腺异常有关的自身免疫性疾病,但可能与某些遗传因素也有关。

(3)主要症状。

1)多数患者眼外肌最先受累,表现为眼睑下垂、斜视和复视。

2)面肌受累时鳞纹减少、表情动作无力。

3)延髓肌受累时出现吞咽困难、进食时间延长、饮水呛咳、构音不清、咳嗽无力、呼吸困难。

4)颈肌及四肢近端肌群受累时表现为,屈颈抬头无力、四肢乏力。受累肌肉呈病态疲劳,呈规律的"晨轻暮重"波动性变化。

(4)临床分型。

1)成人型:①Ⅰ眼肌型(15%～20%):病变仅限于眼外肌,出现上睑下垂和复视。②ⅡA轻度全身型(30%):可累及眼、面、四肢肌肉,生活多可自理,无明显咽喉肌受累。ⅡB中度全身型(25%):四肢肌群受累明显,除伴有眼外肌麻痹外,还有较明显的咽喉肌无力症状,如说话含糊不清、吞咽困难、饮水呛咳、咀嚼无力,但呼吸肌受累不明显。③Ⅲ急性重症型(15%):急性起病,常在数周内累及延髓肌、肢带肌、躯干肌和呼吸肌,肌无力严重,有重症肌无力危象,需做气管切开,病死率较高。④Ⅳ迟发重症型(10%):病程达 2 年以上,常由Ⅰ、ⅡA、ⅡB型发展而来,症状同Ⅲ型,常合并胸腺瘤,预后较差。⑤Ⅴ肌萎缩型:少数患者肌无力伴肌萎缩。

2)儿童型:①新生儿型:母亲患 MG,约有 10%可将 AChR 抗体 IgG 经胎盘传给新生婴儿。患儿出生后即哭声低、吸吮无力、肌张力低、动作减少。经治疗多在 1 周至 3 个月缓解。②先天性肌无力综合征:出生后短期内出现持续的眼外肌麻痹,常有阳性家族史,但其母亲未患 MG。③少年型:多在 10 岁后发病,常表现为单纯眼外肌麻痹,部分伴吞咽困难及四肢无力。

(5)诱因:多为感染、精神创伤、过度疲劳、妊娠、分娩等,这些因素也可使病情加重甚至诱发重症肌无力危象。

(6)常用检查项目:血、尿和脑脊液检查,重复神经电刺激、单纤维肌电图、AChR 抗体滴度检测、胸腺 CT 与 MRI 检查、甲状腺功能检查。

(7)治疗。

1)胸腺治疗:胸腺切除可解除患者自身免疫的始动抗原,适用于伴有胸腺肥大和高 AChR 抗体效价者;伴胸腺瘤的各型重症肌无力患者,年轻女性全身型 MG 患者;对抗胆碱酯酶药治疗反应不满意者。约 70%的患者术后症状缓解或治愈。年龄较大或其他原因不适于做胸腺切除者亦可胸腺放射治疗。

2)药物治疗:常用药物有胆碱酯酶抑制药、肾上腺皮质激素和免疫抑制药。肾上腺皮质激素可抑制自身免疫反应,减少 AChR 抗体的生成,改善神经－肌肉接头的传递功能。

3)血浆置换:起效快,但疗效持续时间短,随抗体水平增高而症状复发且不良反应大,仅适用于危象和难治性重症肌无力。

4)免疫球蛋白:大剂量静脉注射免疫球蛋白,可作为辅助治疗缓解病情。

(8)预后:重症肌无力患者一般预后良好,但危象的病死率较高,特别是 1～2 年内,易发生肌无力危象。

2.饮食指导

(1)进食高蛋白、高维生素、高热量、富含钾与钙的软食或半流食,避免干硬或粗糙食物。

(2)进餐时尽量取坐位,进餐前充分休息或在服药后 15～30min 后产生药效时进餐;进餐过程中如感到疲劳,可适当休息后再继续进食,要分次少量慢咽。

(3)在安静的环境下进餐,减少环境中影响患者进食的不利因素,如交谈、电视声响等,不要催促和打扰患者进食。

3.用药指导

(1)本病病程长,需长期服药治疗,要严格遵医嘱服药,不可自行增减药量。避免因服药不当而诱发肌无力危象和胆碱能危象。

(2)抗胆碱酯酶药物:小剂量服用,逐步加量,以维持日常生活起居为宜。常用药物为溴吡斯的明、新斯的明。必须按时服用,应在餐前 30min 口服。密切观察有无恶心、呕吐、腹痛、腹泻、出汗、流涎等不良反应。

(3)肾上腺皮质激素:临床多采用大剂量递减疗法,症状改善后维持用量,逐渐减量。长期服用糖皮质激素,要注意有无消化道出血、骨质疏松、股骨头坏死等并发症,必要时服用抑酸药、胃黏膜保护药。

(4)本病应禁忌服用氨基糖苷类抗生素(庆大霉素、链霉素、卡那霉素,阿米卡星等)、奎宁、普鲁卡因胺、普萘洛尔、氯丙嗪,以及各种肌肉松弛剂(氨酰胆碱、氯化琥珀胆碱);镇静剂等,以免使肌无力加剧或诱发危象。

(5)免疫球蛋白:不良反应有头痛、感冒样症状,1～2 天内症状即可缓解。

4.日常生活指导

(1)生活规律:养成良好的作息习惯,按时睡眠,不要熬夜,注意劳逸结合,眼肌型重症肌无力的患者要注意眼睛的休息,不要用眼过度,少看电视。

(2)增强营养:注意合理调整饮食,增加高蛋白、高脂肪的食物,加强营养,增强身体的抵抗能力。

(3)注意锻炼:散步、打太极拳或其他的健身操等对重症肌无力患者增强身体免疫力有一定的帮助,患者可以根据自己的病情选择合适的锻炼方法,但不可操之过急。

(4)预防感冒:患者本身抵抗力差,常因感冒诱发或加重病情,因此生活中注意预防感冒,做好保暖措施,避免加重病情。

5.管道维护气管插管的护理

(1)固定导管,检查其深度。保持气管插管下端在气管分叉上 1～2cm,插管过深导致一侧肺不张,插管过浅易使导管脱出。选择适当牙垫,以利于固定和吸痰。

(2)保持人工气道通畅、湿润,气道内定时滴注湿化液、加强气道冲洗、雾化吸痰。

(3)吸痰时注意痰的颜色、量、性质及气味,发现异常及时通知医生,并给予相应处理。

(4)吸痰时严格执行无菌操作,使用一次性吸痰管,吸痰顺序为气管内—口腔—鼻腔,每个部位更换一次吸痰管。每次吸痰时间不能超过 15 秒。

(5)监测气囊压力,放气囊前先吸引口腔及咽部的分泌物,每 4～6 小时将气囊放气 5 分钟。

(6)保证充足的液体入量,每日 2500～3000mL,更换体位时,避免气管插管过度牵拉、扭曲。

(7)拔管前应指导患者进行有效的咳嗽训练。

(8)拔出气管插管后应密切观察病情变化,注意呼吸频率、节律、深浅度,保持呼吸道通畅。

6.康复指导

患者进行康复训练时应遵循由少到多、由易到难、由简单到复杂原则,循序渐进。

7.预防复发

(1)严格遵医嘱服药。

(2)避免各种诱因的发生。

(3)防止并发症。

1)预防误吸或窒息:掌握正确的进食方法,当咽喉、软腭和舌部肌群受累出现吞咽困难、饮水呛咳时,不能强行服药和进食,以免导致窒息或吸入性肺炎。

2)预防营养失调:家属应了解患者的吞咽情况和进食能力,记录每天进食量,发现患者摄入明显减少、体重减轻或消瘦、精神不振、皮肤弹性减退等营养低下表现时,应及时就诊。

3)预防危象:遵医嘱正确服用抗胆碱酯酶药,避免漏服、自行停药和更改药量,防止因用药不足或过量导致危象发生。

(4)育龄妇女应避免妊娠、人工流产,防止诱发危象。

(5)如出现下列症状时应立即就诊。

1)上呼吸道感染症状:如寒战、发热、咳嗽、虚弱加重。

2)肌无力复发现象:如呼吸困难、无法将痰液咳出、吞咽困难等。

3)药物过量征象:如肌肉虚弱、腹部绞痛、严重腹泻。

(三)循证护理

重症肌无力作为一种慢性疾病,病程长且易反复发作,对患者生活、工作、学习均可造成不同程度的影响。护理工作在重症肌无力患者的治疗过程中发挥着重要的作用。研究结果表明加强对患者密切观察及有效护理是保证治疗成功的关键,应在工作中对重症肌无力的常见症状及相应护理措施进行总结,针对重症肌无力的症状,采取具有针对性的护理措施。护理人员除了对患者要进行心理护理,及时疏导患者焦躁、恐惧的心理状态,帮助患者增强信心外,还要在患者治疗期间对各种临床症状进行观察、护理,监督患者合理用药,提醒患者日常注意事项,这些对防止并发症及疾病复发、提高患者的治疗效果都有积极作用。胸腺异常是重症肌无力特征性改变,胸腺扩大切除术是治疗重症肌无力的首选方法,其疗效可达81.8%～91.5%,重症肌无力患者进行以胸腺切除为主的综合治疗,术后病情均有不同程度的缓解,效果满意。

二、周期性瘫痪患者的护理

周期性瘫痪是以反复发作的骨骼肌弛缓性瘫痪为特征的一组疾病,其发作多与血钾代谢有关。依照发病时血清钾的水平,将本病分为低钾型、高钾型和正常钾型三型,临床上以低钾型最常见。

低钾型周期性瘫痪以 20～40 岁青壮年发病居多,男性多于女性。多在夜间饱餐后睡眠中发病,肌无力症状以肢体为主,多由双下肢开始,向上累及,肢体近端重于远端,下肢重于上肢。症状于数小时至数天达到高峰,以后逐步恢复,最先累及的部位最先恢复。

(一)专科护理

1.护理要点

发作期间指导患者卧床休息,防止跌伤。进食高钾、低钠的饮食,少食多餐。观察心率及心律的变化,以防重症者出现休克、心力衰竭、心搏骤停。观察呼吸形态,呼吸肌麻痹者应予辅助呼吸,密切监测血钾浓度变化,静脉应用补钾药物时,严格控制静脉滴注速度。

2.主要护理问题

(1)活动无耐力与钾代谢紊乱所致双下肢无力有关。

(2)生活自理缺陷与肢体瘫痪卧床有关。

(3)知识缺乏:缺乏疾病相关知识。

(4)恐惧与健康状况改变有关。

3.护理措施

(1)一般护理。

1)环境:为患者提供安静、温暖、舒适的环境,尽量减少探视。护理操作应相对集中进行,动作轻巧,防止过多干扰患者。

2)休息与活动:在发作期间指导患者卧床休息,有心功能损害的患者限制活动量,恢复初期活动适量,防止跌伤;待病情稳定后鼓励患者正常工作和生活,建立健康的生活方式。

3)饮食护理:进食高钾、低钠的饮食,少食多餐,多食蔬菜、水果。

4)生活护理:肢体乏力、限制活动或卧床休息的患者协助其洗漱、服药等,日常生活用品放到床旁,便于患者随时取用,保证患者日常生活需要。

5)安全护理:防止跌倒,确保安全。床铺设有床挡;走廊、厕所有扶手,地面干燥、防滑、防湿,去除门槛;病室宽敞、明亮;时刻有人陪伴,防止意外发生。

(2)用药护理。

1)口服补钾药物:口服氯化钾多有胃肠不适,可稀释于果汁或牛奶中餐后服,减少胃肠道反应。

2)静脉补钾药物:见尿补钾,不可静脉注射,静脉滴注速度不宜太快,一般浓度为 0.3%,速度以 30～45 滴/分为宜,建议使用精密输液器或输液泵控制输液速度,保证输液安全。由于氯化钾具有强刺激性,静脉滴注时要注意血管选择的计划性,一般选择较粗大的血管,避免在同一条血管反复输液,防止因机械性刺激而引起静脉炎。

3)补钾期间应禁止使用保钠排钾药物及胰岛素,以免加重病情。

4)定时巡视病房,发现有药物外渗,及时处理,建议使用静脉留置针,以免药物外渗导致局部皮肤红肿、静脉炎甚至坏死。

(3)病情观察及护理。

1)评估运动障碍的程度、范围,注意呼吸、脉搏的变化,观察有无呼吸肌无力的表现,注意血钾浓度变化。

2)观察心率及心律的变化,必要时心电监护,重症者可出现休克、心力衰竭、心室颤动或心室扑动、心搏骤停。

3)准确记录 24 小时尿量,发现异常及时报告医生。

(4)心理护理:营造和谐舒适的休养环境,当患者病情变化时,给患者心理援助。提供有关疾病、治疗及预后的可靠信息。告知患者本病随着年龄增长,发作频率会逐渐减少。鼓励患者表达自身感受,适应角色的转变,增强自我照顾的能力和信心。

(二)健康指导

1.疾病知识指导

(1)概念:低钾型周期性瘫痪为周期性瘫痪中最常见的类型,以发作性肌无力、血清钾降低、补钾后能迅速缓解为特征。

(2)病因:为常染色体显性遗传性疾病,其致病基因主要位于 1 号染色体长臂,该基因编码肌细胞二氢吡啶敏感的 L 型钙离子通道蛋白,是二氢吡啶复合受体的一部分,位于横管系统,通过调控肌质网钙离子的释放而影响肌肉的兴奋—收缩耦联。

(3)发病年龄:任何年龄均可发病,20～40 岁青壮年发病居多,男性多于女性,随年龄增长而发作次数减少。

(4)常见诱因:疲劳、饱餐、寒冷、酗酒、精神刺激等。

(5)主要症状:发病前可有肢体疼痛、感觉异常、口渴、多汗、少尿、潮红、嗜睡、恶心等。常于饱餐后夜间睡眠中或清晨起床时发现肢体肌肉不同程度的对称性无力或完全瘫痪,下肢重于上肢、近端重于远端,可伴有肢体酸胀、针刺感。

(6)持续时间:自数小时至数日不等,最先累及的肌肉最先恢复。发作频率不等,一般数周或数月发作一次,个别病例每天发作,也有数年一次甚至终身仅发作一次者。发作间期一切正常。

(7)常用检查项目:离子、心电图、肌电图。

(8)治疗:发作时给予 10%氯化钾或 10%枸橼酸钾 40～50mL 顿服,24 小时内再分次口服,一日总量为 10g。也可静脉滴注氯化钾。对发作频繁者,发作间期可口服钾盐 1g,3 次/日;螺旋内酯 200mg,2 次/日以预防发作。严重患者出现呼吸肌麻痹时应给予辅助呼吸,积极纠正心律失常。

(9)预后:预后良好,随年龄增长发作次数趋于减少。

2.饮食指导

指导患者平时多食含钾高的食物及水果,如橙汁、香蕉、蘑菇、瘦肉、西瓜、橘子、菠菜及植物的根茎等。忌食高糖或糖类食物,限制钠盐,宜少量多餐。勿过量进食糖类饮食,避免过饱,忌酒,以减少发病机会。

3.用药指导

(1)口服补钾患者告知补钾重要性,应按时服药,避免漏服,口服补钾时可能会有胃肠不适,可稀释于果汁或牛奶中餐后服。

(2)对发作频繁者,发作间期可口服钾盐、螺旋内酯以预防发作。

(3)静脉补钾时不要随意调节滴速,如有疑惑请询问护士,静脉穿刺处如有疼痛、肿胀立即告知护士,以及早发现是否出现药液外渗。

4.日常生活指导

(1)生活有规律,适当运动,避免寒冷和过度劳累,养成良好的生活习惯,忌烟酒。

(2)告知患者情绪波动及焦虑均可诱发本病,帮助患者解除心理压力,保持乐观心态,树立信心,减少发作次数。

(3)养成良好饮食习惯,合理进食。

5.预防复发

(1)遵医嘱正确用药,随身备有口服补钾药物。

(2)出现口渴、出汗、肢体酸胀以及嗜睡等前驱症状时及时就医。

(3)定期复诊,复查心电图、血钾,观察疗效。

(三)循证护理

低钾型周期性瘫痪为常染色体显性遗传或散发的疾病,我国以散发多见,是神经内科常见病,病情严重时可引起呼吸肌麻痹及心脏骤停。该病早期诊治对预后至关重要。发作时血清钾测定及心电图的特征性改变具有诊断意义。通过积极有效的护理,可促进患者早日康复。研究表明低钾型周期性瘫痪以青壮年多发,但各年龄组低钾程度无明显差异,临床表现和低钾程度并不平行,其救治成功的关键在于及时有效地补钾。低钾型周期性麻痹的诱发因素大多为上呼吸道感染及劳累后发病,男性青壮年居多,夜间发病多于白天。因而,对此类患者及家属做好疾病的预防与保健知识的宣教是非常有必要的。临床上遇到周期性瘫痪患者,应结合病史、体征、心电图、血清钾等尽快明确诊断,因人因病情选用合理补钾方式,尽快纠正低钾状态的同时,应积极查找原因、消除诱因。患者应特别注意预防,避免诱发因素。

第八章 内分泌疾病护理

第一节 痛风

痛风是一组嘌呤代谢紊乱所致的慢性代谢紊乱疾病。主要临床特点是体内尿酸产生过多或肾脏排泄尿酸减少,引起血中尿酸含量升高,形成高尿酸血症以及反复发作的痛风性急性关节炎、痛风石沉积、痛风性慢性关节炎和关节畸形等。痛风还常累及肾脏而引起慢性间质性肾炎和尿酸性肾结石。

一、病因

痛风的病因与发病机制尚未明了,一般认为与经济条件、生活方法及水平、遗传和疾病状况等密切相关。高尿酸血症是痛风发生的关键因素,发病前常有长达数年甚至数十年的高尿酸血症期。血尿酸水平的高低受种族、饮食习惯、地域、年龄、体表面积等多种因素影响。血尿酸高于 $420\mu mmol/L$ 时为高尿酸血症,可能与下列因素有关:

(一)尿酸排泄减少

肾小球滤过减少、肾小球重吸收过多、肾小管分泌减少、尿酸盐结晶沉积,80%~90%的高尿酸血症存在尿酸排出障碍,尤其以肾小管分泌减少最为重要。

(二)尿酸生成过多

主要与酶缺陷有关:

(1)磷酸核糖焦磷酸合成酶活性增高。

(2)磷酸核糖焦磷酰胺转移酶浓度或活性增高。

(3)次黄嘌呤-鸟嘌呤磷酸核糖转移酶部分缺乏。

(4)黄嘌呤氧化酶活性增加。前3种酶缺陷证实为X伴性连锁遗传。

过量生产或尿酸排泄不充分引起的尿酸堆积在软骨、软组织、肾脏以及关节处。在关节处的沉积会引起急性炎症而出现剧烈的疼痛。临床上约5%~15%的高尿酸血症发展为痛风,表现为痛风性关节炎、痛风肾、痛风石等。

二、病理分类

痛风分为原发性痛风和继发性痛风两大类。原发性痛风多有阳性家族史,属多基因遗传缺陷,并常伴有肥胖、高脂血症、高血压、冠心病、动脉硬化、糖尿病及甲状腺功能亢进等。继发性痛风是继发于白血病、淋巴瘤、多发性骨髓瘤、溶血性贫血、真性红细胞增多症、恶性肿瘤、慢性肾功能不全、某些先天性代谢紊乱性疾病(如糖原累积病Ⅰ型)等。某些药物如呋塞米、乙胺丁醇、水杨酸类(阿司匹林、对氨基水杨酸)及烟酸等,均可引起继发性痛风。此外,酗酒、铅中毒、铍中毒及乳酸中毒等也可并发继发性痛风。

三、护理评估

(一)健康史

询问患者起病年龄,高尿酸血症病史,有无因进食高嘌呤食物(如动物内脏、鱼虾、肉类等)诱发症状加重史,有无痛风家庭史。本病多见于中老年男性,女性则多在绝经期后发病。

(二)身体状况

1.无症状期

仅有血尿酸波动性或持续性增高。从血尿酸增高到出现症状,可能长达数年或更长,部分人可能终身不出现症状。随着年龄增长,发生痛风的机会增加,且与血尿酸的增高水平和持续时间相关。

2.急性关节炎期

为痛风首发,且有特征性的表现,常在清晨或午夜突然起病,关节剧痛,呈撕裂样、刀割样或咬噬样,难以忍受,数小时内关节红、肿、灼热、疼痛,功能障碍,夜晚尤其难以入眠,时间持续1～10d不等。第一跖趾关节(即拇趾与足掌相连的关节)最为常见,其次为趾、踝、腕、指、膝、肘关节,病情经常反复。40岁以上男性和绝经期后妇女发病较多。平日喜欢饮酒,吃高嘌呤、高脂肪、高蛋白食物者易发病,寒冷、劳累、外伤或感染常可诱发本病。

3.痛风石及慢性关节炎期

痛风石是痛风的一种特征性的表现,可存在于任何关节、肌腱和关节周围软组织。沉积痛风石的部位很多,包括耳朵、手部、肘部、跟腱、脚踝或脚趾,有时候还会引起不易愈合的局部溃疡,严重时患处皮肤发亮、菲薄,破溃则有豆渣样白色物质排出,形成的瘘管不易愈合,但很少感染。对于部分患者,则会引起关节变形或慢性症状,甚至造成患者生活困难。

4.痛风性肾病或肾石病

肾病起病隐匿,可表现为尿浓缩功能下降、夜尿增多、低比重尿、蛋白尿、血尿或管型尿。晚期可出现肾功能不全、高血压和贫血等。少数可表现为急性肾衰,出现少尿、无尿,尿中可见尿酸结晶。10%～25%发生肾结石,其危险性随血清中尿酸浓度的增高而增加,且也常会引起肾病变,甚至肾衰竭。

5.高尿酸血症与代谢综合征

高尿酸血症常伴有肥胖、原发性高血压、冠心病、高脂血症和2型糖尿病等代谢综合征,痛风患者合并心肌梗死、脑卒中、外周血管梗死的机会显著增高。

(三)辅助检查

1.血尿酸测定

男性$>420/\mu mol/L$(7.0mol/dl),女性$>3.50\mu mol/L$(6.0mol/dl)。

2.滑囊液或痛风石内容物检查

偏振光显微镜下可见针形尿酸盐结晶。

3.其他

X线检查、电子计算机X射线断层造影(CT)、关节镜等有助于发现相关的骨关节病变或尿路结石影。

(四)心理－社会状况

患者是否知道所患疾病的性质,以及疾病发作与饮食的关系,有无焦虑、恐惧情绪。应注意评估患者的心理状态,同时应了解患者及其家属对疾病的认识程度以及家庭经济状况、医疗保险情况等。

(五)处理原则

目前尚无有效根治原发性痛风的办法。防治要点是迅速中止急性关节炎发作,有效控制高尿酸血症,积极防止尿酸结石形成和肾损害。

(1)常用秋水仙碱中止急性关节炎发作,因其不良反应较多,现已少用。也可用非甾体消炎药,如吲哚美辛、布洛芬、依托考昔、罗非昔布等,若仍无效时可考虑使用糖皮质激素,可应用中小剂量的糖皮质激素,口服、肌内注射、静脉注射均可。

(2)用别嘌醇抑制尿酸生成,用苯溴马隆或丙磺舒促进尿酸排出。

四、常见护理诊断/问题

(一)疼痛

关节疼痛与尿酸盐沉积在关节引起炎症有关。

(二)躯体活动障碍

与关节受累、关节畸形有关。

(三)潜在并发症

肾功能不全。

(四)知识缺乏

患者缺乏痛风相关的饮食知识,这与他们缺乏健康指导有关。

五、护理目标

(1)患者关节疼痛症状缓解或消失,关节功能恢复。

(2)减少高嘌呤饮食,禁烟酒,控制痛风发作。

六、护理措施

(一)休息与活动

注意休息,避免过度劳累,急性期卧床休息,病情控制后适当活动。

(二)饮食护理

采取低嘌呤饮食,低能量摄入,低脂、低盐和高水分摄入的原则。控制总热量,限制高嘌呤食物,如动物内脏、鱼干、肉类等。增加碱性食物摄入。每天饮水 2000mL 以上,禁止饮酒。

(三)用药护理

秋水仙碱对止痛、消炎有特效,但要注意白细胞减少和消化道症状等。排尿酸药物要加服碱性药物并多饮水。

(四)心理护理

因疼痛影响进食与休息,反复发作后可能导致关节畸形和肾功能损害,患者可出现焦虑、抑郁等情绪反应。应加强宣教和鼓励。

七、健康指导

(一)生活指导

告知患者要劳逸结合,生活规律,保证睡眠,心情愉快,避免紧张,消除压力,科学减肥。

(二)饮食指导

严格控制饮食,避免高嘌呤食物,禁酒,戒酒,多饮水。

(三)运动指导

鼓励患者适度运动与保护关节。

(四)加强病情监测

教会患者自我检查,如平时定期触摸耳轮和手足关节处以确认是否有痛风石。定期复查血尿酸等。

八、护理评价

患者疼痛是否缓解,是否出现肾功能不全等并发症表现。

第二节 库欣综合征

库欣综合征,为多种病因导致肾上腺分泌过多糖皮质激素(主要是皮质醇)所引起的临床综合征,因此又称为皮质醇增多症。其中最多见的是由垂体促肾上腺皮质激素(ACTH)分泌亢进所引起的。主要表现为满月脸、多血质外貌、向心性肥胖、痤疮、紫纹、高血压、继发性糖尿病和骨质疏松等。

一、病因

(一)医源性皮质醇增多症

长期大量使用糖皮质激素治疗某些疾病,患者可出现皮质醇增多症的临床表现,这在临床上十分常见。这是由外源性激素造成的,停药后可逐渐复原。但长期大量应用糖皮质激素可反馈抑制垂体分泌 ACTH,造成肾上腺皮质萎缩,一旦急骤停药,可导致一系列皮质功能不足的表现,甚至发生危象,故应予以注意。长期使用 ACTH,患者也可出现皮质醇症。

(二)垂体性双侧肾上腺皮质增生

双侧肾上腺皮质增生是由于垂体分泌 ACTH 过多引起。原因:垂体肿瘤;垂体无明显肿瘤,但分泌 ACTH 增多。一般认为是由于下丘脑分泌过量促肾上腺皮质激素释放因子(CRF)所致。临床上能查到垂体有肿瘤的病例仅占 10% 左右。这是引起库欣综合征最主要的原因。

另外,垂体以外的恶性肿瘤产生 ACTH,也可刺激肾上腺皮质增生,其中肺癌最常见,其次是胸腺癌和胰腺癌等,称为异位 ACTH 综合征。

(三)肾上腺皮质肿瘤

大多为良性的肾上腺皮质腺瘤,少数为恶性的腺癌。肿瘤的生长和肾上腺皮质激素的分泌是自主性的,不受 ACTH 的控制。由于肿瘤分泌了大量的皮质激素,反馈抑制了垂体的分泌功能,使血浆 ACTH 浓度降低,从而使非肿瘤部分的正常肾上腺皮质明显萎缩。

二、护理评估

(一)健康史

询问患者有无肾上腺皮质激素用药史及用药情况。询问患者体态改变或肥胖开始的时间、发展速度,有无肿瘤疾病史。

(二)身体状况

1.脂肪代谢障碍

特征性表现为向心性肥胖—满月脸、水牛背、球形腹,但四肢瘦小。

2.蛋白质代谢障碍

大量皮质醇促进蛋白质分解,抑制蛋白质合成,形成负氮平衡状态。患者因蛋白质过度消耗而表现为皮肤菲薄,毛细血管脆性增加,呈现典型的皮肤紫纹,多见于腹壁、大腿内外侧和臀部的皮肤。

3.糖代谢障碍

表现为血糖升高,糖耐量降低。部分患者,可出现继发性糖尿病。

4.电解质紊乱

大量皮质醇有潴钠、排钾作用。患者表现为轻度水肿和高钠、低钾血症。

5.心血管病变

高血压是常见症状,库欣综合征约80%的患者有高血压。收缩压和舒张压可达2级高血压水平,且持续性升高。

6.神经精神障碍

患者易出现不同程度的激动、烦躁、失眠、抑郁和妄想等神经精神的改变。

7.其他改变

性功能减退:男性阳痿、睾丸变软,女性月经减少、闭经、不育、多毛。骨骼系统:可因骨质疏松导致腰背酸痛及易发生病理性骨折,如脊柱压缩性骨折,后期可因椎体塌陷而成驼背。皮质醇增多可使免疫功能减弱,患者容易感染。皮质醇刺激骨髓,使红细胞计数和血红蛋白含量偏高,白细胞和中性粒细胞增多,淋巴细胞和嗜酸性粒细胞减少。

(三)辅助检查

1.血浆皮质醇测定

血浆皮质醇水平升高且昼夜节律消失。血浆浓度可>30$\mu g/dl$,并失去V形的变化曲线规律。

2.24h尿

17—羟皮质类固醇超过正常值(正常值男性5~15mg/24h,女性4~10mg/24h)。尿中17—酮类固醇可正常或略升高,如有显著增高,甚至>50mg/24h,应注意有癌肿可能(正常值男性6~18mg/24h,女性4~13mg/24h)。

3.地塞米松抑制试验

不能被抑制者为原发性肾上腺皮质肿瘤或异位ACTH综合征。

4.ACIH试验

垂体性库欣病和异位ACTH综合征有反应,原发性肾上腺皮质肿瘤者多无反应。

5.影像学检查

包括肾上腺超声检查、蝶鞍区断层摄片、CT、MRI 等。

(四)心理社会状况

由于皮质醇激素增加导致患者出现焦虑等心理状况,另外自身形象的改变也会影响患者的心理。

(五)处理原则

1.手术治疗

(1)垂体肿瘤摘除:适用于由垂体肿瘤所致的双侧肾上腺皮质增生,尤其伴有视神经受压症状的病例更为适宜。但手术常不能彻底切除肿瘤,并可能影响垂体其他的内分泌功能。如手术切除不彻底或不能切除者,可做垂体放射治疗。如出现垂体功能不足者,应补充必要的激素。由垂体微腺瘤引起的双侧肾上腺皮质增生可借助显微外科技术通过鼻腔经蝶骨做选择性垂体微腺瘤切除。

(2)肾上腺皮质肿瘤摘除:适用于肾上腺皮质腺瘤及肾上腺皮质腺癌。如能明确定位,可经患侧第11肋间切口进行。如不能明确定位,则需经腹部或背部切口探查双侧肾上腺。肾上腺皮质腺瘤摘除术较简单,但肾上腺皮质腺癌常不能达到根治。由于肿瘤以外的正常肾上腺呈萎缩状态,故术前、术后均应补充皮质激素。

(3)双侧肾上腺摘除:适用于双侧肾上腺皮质增生病例。

2.非手术治疗

(1)垂体放射治疗:手术切除不彻底或不能切除者,可做垂体放射治疗。

(2)药物治疗:不良反应大,疗效不肯定。主要适用于无法切除的肾上腺皮质腺癌病例或已有转移者,但治疗多不令人满意。

三、常见护理诊断/问题

(一)自我形象紊乱

与身体外观变化有关。

(二)体液过多

与水钠潴留有关。

(三)有感染的危险

与蛋白质代谢障碍导致抵抗力低下有关。

(四)有受伤的危险

与代谢异常引起钙吸收障碍,导致骨质疏松有关。

(五)活动无耐力

与蛋白质代谢障碍引起肌肉萎缩有关。

(六)焦虑

与皮质醇增加引起患者情绪不稳定和烦躁有关。

(七)有皮肤完整性受损的危险

与皮肤干燥、菲薄和水肿有关。

四、护理目标

患者能正确对待身体外形改变,无感染,了解本病的病因及治疗方法。

五、护理措施

(一)一般护理

(1)休息:将患者安置于安静、舒适的环境中,尽量采取平卧位,抬高双下肢,有利于静脉回流。骨质疏松有腰背痛者适当限制运动,防止骨折。

(2)饮食护理:给予患者低钠、高钾、高蛋白、低热量的饮食.避免刺激性的食物及饮料,适量摄入富含钙和维生素 D 的食物。

(二)病情观察

注意观察患者血压、心率和心律变化,以及早发现可能出现的心力衰竭表现;有无低钾血症的表现,如恶心呕吐、腹胀、乏力和心律失常等;有无"三多一少"的糖尿病症状;有无水肿、体温异常和关节痛等表现。

(三)感染和外伤的预防与护理

(1)感染的预防与护理:患者抵抗力下降,易发生感染。应保持病室环境和床单位整洁,室内温度、湿度适宜;严格无菌操作,杜绝交叉感染;加强对患者和家属的日常生活指导,保持皮肤、口腔和用具的清洁卫生,减少感染机会。

(2)外伤的预防与护理:对广泛骨质疏松和骨痛患者,注意休息,避免过劳;优化环境设施布置,防止外伤和骨折;变动体位和护理操作时动作轻柔,防止骨折和皮下出血等。

(四)用药护理

应用肾上腺皮质激素合成阻滞药时,注意观察疗效和不良反应,如食欲缺乏、恶心、呕吐、嗜睡、乏力等。部分药物有肝脏损害,要注意定期给患者做肝功能检查。

(五)手术护理

1.术前护理

(1)病情观察。严密观察患者血压和血糖,遵医嘱及时应用降压和降糖药,密切观察疗效。

(2)术前准备。鼓励患者休息好,必要时给予镇静药,遵医嘱给予麻醉前用药。

2.术后护理

(1)一般护理。

1)饮食与营养:患者术后常规禁食,肛管排气后,开始进食易消化、富维生素的营养食物。

2)体位与活动:患者血压平稳时取半坐卧,可起身活动,以利于引流和呼吸。

(2)病情观察。

1)监测生命体征:术后 48～72h 内严密观察患者的生命体征,准确记录 24h 出入量。

2)观察肺部情况:患者因伤口疼痛不敢深呼吸或用力咳嗽而引起肺部感染,应鼓励患者深呼吸、有效咳嗽,协助患者排痰,定期为患者翻身叩背。

3)观察肾上腺皮质功能:手术切除分泌激素的增生腺体或肿瘤后,患者体内皮质激素水平骤减,可出现心率加快、恶心呕吐、腹痛、腹泻、血压下降等情况,应注意观察。

4)预防切口感染:观察患者伤口渗出情况,及时更换污染敷料,并记录出血量。观察记录引流液量、颜色和性状。

5)预防压疮:保持床单位整洁,加强患者皮肤护理。

6.心理护理

在前述心理评估的基础上,耐心细致地解释病情,提高患者对疾病的认知水平,让患者及其亲属了解其自我形象和性功能等改变是暂时的,可因治疗而得到改善。

六、健康指导

(1)教会患者自我护理,保持生活规律,心情愉快。

(2)提醒患者减少或避免去公共场所,以免造成感染。

(3)告知患者有关疾病过程和治疗方法,指导正确用药,并学会观察疗效和不良反应。

(4)指导患者和家属有计划地安排力所能及的活动,让患者独立完成,增强自信心和自尊心。

七、护理评价

患者能否正确应对身体外形的变化,预防各种感染,活动时有无明显不适。

第三节　肾上腺皮质功能减退症

肾上腺皮质功能减退症,按病因可分为原发性和继发性。原发性又称艾迪生病,由于自身免疫、结核、感染、肿瘤、白血病等破坏双侧绝大部分的肾上腺所致;继发性是由垂体、下丘脑等病变引起 ACTH 不足所致。

一、病因

(一)原发性肾上腺皮质功能减退症

1.感染

肾上腺结核最常见,通常是结核血行播散所致,可以伴随其他系统的结核。双侧肾上腺组织包括皮质和髓质破坏严重,常超过 90%。肾上腺真菌感染与结核相似。艾滋病后期、巨细胞病毒感染和严重败血症等都有可能引起肾上腺皮质功能减退。

2.自身免疫性肾上腺炎

又称为特发性肾上腺皮质萎缩,一般不影响髓质。大多数患者血中可检出抗肾上腺自身抗体,且其中约半数患者可伴有其他器官特异性自身免疫病。

3.其他病因

(1)恶性肿瘤转移引起肾上腺皮质功能减退。

(2)白血病等。

(二)继发性肾上腺皮质功能减退症

由于垂体的疾病引起促肾上腺皮质激素(ACTH)的分泌不足,或者是下丘脑的疾病引起促肾上腺皮质激素释放激素(CRH)的分泌不足,继之引起垂体 ACTH 分泌不足。其结果都可引起肾上腺皮质激素的分泌不足。主要有以下几种原因:

1.长期大量摄入外源性糖皮质激素

最常见的原因。由于下丘脑－垂体－肾上腺轴处于严重的抑制状态,在停药 48h 内出现肾上腺皮质功能低下的症状,可持续长达 1 年以上。

2.席汉(Sheehan)综合征

产后发生大出血,造成脑垂体前叶功能减退的后遗症。

3.其他

下丘脑垂体占位、浸润和感染等疾病。

二、护理评估

(一)健康史

询问患者患病的起始时间,主要症状及其特点,如有无疲乏无力、怕冷、食欲减退、皮肤色素沉着等;询问有无易感染和直立性低血压发病史等;询问患病后检查和治疗的经过,当前用药情况等。

(二)身体状况

评估患者是否有逐渐加重的全身不适、无精打采、乏力、倦怠、食欲减退、恶心、体重下降、头晕和直立性低血压等,观察皮肤黏膜色素沉着情况,注意观察肾上腺危象的发生。

1.慢性肾上腺皮质减退症

发病隐匿,病情逐渐加重,如逐渐加重的全身不适、无精打采、乏力、倦怠、食欲减退、恶心、体重下降、头晕和直立性低血压等。皮肤黏膜色素沉着是慢性原发性肾上腺皮质减退症的特征性表现。色素为棕褐色,有光泽,不高出皮面,全身分布,暴露部位和易摩擦的部位更明显,在色素沉着的皮肤间常常有白斑点。继发性肾上腺皮质减退症患者的肤色比较苍白。

2.急性肾上腺皮质危象

本病出现危象时病情危重:大多数患者发热,有的体温可达 40℃ 以上,很可能伴有感染,而肾上腺危象本身也可发热;有严重低血压,甚至低血容量性休克,伴有心动过速、四肢厥冷、发绀和虚脱;极度虚弱、萎靡、淡漠和嗜睡;也可表现出烦躁不安和谵妄,惊厥甚至昏迷;消化道症状常常比较突出,表现为恶心、呕吐、腹痛、腹泻。因腹痛常伴有深压痛和反跳痛而被误诊为急腹症,但常常缺乏特异性定位体征.肾上腺出血患者还可有腹肋部和胸背部疼痛,血红蛋白快速下降。

3.其他表现

若病因为肾上腺结核病活动期或伴有其他脏器活动性结核者可呈现低热、盗汗等结核症状;若伴有其他自身免疫性内分泌疾病时可呈现自身免疫性多功能衰竭综合征;若垂体前叶功能减退的患者可有甲状腺和性腺功能低下的临床表现,表现为怕冷、便秘、闭经、腋毛和阴毛稀少、性欲下降、阳痿等;在青少年患者,常表现为生长延缓和青春期延迟;下丘脑或垂体占位可有头痛、尿崩症、视力下降和视野缺陷等表现。

(三)辅助检查

1.一般检查

(1)血常规检查:有轻度正细胞正色素性贫血,淋巴细胞及嗜酸性粒细胞偏高。

(2)血生化检查:部分患者血清钠偏低,血清钾偏高。血糖偏低,约 1/3 病例低于正常范围。葡萄糖耐量试验呈低平曲线或反应性低血糖。

（3）心电图：低电压和 T 波低平或倒置，Q～T 时间可延长。

（4）X 线检查：可见心影缩小，呈垂直位。

2.特殊检查

（1）尿 17－羟皮质类固醇（17－OHCS）和 17－酮皮质类固醇（17－KS）：排出量低于正常。其减低程度与肾上腺皮质呈功能平行关系。

（2）血浆皮质醇测定：大多明显降低，而且昼夜节律消失。

（3）ACTH 兴奋试验：此试验是为检查肾上腺皮质的功能贮备。可发现轻型慢性肾上腺皮质功能减退症，鉴别原发性慢性肾上腺皮质功能减退与继发性慢性肾上腺皮质功能减退。

3.血浆 ACTH 基础值测定

原发性肾上腺皮质功能减退者明显增高，多超过 55pmol/L，常介于 88～440pmol/L（400～200pg/mL）之间（正常值 1.1～11pmol/L，即 5～50pg/mL）而继发性肾上腺皮质功能减退者血浆 ACTH 浓度极低。

4.病因检查

结核性者在肾上腺区 X 光片中可看到肾上腺内的钙化灶，也可能有其他组织和器官的结核病灶。在自身免疫性肾上腺皮质破坏的患者血清中可能检测到肾上腺皮质抗体，患者经常伴有其他自身免疫性疾病及内分泌腺功能低下。转移性肾上腺癌肿患者，可能发现原发性癌灶。

（四）心理社会状况

评估患者对疾病的认知程度、心理承受程度以及经济状况等。由于肾上腺皮质功能减退导致患者出现应激能力下降，精神兴奋性下降加之皮肤色素沉着等，因此影响患者的心理。

（五）处理原则

1.慢性肾上腺皮质功能减退症治疗

（1）糖皮质激素疗法，又称替代疗法，是治疗的关键，应终生使用。平时采用基础量，应激时适当加量，如有感染、创伤、手术等。开始可用氢化可的松，剂量视病情，10～30mg/d，量少时可于上午 8 时早餐后一次服；量较大者分 2 次服，2/3 量早餐后服，1/3 量午餐后服。也可用醋酸可的松 12.5～37.5mg/d，或相当等效剂量的泼尼松，服用方法同上。待病情稳定后，逐渐减少剂量。以后可皮下埋藏去氧皮质酮丸剂 125mg，每半年一次，或三甲基醋酸去氧皮质酮每月注射 25～50mg，或 9－α－氟氢可的松口服 0.05～0.2mg/d。

（2）中医中药治疗：成人腺垂体（垂体前叶）功能减退症，可用中成药如甘草流浸膏，5～15mL，3 次/d 作为辅助治疗，以减少可的松用量。轻症者可单独应用，初量 10～15mL，3 次/d，维持量为 15mL/d。

2.肾上腺危象的治疗

当临床高度怀疑急性肾上腺皮质危象时，在取血标本送检 ACTH 和皮质醇后应立即开始治疗，治疗包括静脉给予大剂量糖皮质激素，纠正低血容量和电解质紊乱，以及全身支持疗法和去除诱因。

（1）补充糖、盐皮质激素：可先静脉注射磷酸氢化可的松或琥珀酸氢化可的松 100mg，然后每 6h 静脉滴注 50～100mg,前 24h 总量为 200～400mg。在肾功能正常时,低血钠和高血钾症可望在 24h 后纠正。多数患者病情 24h 内获得控制,此时可将氢化可的松减至 50mg,每 6 小时 1 次,在第 4～5 天后减至维持量。若有严重的疾病同时存在,则氢化可的松减量速度可减慢,若同时口服氟氢可的松 0.05～0.2mg/d,则氢化可的松用量可减少,不主张肌内注射可的松,因起效缓慢,吸收不均匀,其血浓度比氢化可的松低得多。

(2)纠正脱水和电解质紊乱:一般认为肾上腺危象时脱水很少超过总体液量的 10%,估计液体的补充量约为正常体重的 6%,头 24h 内可静脉补充葡萄糖生理盐水 2000～3000mL,补液量应根据脱水程度、患者的年龄和心脏情况而定,注意观察电解质和血常规分析情况,必要时补充钾盐和碳酸氢钠,应同时注意预防和纠正低血糖。

(3)消除诱因和支持疗法:应积极控制感染及其他诱因,病情控制不满意者多半因为诱因未消除或伴有严重的脏器功能衰竭,或肾上腺危象诊断不确切,应给予全身性的支持疗法。

3.病因治疗

肾上腺结核引起的艾迪生病需要抗结核治疗,肾上腺结核和其他部位结核可以是陈旧的,也可以是活动的,糖皮质激素治疗可能使陈旧结核变得活动或使活动结核扩散。因此,即使结核无活动.在艾迪生病初诊时仍应常规进行半年左右的抗结核治疗。自身免疫性肾上腺炎引起的艾迪生病若同时有其他内分泌腺体或脏器受累,则应予以相应的治疗。继发性肾上腺皮质功能减退症常常伴有其他垂体前叶功能低下,如性腺功能和甲状腺功能低下,应予以相应的治疗,甲状腺素的替代治疗应在糖皮质激素治疗 2 周后开始,以免甲状腺素的早期补充加重病情而诱发肾上腺危象。

三、护理诊断及相关因素

(一)体液不足

与下列因素有关:醛固酮缺乏导致潴钠、排钾功能减退;钠丢失使细胞外液缩减,血容量降低,心排血量减少,肾血流量减少;皮质醇缺乏致恶心、呕吐、消化不良和腹泻。

(二)有受伤的危险

与直立性低血压、直立性昏厥和肾上腺危象有关。

(三)自我形象紊乱

与垂体 ACTH、黑色细胞刺激素和促脂解素分泌增多,以及皮质醇缺乏有关。

(四)潜在并发症

肾上腺危象与感染、创伤、手术、分娩、过度劳累和大量出汗、呕吐、腹泻、失水,以及突然中断治疗有关。

四、护理目标

(1)患者血压正常,心音增强;尿量大于 30mL/h;体力恢复。

(2)患者不发生损伤。

(3)患者对自我形象有新的认识,能正确理解现存的身体外表的变化。

(4)患者不发生肾上腺危象。

五、护理措施

(一)一般护理

患者应适当休息,避免劳累,预防呼吸道、胃肠道或泌尿道感染。可进食高蛋白、高维生素、高热量的食品,摄入足够的钠盐及水分,并增加机体抵抗力。

(二)治疗护理

要求患者按医嘱准时正确服药,切勿随便停药或减量,服药过程中如发现患者有异常反应要及时向医生报告。如患者有活动性结核应注意采取隔离措施。

(三)积极配合做好各种检查

教患者正确留取 24h 尿液检查游离皮质醇。在做 ACTH 兴奋试验时,要及时巡视患者,观察有无病情变化,随时调整输液速度,以保证 8h 内匀速滴完,在患者输液过程中应帮助其解大小便。在准备 ACTH 溶液时,需注意不能使用盐水或葡萄糖生理盐水,否则会使溶液变成白色混浊状态。对病情较重的患者,需注意试验过程中有无诱发肾上腺危象的发生,故应密切观察患者一般状况及神志精神状态。

(四)肾上腺危象的护理

对发生肾上腺危象的患者,要让其绝对卧床休息,按医嘱迅速及时准确地进行静脉穿刺并保证静脉通道的畅通,正确加入各种药品,并准备好各种抢救品。积极与医生配合,主动及时观察测定患者血压、脉搏、呼吸等生命体征的变化,记好出入量及护理记录。按时正确抽血及留取各种标本送检。鼓励患者饮水并补充盐分,昏迷患者及脱水严重患者可插胃管进行胃肠道补液,并按昏迷常规护理。在用大剂量氢化可的松治疗过程中,应注意观察患者有无面部及全身皮肤发红,以及有无激素所致的精神症状等出现。

六、健康指导

(1)使患者明了疾病的性质,应终生使用肾上腺皮质激素替代补充,平时采用适当的基础量以补充生理需要,在有并发症时根据具体情况适当加量。患者身上应带有卡片,写明姓名、地址,说明自己为肾上腺皮质功能不全患者,万一被发现神志不清,病情严重,应立即送医院救治。

(2)避免患者过度疲劳和受精神刺激,并注意保暖。如因呕吐、腹泻严重或多汗引起失水、失钠等,应注意补充水分和营养。注意预防肾上腺危象的发生。三餐按时进食,不能饥饿,以免发生危象。

(3)告知患者由卧位改为坐位或立位时,要缓慢起身,以免发生直立性低血压;直立时有头昏、眼前发黑等昏厥征兆时,应立即坐下或平卧;外出时打伞或戴遮阳帽,以遮挡太阳对皮肤的辐射。

七、护理评价

患者能否正确应对身体外形的变化,预防各种感染,患者血压正常,体力改善。

第四节 嗜铬细胞瘤

嗜铬细胞瘤是由嗜铬细胞所形成的肿瘤,肿瘤细胞大多来源于肾上腺髓质,少数来源于肾上腺外的嗜铬细胞。由于肿瘤或增生细胞阵发,或持续性分泌过量的儿茶酚胺(CA)及其他激素(如血清素、血管活性肠肽、肾上腺髓质素和神经肽 Y 等),而导致血压异常(常表现为高血压)与代谢紊乱综合征。某些患者可因长期高血压致严重的心、脑、肾损害或因突发严重高血压而导致危象,危及生命。但如能及时、早期获得诊断和治疗,这又是一种可治愈的继发性高血压病。PHEO 占高血压人群的 0.1%～0.5%,多发生于成人,20～50 岁多见,女性多于男性。

一、病因及病理

(1)嗜铬细胞瘤位于肾上腺者占 80%～90%,且多为一侧性。肾上腺外的瘤主要位于腹膜外、腹主动脉旁(占 10%～15%),少数位于肾门、肝门、膀胱、直肠后等特殊部位。多良性,恶性者占 10%。与大部分肿瘤一样,散发型嗜铬细胞瘤的病因仍不清楚。家族型嗜铬细胞瘤则与遗传有关。

(2)本病主要是由于儿茶酚胺分泌增加导致血压升高。高血压是本病的主要临床表现。大量儿茶酚胺也可致儿茶酚胺性心脏病,可出现心律失常,如期前收缩、阵发性心动过速、心室颤动等。部分病例可因心肌退行性变、坏死、炎性改变等心肌损害而发生心力衰竭。长期、持续的高血压可致左心室肥厚、心脏扩大和心力衰竭。

此外,还有以下一些病理生理改变。

(1)代谢异常:高浓度的肾上腺素作用于中枢神经系统,尤其是交感神经系统而使耗氧量增加,基础代谢率增高可致发热、消瘦。肝糖原分解加速及胰岛素分泌受抑制而使糖耐量减退,肝糖异生增加。血糖升高及出现尿糖。大量儿茶酚胺又可加速脂肪分解,使血游离脂肪酸增高而致血脂异常。大量儿茶酚胺也可促使血钾进入细胞内及肾素和醛固酮的分泌增加,导致排钾过多,少数可出现低钾血症。也可因肿瘤分泌甲状旁腺激素相关肽(PTHrP)而致高钙血症。

(2)其他:过多的儿茶酚胺使肠蠕动及张力减弱,故可致便秘、肠扩张、胃肠壁内血管发生增殖性或闭塞性动脉内膜炎,致肠坏死、出血或穿孔。胆囊收缩减弱,Oddi 括约肌张力增强,可致胆汁潴留、胆结石。病情严重而病程长者可致肾衰竭。膀胱内嗜铬细胞瘤患者排尿时,可诱发血压升高。在大量肾上腺素作用下血细胞重新分布,使外周血中内细胞增多,有时红细胞也可增多。此外,本病可为Ⅱ、Ⅲ型多发性内分泌腺瘤综合征(MEN)的一部分,可伴发甲状腺髓样癌、甲状旁腺腺瘤或增生、肾上腺腺瘤或增生。

二、护理评估

(一)健康史

询问患者有无疾病的家族史。询问疾病的起病情况与发作形式,有无诱因,主要症状及其特点,血压升高是阵发性还是持续性等。询问患者有无出现头痛、心悸和多汗三联征等。询问患病后检查和治疗经过,当前用药情况等。

(二)身体状况

评估患者高血压的水平,观察心、脑、肺有无继发性的损害,定期监测血压。评估患者全身状况是否耐受手术。阵发性高血压患者评估发作的诱因。本病的临床表现个体差异甚大,从无症状和体征到突然发生恶性高血压、心力衰竭或脑出血等。其常见症状和体征如下:

1.高血压

为本病的主要特征性表现,可呈间歇性或持续性发作。典型的阵发性发作常表现为血压突然升高,可达 $200\sim300/130\sim180$ mmHg,伴剧烈头痛,全身大汗淋漓,心悸,心动过速,心律失常,心前区和上腹部有紧迫感、疼痛感,焦虑、恐惧或有濒死感,皮肤苍白,恶心、呕吐,腹痛或胸痛,视力模糊、复视,严重者可致急性左心力衰竭或心脑血管意外。发作终止后,患者可出现面部及全身皮肤潮红、发热、流涎、瞳孔缩小等迷走神经兴奋症状和尿量增多。阵发性发作可由情绪激动、体位改变、创伤、灌肠、大小便、腹部触诊、术前麻醉或某些药物(如组胺、胰高糖素等)促发。发作持续时间不一,短至数秒,长至数小时以上。发作频率不一,多者 1d 数次,少者数月 1 次。随病程进展发作渐频渐长,一般常用的降压药效果不佳,但 α-肾上腺能受体拮抗药、钙通道阻滞剂有效。若高血压同时伴有上述交感神经过度兴奋、高代谢、头痛、焦虑、烦躁、直立性低血压或血压波动大,尤其发生于儿童或青年时,应高度怀疑为本病。少数患者(多为儿童或青年)可表现为病情发展迅速,呈急进性恶性高血压,舒张压可高于 130mmHg,眼底损害严重,短期内可出现视神经萎缩以及失明,可发生氮质血症、心力衰竭或高血压脑病。

2.低血压、休克

本病也可发生低血压或直立性低血压,甚至休克;或高血压和低血压交替出现。

3.并发症

(1)心血管并发症:儿茶酚胺性心脏病、心律失常、休克等。

(2)脑血管并发症:脑卒中、暂时性脑缺血发作(TIA)、高血压脑病、精神失常。

(3)其他:如糖尿病、缺血性小肠结肠炎、胆石症、低钾血症、高钙血症等。

(三)辅助检查

1.血、尿儿茶酚胺及其代谢物测定

(1)尿中 CA、香草扁桃酸、3-甲氧基肾上腺素(MN)和甲氧基去甲肾上腺素(NMN)及其总和(TMN)均可升高,常在正常高限的两倍以上。阵发性者仅在发作后其含量才高于正常,常大于 1500 mmol/d(250μg/d)。发作后收集血压升高期间(3~24h)尿液及时送检,这是及时获得诊断依据的关键。

(2)血浆 CA 和 DHPG 测定:血浆 CA 值在本病持续或阵发性发作时明显高于正常。仅反映取血样即时的血浆 CA 水平,故其诊断价值不比发作期 24h 尿中 CA 水平测定更有意义。

2.激发试验

仅对于阵发性患者上述检查又不能确诊时,才考虑采用。有一定危险性,尤对持续高血压或年龄较高者不宜做激发试验,以免发生意外。首先做冷加压试验,观察患者的血管反应性,并随时准备 α 受体阻滞剂(酚妥拉明),用于激发后可能出现的严重高血压或高血压危象。

(1)冷加压试验:试验前停用降压药 1 周、镇静剂至少 48h。正常人手臂浸入冰水后血压

较对照升高 12/11mmHg 至 30/25mmHg,如血压>160/110mmHg 者,不宜进一步做其他激发试验。

(2)胰高糖素激发试验:较组胺和酪胺的不良反应小,应列为首选。应先做冷加压试验,待血压稳定后,注射胰高血糖素 1mg。3min 内若血浆 CA 水平升高 3 倍以上或血压较冷加压试验最高值增高 20/15mmHg 以上则为阳性,可诊断为嗜铬细胞瘤。

3.抑制试验

适用于不能做激发试验者。一般冷加压试验中血压>170/110mmHg 或血浆 CA 水平在 5.9～11.8mmol/L(1000～2000pg/mL)时,可应用下列试验。

(1)酚妥拉明试验:若注射酚妥拉明后 2～3min 内血压较用药前降低 35/25mmHg 以上,且持续 3～5min 或更长时间,则为阳性,高度提示嗜铬细胞瘤的可能。若同时测定血浆 CA 水平变化,且与血压改变一致,则更有利于诊断的确立。

(2)可乐定试验:大多数嗜铬细胞瘤患者的血浆 CA 水平不变,或反而升高,但也可存在少数假阴性或假阳性病例,必要时可结合胰高血糖素激发试验或重复进行。

4.其他辅助检查

(1)肾上腺 CT 扫描:为首选。做 CT 检查时,由于体位改变或注射静脉造影剂可诱发高血压,应先用 α-肾上腺素能受体阻断剂来控制高血压,并在扫描过程中随时准备酚妥拉明以备急需。

(2)磁共振显像(MRI):可显示肿瘤与周围组织的解剖关系及结构特征,有较高的诊断价值。

(3)B 超:方便、易行、价低,但灵敏度不如 CT 和 MRI,不易发现较小的肿瘤。可用作初步筛查和定位的手段。

(4)[131]I-间碘苄胺(MIBG)闪烁扫描:对肾上腺外、多发或恶性转移性嗜铬细胞瘤病灶的定位有较高诊断价值,同时具有定性和定位意义,但对于低功能肿瘤的显像较差,而且受多种药物如可卡因、三环类抗抑郁药等影响,而导致假阴性,故应在检查前 1 周停用,并在检查前服用复方碘液保护甲状腺。近年来,开始应用 11C-羟基麻黄碱、奥曲肽显像或 PET 诊断本病。

(5)肾上腺静脉插管采血测血浆 CA:当临床表现和生化检查均支持本病,但上述无创伤性显像检查又未能定位肿瘤时,可考虑采用。操作过程中有可能诱发高血压危象,应准备酚妥拉明以备急用。

(四)心理社会状况

评估患者对疾病认知程度、心理承受程度等。由于发病突然,患者常出现紧张与恐惧,对治疗与护理渴望迫切而焦虑。评估患者情绪,判断有无兴奋、激动、焦虑等交感神经兴奋的表现。本病患者除了一般手术带给患者焦虑和恐惧之外,由于瘤体分泌大量肾上腺素和去肾上腺素,使患者的情绪一直处于高度紧张状态,轻微刺激可导致血压升高。

(五)处理原则

嗜铬细胞瘤一旦确诊并定位,应及时切除肿瘤,否则有肿瘤突然分泌大量 CA、引起高血压危象的潜在危险。

1.术前准备和药物治疗

(1)α-肾上腺素能受体阻断剂:如酚妥拉明适用于治疗高血压危象或手术中控制血压,而不适于长期治疗。酚苄明用于术前准备,术前 7～10d,初始剂量 10mg/d,口服,平均递增 0.5～1.0mg/(kg·d),分为 2 次/d,直至血压接近正常,大多数患者约需 40～80mg/d。服药过程中应严密监测卧、立位血压和心率的变化。哌唑嗪等应用时易致严重的直立性低血压,故应在睡前服用,尽量卧床。乌拉地尔(亚宁定)在降压的同时不增加心率。

(2)β-肾上腺素能受体阻断剂:应在使用 α 受体阻断剂的情况下使用 β 受体阻断剂,否则可能导致严重的肺水肿、心力衰竭或诱发高血压危象等。有普萘洛尔(心得安)、阿替洛尔、美托洛尔、艾司洛尔等。

(3)其他:钙通道阻断剂可用于术前联合治疗,尤其适用于伴冠心病或 CA 心肌病患者,或与 α、β 受体阻断剂合用进行长期降压治疗,常用硝苯地平。血管紧张素转换酶抑制剂(ACEI),如卡托普利。血管扩张剂:硝普钠主要用于嗜铬细胞瘤患者的高血压危象发作或手术中血压持续升高者。儿茶酚胺合成抑制剂:常见的不良反应有嗜睡、抑郁、消化道症状、锥体外系症状,如帕金森病等,减量或停药后上述症状可很快消失。

2.^{131}I－MIBG 治疗

主要用于恶性及手术不能切除的嗜铬细胞瘤。

3.嗜铬细胞瘤所致高血压危象的治疗

应首先抬高床头,立即给予静脉注射酚妥拉明 1～5mg。密切观察血压,当血压降至 160/100mmHg 左右时,停止注射。继之,以 10～15mg 溶于 5% 葡萄糖生理盐水 500mL 中,缓慢滴注。

4.术后处理

在肿瘤切除后,患者血压很快下降。如术后仍存在持续性高血压,可能是肿瘤未切除干净或已伴有原发性高血压或肾性高血压。儿茶酚胺在手术后 7～10d 即可恢复正常水平。因此在术后 1 周时要测定 CA 或其代谢物以明确肿瘤是否完全切除。

对于不能手术的患者或者恶性肿瘤扩散的患者,可以长期药物治疗。多数的肿瘤生长很慢。应用肾上腺素能受体阻滞剂以及甲基酪氨酸长期治疗可有效抑制儿茶酚胺合成。

5.恶性嗜铬细胞瘤的治疗

恶性嗜铬细胞瘤可以在腹膜后复发或是转移到骨、肺、肝脏等处。复发有可能在第 1 次术后的数年或数十年后才发生,需要长期随诊观察。放疗虽效果不是很好,但对控制骨转移有好处。可以联合应用化疗、^{131}I－MIBG 治疗。

6.家族性嗜铬细胞瘤的处理

家族性嗜铬细胞瘤通常是多发的或是累及双侧肾上腺,而且复发率高。其治疗还是一个难题。可供选择的方案有对小的、无功能的肿瘤进行随诊观察、肿瘤侧肾上腺切除、预防性双侧肾上腺切除等。在双侧肾上腺全切术后应注意长期皮质激素替代治疗。

三、护理诊断及相关因素

(一)疼痛

与血压升高有关。

(二)焦虑

与担心疾病治疗及预后有关。

(三)睡眠形态紊乱

与疼痛、焦虑及环境改变有关。

(四)潜在并发症

心肌梗死、脑血管意外。

(五)有组织灌注不足的危险

与服用降压药有关。

(六)自理能力缺陷

与视力下降、听力下降有关。

(七)活动无耐力

与疾病、医疗限制有关。

四、护理目标

患者了解疾病的基本知识,知道血压稳定的重要性,学会控制情绪避免诱发血压升高。血压能得到稳定的控制,头痛和心悸的症状能缓解。经过心理护理,患者的焦虑程度得以减轻,为手术做准备。患者能说出各种并发症的预防要点、注意事项;能说出视力下降、听力下降的原因,并能适应这一改变,患者基本能生活自理或在家人的帮助下基本能自理。

五、护理措施

(一)术前护理

1.控制血压

经常巡视病房,及时发现患者突发性血压增高或血压持续升高,如患者血压升高伴随头痛、心悸、面色苍白、出汗,应及时报告医生,并遵医嘱做血、尿儿茶酚胺检查。保持病房安静,减少各种刺激,禁止触及肿瘤生长区,因为可能会导致血压骤降,告诫患者避免高血压发作的诱因,如运动、情绪激动、急剧更换体位、压迫腹部、屈曲体位等。可用α-肾上腺素能受体阻断剂(如酚苄明)来控制血压,当血压下降至正常水平,出汗减少,血糖下降至正常范围时,即达到术前用药治疗的目标。

2.潜在并发症的护理

(1)心肌梗死、脑血管意外。预防:监测患者血压、心率,并记录;禁止触及、碰撞肿瘤生长区,减少血压骤升;指导患者生活起居,更换体位应缓慢,避免体力活动,保持情绪稳定;适当安排患者饮食,保持口腔清洁,防止水电解质紊乱。对心肌梗死、脑血管意外者,先进行对症处理,稳住病情后控制血压3~6个月再进行手术。

(2)有组织灌注不足的危险。具体护理措施:根据患者血压变化情况及时报告医生,调整药物剂量;建立静脉通路,保证药物顺利进入患者体内;观察患者尿量的变化;复查患者血球压积的变化,以保证足够的有效循环血量。

3.生活护理

由于视力下降、听力下降或医疗限制给患者带来诸多不便,应尽量为其提供帮助。对视力下降者介绍病区环境,提供充足光线,呼叫器及常用物品放在视野范围之内,并在障碍物上做明显标记或移去环境中的障碍物;对听力下降者,态度和蔼,声音要温和,用手势或纸笔与其交流,但不要背后窃窃私语;对活动不便者予以协助并帮助其进行日常生活护理,让患者感到满足,情绪稳定,减少焦虑,避免血压骤升。

4.饮食护理

患者由于基础代谢升高,糖代谢紊乱。因此要根据血糖、糖耐量适时调整饮食,宜采用低糖、低盐、高蛋白、富含维生素、易消化的饮食。

5.心理护理

为消除患者的顾虑,使其能接受手术,要进行耐心细致的心理护理。及时掌握患者的心理动态,主动与其交流,鼓励其说出心中的顾虑,提供必要的心理社会支持。向其介绍疾病、手术的过程和术后的护理及配合,也可以由其他患者来介绍亲身体验。鼓励家属陪伴,消除患者的焦虑情绪。说明不良情绪不利于疾病的恢复,积极配合会取得良好的结果。告知患者几种放松的方法,帮助其减轻焦虑的程度。减少各种刺激,避免引起血压升高。必要时遵医嘱给予镇静剂。

(二)术后护理

(1)注意严密监测患者血压,将其维持在低于手术前 20～30mmHg,以防止重要脏器供血不足,如血压降至正常值以下,应遵医嘱给予去甲肾上腺素。少数患者可能术后血压仍然很高,可能是出现了继发性的血管损害,因此要用扩血管药物调整血压,防止产生高血压危象。

(2)准确记录患者 24h 出入量,并控制输液速度,避免增加心脏等脏器的负担,防止发生脑水肿、肺水肿和心功能不全。

(3)双侧肾上腺切除的患者,要注意观察有无肾上腺皮质功能不足的现象,并给予激素替代治疗。

(4)术后两周复查内分泌检查,观察有无变化。

(5)对症护理,遵医嘱合理使用抗生素。每日给予口腔护理,为患者翻身、拍背,防止肺部感染。保持引流管通畅,避免折叠、受压、牵拉,观察引流液的颜色、量和性状,及时更换引流袋。

六、健康指导

(1)住院期间告诉患者该疾病的基本知识,术前、术中、术后的注意事项。

(2)指导患者保持情绪的稳定,避免诱发血压升高。放松心情,保持大便通畅,预防感冒。

(3)出院后定期进行复查,注意肾上腺皮质功能减退的表现,及早进行治疗。

七、护理评价

患者能否正确认识本病,较好地控制情绪。术前患者焦虑改善,术后能坚持终身服药。

参考文献

[1]章志霞.现代临床常见疾病护理[M].北京:中国纺织出版社,2021.

[2]安翠莲.现代护理思维实践[M].北京:科学技术文献出版社,2020.

[3]母慧娟.护理基础理论与临床实践[M].长春:吉林科学技术出版社,2020.

[4]李艳萍.新编临床护理学[M].哈尔滨:黑龙江科学技术山版社,2020.

[5]邢姗姗.实用临床护理学[M].天津:天津科学技术出版社,2020.

[6]高晓燕.实用护理学新进展[M].西安:陕西科学技术出版社,2020.

[7]潘桂兰.精编常见疾病护理思维[M].汕头:汕头大学出版社,2019.

[8]郭颖超.现代临床护理思维[M].昆明:云南科技出版社,2019.

[9]陈元元.新编临床护理思维与实践[M].黑龙江科学技术出版社,2019.

[10]葛璐.实用临床护理思维与实践指导[M].长春:吉林科学技术出版社,2019.

[11]李萍.现代护理学理论与临床实践[M].长春:吉林科学技术出版社,2019.

[12]王雪梅.精编现代常见病临床护理[M].黑龙江科学技术出版社,2019.

[13]刘新颖.现代常见病临床护理[M].上海:上海交通大学出版社,2019.

[14]许群.新编现代常见病临床护理精要[M].上海:上海交通大学出版社,2019.